COMMENT GUÉRIR ?
BIBLIOTHEQUE DES PRATICIENS
PUBLIÉE SOUS LA DIRECTION DU Dr Ch. FIESSINGER

Le Traitement
des MALADIES du CŒUR
et de l'AORTE
EN CLIENTÈLE

PAR

Ch. Fiessinger
Membre Correspondant de l'Académie de Médecine

4e ÉDITION

GRANDE LIBRAIRIE MÉDICALE A. MALOINE
NORBERT MALOINE, ÉDITEUR
27, RUE DE L'ÉCOLE-DE-MÉDECINE, 27
PARIS 1927

LE TRAITEMENT

DES

MALADIES DU CŒUR ET DE L'AORTE

EN CLIENTÈLE

COMMENT GUÉRIR ?
BIBLIOTHÈQUE DES PRATICIENS

Parus dans cette bibliothèque :

Huchard et Fiessinger. — **La Thérapeutique en vingt médicaments.** *La Thérapeutique en clientèle*, 6ᵉ édition, 1920.

Ch. Fiessinger. — **Vingt régimes alimentaires en clientèle,** 2ᵉ édition, 1917.

Gougerot. — **La Dermatologie en clientèle,** 171 figures noires et 40 figures en couleurs, 13 planches hors texte, 1 vol., 1924, 2ᵉ édition.

Gougerot. — **Le traitement de la syphilis en clientèle,** 93 figures noires et 25 en couleurs, 1 vol., 1920, 2ᵉ édition.

Fiessinger Noel. — **Les diagnostics biologiques en clientèle,** in-8°, 1920, 70 figures, 8 planches en couleurs, 2ᵉ édition.

Laborderie. — **L'électricité médicale en clientèle.** *L'indispensable en électrothérapie*, in-8°, 1918, avec figures.

Masmonteil. — **Le traitement des fractures et luxations en clientèle,** in-8°, 1920, 117 figures. in-8°, 1920, 117 figures.

Pron. — **Traitement des maladies de l'estomac en clientèle,** in-8°, avec figures, 1920.

Ch. Fiessinger. — **Le traitement médical des maladies des reins en clientèle,** 2ᵉ édition, 1919.

DU MÊME AUTEUR
Ouvrages de médecine.

Clinique thérapeutique du Praticien, en collaboration avec le Dʳ Huchard, 3ᵉ édit., revue et corrigée par le Dʳ Ch. Fiessinger, vol. in-8°, 808. p. Traduction en italien et en espagnol. (*Épuisé*).

L'hygiène du cardiaque, 1 vol. avec préface du Dʳ Huchard. Delagrave, éditeur, 2ᵉ édition.

La Thérapeutique en vingt médicaments, 5ᵉ édit., revue et augmentée par le Dʳ Ch. Fiessinger (*in* collection « **Comment guérir** »). A. Maloine et fils, éditeurs, traduction en italien, anglais, espagnol et russe, en collaboration avec M. H. Huchard.

Vingt régimes alimentaires (*in* collection « **Comment guérir** »). A. Maloine et fils, éditeurs, 4ᵉ édit., 1920, traduction en espagnol, 1912, 1 vol.

Le Traitement médical des maladies des reins (*in* collection « **Comment guérir** »), 1 vol. 2ᵉ édition.

Les Pronostics du Praticien (*in* collection « **Comment guérir ?** ») Maloine, édit., 1 vol.

La Thérapeutique des vieux Maîtres. Société d'éditions scientifiques. Paris, 2ᵉ édit., 1 vol. in-8°, 1897 (*Épuisé*.)

Maladies du cœur et des reins. Nombreuses publications parues dans la *Gazette médicale de Paris. La Semaine médicale,* le *Journal des Praticiens,* 1890-1926.

A paraître prochainement :

La Pratique thérapeutique en clientèle (*in* collection « **Comment guérir** »), 1 vol.

Ouvrages philosophiques.

Science et spiritualisme. Perrin, éditeur, 1906, 2ᵉ édit., 1 vol. (*Épuisé*),

Erreurs sociales et maladies morales. Perrin, édit., 2ᵉ édit., 1908, 1 vol.

La formation des caractères. Perrin, éditeur, 1913, 2ᵉ édit., 1 vol. (*Épuisé*.)

Les maladies des caractères. Perrin, éditeur, 1916, 3ᵉ édit., 1 vol. (*Épuisé*.)

Formules d'Expérience humaine (A. Maloine et fils, édit.), 1 vol., 1920.

Les villes éducatrices, avec Préface de M. Émile Mâle, membre de l'Institut, directeur de l'École Française de Rome. Perrin, édit. 1920, 3ᵉ éd.

Les Défauts, réactions de défense. Maloine, édit. 1 vol., 1925.

COMMENT GUÉRIR ?

BIBLIOTHÈQUE DES PRATICIENS

Publiée sous la direction du Dr Ch. FIESSINGER

LE TRAITEMENT

DES

MALADIES DU CŒUR

ET DE L'AORTE

EN CLIENTÈLE

PAR

CH. FIESSINGER

Quatrième édition entièrement refondue

GRANDE LIBRAIRIE MÉDICALE A. MALOINE

Norbert MALOINE, Éditeur

27, RUE DE L'ÉCOLE-DE-MÉDECINE, 27

PARIS 1927

PRÉFACE DE LA PREMIÈRE ÉDITION

Apprendre à soulager et à guérir les cardiaques, tel est le but de ce livre.

Il n'est pas de branche de la médecine qui donne plus satisfaction aux médecins.

Des malades qui semblaient perdus se remettent sur pied et, ce qui n'advenait pas avec les méthodes thérapeutiques en vogue il y a vingt ans, une fois rétablis, se tiennent d'aplomb pour de longues années. Aux faibles doses de digitaline utilisées d'une façon presque continue et poursuivies avec de courts intervalles chez tout malade dont le cœur a fléchi une première fois, à ces faibles doses médicamenteuses revient l'honneur des succès constatés. Il ne sera point inutile de rappeler qu'avec le regretté Huchard, nous avons été l'initiateur de cette méthode dès l'année 1902. Les travaux entrepris peu après sur la réduction des liquides ont valu un autre progrès.

Les médecins qui veulent bien s'inspirer de cette double méthode de traitement nous ont maintes fois écrit pour célébrer leurs victoires. Nous les remercions de cette précieuse adhésion.

Au cours des chapitres qui composent le présent volume et qui remanient sur nombre de points le tour des idées admises, nous avons tenu à demeurer fidèle à notre programme ; tout dire en peu de mots ou du moins dire l'essentiel et en particulier ce que nous avons vu et observé par nous-même, laissant à de plus érudits le soin de collectionner les curiosités et de s'attarder aux faits d'exception.

Si depuis de longues années les praticiens veulent bien nous suivre, c'est sans doute à ce parti pris de leur éviter toute perte de temps et de ne leur parler que des traitements efficaces, que nous devons la fidélité de cette sympathie. De cette marque d'attachement, nous leur gardons une gratitude profonde.

CH. FIESSINGER.

PRÉFACE DE LA DEUXIEME ÉDITION

Depuis la première édition de ce livre, la cardiopathologie s'est enfoncée chaque jour dans une méthode plus scientifique d'apparence que féconde dans ses résultats. Elle consiste, cette méthode, à s'entraîner à la glorification du détail dans le sacrifice de l'ensemble. De là ces procédés d'exploration et ces débauches de tracés graphiques dont la valeur physiologique est maintes fois exagérée et qui encombrent la multiplicité des monographies récentes. Nous nous sommes refusés à suivre une direction aussi confuse, partant aussi contraire à la vérité de nos traditions scientifiques. Ce qui peut guider le praticien, nous l'avons dit et ne nous sommes pas égarés au delà.

Les conditions d'une clinique saine et d'une médication efficace ne semblent pas dépendre de discussions à perte de vue sur la valeur d'un graphique ; notre constant souci a été de maintenir les lignes directrices qui seules, permettent d'ouvrir des avenues thérapeutiques et de voir clair.

De nombreux chapitres, tous empruntés à une pratique personnelle, ont été refondus ou ajoutés dans cette nouvelle édition : méthodes d'exploration pratiques, hypertension artérielle, médicaments cardiaques, cœurs gras, précautions à apporter aux causes d'amaigrissement, etc.

Nos lecteurs reconnaîtront peut-être qu'il ne nous a point fallu la guerre de 1914-1917, pour nous insurger contre les entraves à la netteté et à la clarté françaises, et que notre horreur pour les fourrés des interprétations épineuses et stériles n'a pas attendu pour se déclarer la leçon tragique des événements actuels.

CH. FIESSINGER.

Février 1917.

PRÉFACE DE LA TROISIÈME ÉDITION

Malgré leur tirage élevé à plusieurs milliers d'exemplaires, les éditions de ce livre s'enlèvent rapidement. Nous remercions les médecins de cette adhésion qui est le plus précieux des encouragements.

Dans cette nouvelle édition ont été refondus complètement de nombreux chapitres : les *arythmies, les insuffisances myo-cardiques, la symphyse cardiaque, l'angine de poitrine tabagique,* etc. Les questions intéressant la thérapeutique ont été remaniées dans le sens le plus favorable à la pratique quotidienne. Les traitements compliqués ne sont pas l'affaire de nos confrères. Ils réclament des médications efficaces et simples. Ce sont les seules dont nous nous sommes occupé.

Ch. FIESSINGER.

Mai 1920.

PRÉFACE DE LA QUATRIÈME ÉDITION

Beaucoup de changements se sont opérés depuis six ans. La clinique et la thérapeutique en ont retiré des avantages assez inégaux. Les abus de l'électro-cardiogramme se sont imposés avec une telle désolation qu'une réaction s'est vigoureusement affirmée. Dans plusieurs ouvrages de haute expérience, M. Ch. LAUBRY a montré la vraie voie (1), celle qui n'obstrue pas l'horizon derrière l'encombrement des tracés graphiques.

Le revirement ne s'est pas seulement opéré dans le domaine des investigations cliniques. Des modifications notables ont remué le terrain thérapeutique.

Sur les myocardes débiles, a été admis le danger de la digitale à haute dose.

M. Ch. Laubry, M. A. Clerc (2), chacun de leur côté, ont mis les médecins en garde.

Dans la nouvelle édition de ce livre, nous avons maintenu les anciennes lignes directrices, en les allégeant de certains empâtements, en prolongeant quelques-unes d'entre elles dans le sens des directions utiles. Merci à la confiance constante de nos lecteurs. Elle nous permet de mûrir peu à peu les fruits d'une expérience déjà longue.

Août 1926.

1. M. Laubry, *Séméiologie cardio-vasculaire.* Doin, édit., 1924 : *les Aortites postérieures,* 1925 (ce dernier en collaboration avec MM. A. Mougeot et J. Walser (Doin, édit). *Les rythmes de galop,* avec C. Pezzi (Doin, édit.).
2. Clerc, *Les Arythmies en clinique.* Masson, édit., 1925.

LE TRAITEMENT

DES

MALADIES DU CŒUR ET DE L'AORTE

EN CLIENTÈLE

CHAPITRE PREMIER

MÉTHODES D'EXPLORATION
ET HYGIÈNE DU CARDIAQUE

I. — Les explorations modernes
dans les maladies cardiaques et cardio-rénales.

Les conquêtes de la science s'opèrent surtout dans le champ de l'exploration minutieuse et précise. Les praticiens en tireront maint enseignement fécond, encore que de valeur très inégale.

C'est ainsi que les tracés graphiques dans les maladies cardio-rénales ne leur seront que d'un avantage contestable. Ils leur prendront beaucoup de temps, nécessiteront l'acquisition d'appareils onéreux et quand les heures auront passé et que la dépense aura été consentie, l'interprétation des résultats demeurera hérissée d'épines.

L'œsophago-cardiographie, *l'électro-cardiographie* n'appartiendront jamais au domaine pratique. L'étude du *pouls jugulaire* fournira quelques renseignements ; la contraction de l'oreillette et la brusque tension des valvules auriculo-ventriculaires se traduisent par une double ondulation séparée par un intervalle de 15 centièmes de seconde visible à l'examen du pouls jugulaire ; cet intervalle peut être allongé dans certaines maladies, l'ondulation de l'oreillette fait défaut dans d'autres. Sans qu'il soit besoin de ce surcroît d'informations, la clinique nous fournit des clartés suffisantes.

La grande difficulté est de savoir si le trouble cardiaque en jeu traduit une atteinte lésionale ou un dérangement fonctionnel. L'étude des tracés tranche très rarement le débat, tous les désordres fonctionnels pouvant simuler une maladie organique ; alors à quoi bon dépenser tant d'efforts ? Les courants de la mode ne suffisent point à imposer la valeur d'un examen de laboratoire. Surtout quand l'interprétation de ce dernier est maintes fois épineuse et sujette à contestation.

Nous ne conseillerons donc pas au lecteur de se livrer à l'étude des graphiques qui ne compenseront ni le temps perdu ni l'argent dépensé, ni l'effort de travail par une précision plus grande apportée au traitement des maladies.

La *radioscopie*, en cas de doute, peut éclairer la voie. Elle montre soit de gros ganglions bronchiques, soit une symphyse cardiaque, soit un anévrisme de l'aorte profondément situé. N'abusons toutefois pas de cette source de renseignements ; elle risque d'ouvrir jour à de multiples erreurs cliniques. La dilatation de l'aorte est une de ces entités morbides que la radiocopie découvre presque à coup sûr chez tout sujet âgé ; et comme cette dilatation n'incommode nullement le malade, qu'elle est une forme anatomique et non une maladie, les pauvres diables soumis à l'examen en retirent une angoisse qu'ils n'avaient pas.

Ils n'étaient pas malades, ils le deviennent par peur de l'être.

D'autres fois, il existe une véritable lésion. La clinique l'affirme et la radioscopie ne voit rien. Un homme des plus connus de Paris avait, il y a quelques années, des douleurs angineuses avec irradiations vers l'épaule gauche. A l'orifice aortique, souffle diastolique léger. Sur la foi de la radioscopie, le cœur est déclaré sain. Les douleurs angineuses de l'épaule sont traitées par des douches d'air chaud. Du coup, crises angineuses subintrantes et mort douze jours plus tard. En commettant une erreur, la radioscopie avait sinon tué un homme, du moins précipité une mort qui pouvait tarder longtemps.

En fait, trois sortes d'explorations ouvriront, à condition que nul n'accorde une importance démesurée aux renseignements qu'elles fournissent, des avenues lumineuses : 1° *l'étude de la tension artérielle*; 2° la *courbe des pesées*; 3° le *dosage de l'urée dans le sang* et la *constante d'Ambard*. Nous accorderons bien moins d'importance à une quatrième recherche également à la portée du praticien ; 4° le *réflexe oculo-cardiaque*.

1° La tension artérielle (hypertension et hypotension). — Les appareils sont nombreux qui nous renseignent sur la tension artérielle. Les deux meilleurs sont tout d'abord l'*Oscillomètre de Pachon-Gallavardin*, un des mieux compris et qui, serrant le bras à l'aide d'un large brassard à double poche indique à la fois la tension maxima (systolique) et la tension minima (diastolique). La première est fixée par l'amplitude plus forte de la première pulsation venant s'inscrire après la série timide des oscillations préliminaires, la seconde se produit au contraire lors de la diminution des oscillations qui succèdent aux mouvements de plus en plus larges de l'aiguille.

Sans doute il est souvent difficile de saisir au juste le début de chacun de ces mouvements. On risque de marquer une tension maxima trop élevée et une tension minima trop faible. En cas de doute, on recommence l'expérience. L'habitude aidant, chacun se libèrera vite de ses tâtonnements du début et les chiffres marqués pourront être tenus pour vrais. Les tensions maxima normales varient de 14 à 16, les minima oscillent de 7 à 11. Au-dessus de ces chiffres, il y a hypertension, au-dessous, c'est l'hypotension qui s'accuse. Le second appareil appartient à la série des méméthodes auscultatoires (appareils de Laubry-Vaquez, Lian, Boulitte Korotkow) qui se composent d'un brassard huméral avec poche de 12 centimètres de hauteur, d'un manomètre, d'un stéthoscope bi-auriculaire avec pavillon spécial à membrane vibrante. L'appareil est fixé sur le bras, le pavillon auscultatoire disposé au-dessus du pli du coude, la poche de gonflement fonctionne, on ouvre et on ferme la poche d'échappement d'air. A un moment on entend de légers battements artériels. C'est la pression maxima. La tension minima se note à l'instant où les bruits éclatants et clairs sont remplacés par des bruits légers et sourds.

Ces appareils offrent l'avantage de fixer une tension maxima plus précise, mais la tension minima est souvent mal perçue, surtout chez les obèses. Plus aisément transportables que l'oscillomètre, ils réalisent l'instrument de voyage, alors que le premier représente l'instrument de cabinet.

Les médecins feront bien de posséder les deux pour confronter à l'occasion les renseignements fournis par l'un et par l'autre.

Tour à tour, nous étudierons l'hypertension maxima, l'hypertension minima et les hypotensions maxima et minima.

I. Hypertension maxima. — Les malades s'inquiètent beaucoup de l'hypertension artérielle. Il y a trente ans, nul n'y songeait. L'invention des oscillomètres et des appareils auscultatoires a ouvert une nouvelle source d'angoisse. Quelle est ma tension ? interrogent les malheureux. Si elle est normale et ils connaissent les chiffres : 16 Tmx, 10 Tmn, les voici rassérénés et parfaitement heureux. A une tension de 20-11, le front se rembrunit. A des chiffres de 24-12, c'est la terreur soudaine et l'effondrement total.

Le médecin rassure de son mieux. Et ses paroles consolatrices ne sont pas de vaines formules d'espoir. Une hypertension permanente tout d'abord baisse toujours quelque peu et ensuite pendant le longues années, elle se montre conciliable avec une santé d'apparence normale. On pourrait presque dire que la crainte de l'hypertension est en raison inverse de sa gravité. Les sujets jeunes se montrent moins déroutés que les vieux et c'est pourtant chez les premiers que l'hypertension expose aux accidents les plus immédiats. Nous diviserons les hypertensions artérielles en deux groupes : 1º les formes bénignes ; 2º les formes graves.

1º Hypertensions bénignes. — Nous écartons les crises hypertensives qui se rencontrent dans les états les plus divers : écarts de régime, émotions, douleurs, fatigues.

Elles se produisent sur des tensions artérielles normales ou élèvent passagèrement une tension artérielle déjà augmentée. La tension maxima est celle qui répond avec le plus d'intensité à ces excitations d'ordre nerveux. La tension minima est sollicitée avec plus de discrétion; elle s'élève beaucoup moins. Chez un nerveux qui présente de l'hypertension artérielle à l'entrée dans le cabinet, il est prudent de reprendre la tension vingt minutes après. L'émotion étant moindre, la tension a baissé du même coup. Parfois une hypertension passagère est liée chez les asystoliques à l'obstacle créé *par la stase veineuse* (Potain, Gallavardin). — C'est plus grave, comme cause, mais disparaît, la circulation veineuse ayant repris son cours.

Ces différentes formes étant écartées, restent alors trois grands types qui se rapprochent par leur allure bénigne et dont deux au moins peuvent s'effacer complètement :

a) L'*hypertension artérielle au début des néphrites* ; à l'origine et si le malade suit son régime, la maladie semble guérir complètement. Les urines étaient albumineuses, la tension était élevée, 24-12. C'est par hasard que le sujet se laisse prendre la tension. Il ne se sentait nullement malade. Qu'il suive le régime diététique indiqué avec laxatifs fréquents et émissions sanguines, la tension baisse, l'albumine peut disparaître. Deux ans plus tard, la guérison est totale. Nous comptons plusieurs de ces guérisons. Peut-être ces heureuses chances ne se produisent-elles que dans les premières semaines de l'atteinte rénale et quand la tension a été prise à ce moment. Ces formes tout à fait favorables constituent en effet l'exception.

b) L'*hypertension artérielle des vieillards* offre cette particularité de se prolonger de longues années sans participation apparente de l'élément rénal. Les urines sont normales ou ne renferment que des traces d'albumine de temps à autre, comme il advient chez tout vieillard. Une néphrite évolutive n'existe pas. Le rein est sénile simplement comme les artères ; leur puissance d'élasticité est réduite. Nous voyons des malades de cet ordre qui durent depuis quinze et dix-huit ans. Quelques précautions de régime alimentaire et l'hémorragie cérébrale toujours à craindre ne se produit pas. Chez ces sujets, le cœur ne fléchit pas, le bruit de galop ne paraît guère ou est reculé à de longues années ; la tension minima ne s'élève que fort peu comparée à la tension maxima qui atteint en moyenne de 22 à 24. Les tensions sont évaluées avec l'oscillomètre de Pachon-Gallavardin ou les appareils auscultatoires.

Un malade à partir de la soixantaine a beaucoup moins à craindre de son hypertension qu'un homme de 40 ans. L'élément rénal se mit-il même de la partie, la marche est plus lente. La chronicité s'accommode mieux d'un âge avancé que de la jeunesse.

c) L'*hypertension artérielle des obèses.* — Il convient tout d'abord de distinguer les obèses rénaux de ceux dont le rein fonctionne normalement ou du moins n'est pas touché sérieu-

sement. Il arrive, en effet, que des obèses hypertendus présentent à la fois des traces d'albumine et une azotémie de
1 gramme à 1 gr. 20. Sont-ils des rénaux ? On le pourrait
croire. Mais un mois plus tard, leur albumine a disparu et
l'urée sanguine est devenue normale. Par la suite, le rein ne
fait plus parler de lui et ces sujets vont tout à fait bien. Le
trouble de nutrition qui crée l'obésité avait simplement
déterminé un peu de fatigue passagère du côté du rein. Bien
vite, tous ces accidents avaient cédé à la diététique requise.
Celle-ci consistant avant tout dans la réduction du pain
(80 gr. par jour), des pâtes, des farineux, des sucres. Alimentation par viandes grillées, rôties, œufs à la coque, légumes
verts cuits avec peu de poivre et peu de sel, fruits, vin blanc
mêlé d'eau aux repas (un verre). Il importe en effet de ne pas
trop boire.

. L'hypertension, s'évanouit avec la fonte de la graisse.
Tel sujet pseant 115 kilogrammes faisait une tension de 24-12 ;
à 85 kilogrammes sa tension retombait à 18-10. Le malade est
guéri ; toutefois si son cœur avait fléchi lors des périodes
d'hypertension, une légère réserve doit être posée quant à
l'avenir. Les porteurs de cœurs gras qui se laissent distendre,
même la distension ayant complètement disparu, sont parfois
exposés à la mort subite. Ils vont tout à fait bien. On les
croit guéris. Et tout à coup, au bout d'une ou de plusieurs
années, ils s'affaissent brusquement. Et le cœur a cessé de
battre.

2º HYPERTENSIONS GRAVES. — Ce sont les hypertensions
de la néphrite interstitielle évolutive. Au début, la gravité
toutefois n'existe pas. L'hypertension artérielle, comme
nous l'avons démontré avec M. Ncel Fiessinger en 1912, et
ainsi que M. Gallavardin l'a établi dans le même temps, est
une réaction de défense. Le rein malade se défend contre
les difficultés de la filtration par l'hypertension qui force
l'obstacle. Seulement, il arrive un moment où la lésion rénale
continue d'évoluer. Alors l'hypertension devient insuffisante.

Elle ne peut s'élever indéfiniment. Le rein filtre mal en dépit de la force propulsive qui pousse le sang dans les vaisseaux des glomérules.

Cette évolution fâcheuse s'observe plus rapidement nous l'avons dit, chez les sujets jeunes et parmi ces derniers, ceux qui ont eu la syphilis sont plus exposés que les autres. Cette gravité plus marquée chez les syphilitiques n'atteint pas seulement l'évolution de la néphrite, mais elle marque de son empreinte les diverses séries de complications qui se peuvent produire.

Les accidents de la néphrite elle-même sont certainement plus rares chez les hypertendus que chez les autres brightiques dont la tension s'approche de la normale. L'azotémie se produit assez souvent, la chlorurémie est moins à redouter. Souvent dix à quinze ans se passent avant que le rein soit touché dans sa puissance de filtration. Quant aux accidents dyspnéiques, si aisément attribués à l'urémie, il est certain qu'un certain nombre d'entre eux ne sont pas liés à la déficience du rein. Ce sont des insuffisances ventriculaires gauches qui se produisent avec le galop cardiaque, la tachycardie, la dyspnée d'effort, l'œdème aigu du poumon.

Les hypertensions artérielles graves le sont, en effet, tout d'abord par le rein et ensuite par leur retentissement à distance. Deux organes sont exposés à des accidents qui se traduisent fréquemment par des catastrophes : le cœur, nous venons de le dire et le cerveau avec l'éclatement des vaisseaux et l'hémorragie cérébrale consécutive.

En sorte que le pronostic est surtout commandé par le souci de maintenir la filtration rénale, d'éviter les accidents cardiaques, de s'opposer à l'hémorragie cérébrale.
Chez les syphilitiques le traitement spécifique sera institué : *arsenical, mercuriel, bismuthé.* Le rein les supporte bien, mais le bismuth est souvent mieux toléré. Si la médication n'arrête pas forcément l'hypertension, elle permet toutefois aux organes de baigner dans des humeurs saines. Le cœur, en par-

tioulier, se trouve bien de cette aubaine et quant au cerveau, les lésions d'artérite spécifique sont enrayés de la sorte.

Si la syphilis n'est pas en jeu, la filtration rénale sera maintenue par le régime diététique lacto-végétarien. A peine un peu de viande fraîche, grillée ou rôtie, à midi, deux fois par semaine (60 à 80 gr.) ou des œufs, ou du poisson frais. Peu saler. Ne pas trop boire (pas plus de 1.500 gr. de liquide dans les 24 h.) ; une plus grande quantité gêne l'élimination azotée. Des dosages d'urée sanguine renseigneront sur les quantités d'albuminoïdes qui seront autorisés. En général, entre 50 centigrammes et 1 gramme d'urée sanguine, la viande sera supprimée pendant un mois et tolérée ensuite deux jours par semaine. Des cachets de *théobromine* à 0 gr. 50 seront prescrits à midi et dîner trois à quatre jours par semaine, pour favoriser l'élimination chlorurée. Les laxatifs sont utiles en balayant par la voie intestinale la majorité des déchets. Des *émissions sanguines* (6 à 8 ventouses scarifiées seront appliquées sur les reins tous les mois). Un jour par semaine, régime lacté (1 litre de lait) et repos dans la chambre.

En cas de tachycardie ou de galop cardiaque, ce sera au tour de la *digitaline* d'entrer en scène : V gouttes à 10 heures du matin 3 à 6 jours de suite. Interrompre 3 jours et reprendre de même sans jamais suspendre. Si la dyspnée se montre, on aura avantage à faire coucher le malade et à le mettre au régime lacté exclusif (1 litre de lait). En plus, la digitaline aux doses de V gouttes sera répétée matin et soir 3 à 5 jours de suite avec les mêmes intervalles de repos.

Contre les risques d'hémorragie cérébrale, ce sont également les émissions sanguines qui constituent avec les laxatifs la meilleure médication préventive, seulement l'émission sanguine ne sera pas trop abondante ; car l'hypertension ne favorise pas seulement la sécrétion rénale ; elle facilite également le cours du sang dans les vaisseaux cérébraux. La saignée ne devra pas dépasser 300 grammes, sinon des thromboses peuvent se produire avec ictus. En même temps, alimentation réduite et éviter les fatigues. En particulier les longs voyages en chemin de fer sont dangereux. La tension artérielle augmente du fait de la trépidation du train. S'il existe du galop cardiaque, signe de léger fléchissement du ventricule gauche, une distension brusque peut s'opérer avec œdème aigu du poumon. Du côté du cerveau, même si le cœur va bien, une hémorragie cérébrale s'est plus d'une fois déclarée..

Combien de temps peut se prolonger une hypertension artérielle d'origine rénale, alors même que les complications ne se sont pas produites ? Le chiffre de quinze ans a été atteint par nombre de nos malades. La filtration rénale reste favorable si le régime est sévère, car il s'agit avant tout d'éviter les congestions brusques qui inhibent le fonctionnement des éléments glandulaires demeurés sains. La prescription précoce de la digitaline en cas de tachycardie recule de plus à de longues années l'apparition du galop et des troubles cardiaques. Et si la tension ne dépasse pas Tmx 23 ou 24, les risques d'hémorragie cérébrale sont moindres. C'est surtout au-dessus de ces chiffres que le danger menace.

On voit donc que l'hypertension artérielle n'est jamais qu'un symptôme et souvent favorable quant à la circulation du rein ou du cerveau. Elle ne guérit guère que par le traitement causal, sauf en cas de crises hypertensives surajoutées. Pour celles-ci, le repos et le régime diététique lacto-végétarien avec peu de liquide (1 litre par jour) constituent les armes souveraines.

Les médicaments directement dirigés contre l'hypertension produisent peu d'action, celle-ci temporaire. Les malades réclament des drogues. Le médecin prescrira des nitrites, de la théobromine, de la thyroïde, des iodures, de la teinture d'ail, du benzoate de benzyle.

a) *Nitrites*. — C'est la *trinitrine* (solut. alc. à 1/100, III à VI gouttes deux fois par jour ou :

```
Solut. alc. Trinitrine 1/100...........     60 gouttes.
Eau   distillée.......................    200 grammes.
```

Une cuillerée à dessert avant le repas de midi et du soir
10 jours.
ou :

```
Nitrite de soude.......................    30 centigr.
Nitrate de potasse.....................     5 grammes.
Bicarbonate ...........................    10    —
Eau distillée..........................   200    —
```

Une cuillerée à dessert avant le repas de midi et du soir.

Les inhalations de nitrite d'amyle conviennent surtout aux crises angineuses.

b) La *théobromine* est un déchlorurant. Comme telle elle réussit chez les obèses qu'elle débarrasse des humeurs salées interposées entre les cellules adipeuses. Chez les sujets solides, ou l'associe à la thyroïde.

```
Poudre de gl. thyroïde fraîche..........     2 centigr. 1/2
Théobromine............................    50 centigr.
```
Pour 1 cachet n° 20. Un cachet avant le repas de midi et du soir.

On peut ordonner les nitrites dix jours et les cachets dix jours. Dans tout état morbide qui se prolonge, il faut varier les médications, pour maintenir la confiance du malade.

c) Les *iodures* ont bien perdu de leur faveur. Ils font maigrir et parfois gâtent l'estomac : deux conditions pour faire baisser l'hypertension. Les rénaux les supportent souvent mal, les hypertendus obèses s'en trouveront mieux (0 gr. 50 d'iodure de potassium par jour).

d) La *teinture d'ail* et le *benzoate de benzyle* ont fait une entrée plus récente dans la thérapeutique.

Leur action est bien modeste : on peut ordonner, par exemple : X à XV gouttes de teinture d'ail avant le repas de midi et du soir et les 10 jours suivants XX gouttes d'une solution de benzoate de benzyle à 20 0/0 dans un peu d'eau sucrée.

Parfois des céphalées et des vertiges cèdent sous l'action du benzoate de benzyle, alors même que l'hypertension ne varie pas (Laubry et Mougeot).

II. Hypertension minima. — Nous avons vu qu'un hypertension maxima passagère ne signifie rien ; permanente, elle constitue une réaction de défense, favorise la dépuration urinaire comme le montre la constante d'Ambard, ne cède qu'avec la disparition de la cause.

L'hypertension minima (au-dessus de 11 au Pachon), moins influencée par les causes nerveuses, se rencontre surtout chez les rénaux ; les scléreux artériels y échappent communément. Elle est de même peu prononcée en général chez les obèses et les asystoliques.

Comme les hypertensions maxima permanentes, elle cède dans la mesure où peut être dissipée la cause provocatrice ; c'est-à-dire qu'elle demeure haute chez les rénaux où elle peut atteindre des chiffres élevés (12 à 14), ce qui indique peut-être un pronostic plus grave encore que les hypertensions maxima, au-dessus de 25 ; par contre elle est susceptible de disparition complète chez les obèses et les asystoliques.

L'écart entre la tension maxima et minima a une valeur qui a été exagérée. Souvent chez les sujets affaiblis, la différence entre les deux chiffres est minime, sans qu'aucune gravité soit attachée à cette constatation. Toutefois chez les cardiaques à cœur fléchissant, il en va autrement. Quand cet écart baisse par le fléchissement de la tension maxima, la tension minima demeurant élevée, il faut craindre un fléchissement du myocarde. Il en résulte une indication pour le médecin, indication de surcroît si l'on veut, car les signes cliniques avaient suffi pour orienter.

III. Hypotension artérielle. — Quant à l'hypotension — maxima ou minima — elle a beaucoup moins de signification. On la rencontre dans des conditions où l'examen clinique avait suffi à tracer la voie. La tuberculose, les maladies infectieuses, les états de faiblesse, de consomption, nombre d'états asystoliques non compliqués de lésions rénales s'accompagnent d'hypotension maxima (au-dessous de 14) ; les mêmes maladies produisent l'hypotension minima (au-dessous de 6). Notons cependant une affection cardiaque remarquable par la fréquence de cette hypotension : nous voulons dire l'insuffisance aortique. (Tens. minima 4 à 6.)

L'hypotension ouvre moins de perspectives cliniques que l'hypertension, néanmoins quand elle est accusée comme il advient surtout au cours des maladies infectieuses, des accidents cardiaques peuvent se produire. Le bruit de galop de la fièvre typhoïde ne tiendrait souvent qu'à l'hypotonie artérielle concomitante (Dumas).

D'autre part la constatation d'une hypotension libère de certaines hésitations. Un malade a par exemple de l'albumine dans les urines, il est faible, son cœur bat vite. On pourrait croire à une intoxication commençante d'origine rénale.

Prenons la tension artérielle. Elle est basse. Il y a chance pour que l'albuminurie soit d'origine digestive et que les reins soient sains. Réservons notre diagnostic et demandons, en cas de doute, un examen supplémentaire.

Il existe en effet des lésions rénales s'accompagnant de tensions basses. Faisons procéder à un dosage de l'urée dans le sang. Depuis dix ans, nous avons renoncé aux renseignements fournis par la constante d'Ambard. Ils exposent à trop d'erreurs. Mais auparavant signalons un moyen d'exploration appelé à rendre des services journaliers : *la pesée des malades.*

2° La courbe des pesées. — Peser un malade est encore plus simple que de prendre une tension artérielle. Il suffit d'une bascule. Le sujet y montera chaque matin avant de s'habiller, avant le premier repas et autant que possible après être allé à la garde-robe.

Les augmentations brusques et les diminutions soudaines

de poids sont des avertisseurs d'aggravation ou les messagers de la bonne nouvelle. Les cardiaques, les rénaux qui s'infiltrent voient leur poids monter de quelques kilos en peu de jours ; aussitôt la diurèse établie, le poids baisse. La rétention des œdèmes gorgés de liquides chlorurés est la cause du poids qui s'élève, leur élimination détermine la descente du poids. C'est pourquoi le dosage des chlorures dans le sang apprendrait-il quelque chose, n'est jamais requis, la courbe des pesées y supplée très simplement.

Aussitôt que l'augmentation brusque se dessine, un renseignement s'ouvre au médecin : la nécessité d'éliminer les œdèmes et de ramener la diurèse. En tout état de cause, le repos au lit s'impose avec le *régime hydrique* (1 litre à 1 litre 1/2 d'eau par verres à bordeaux toutes les heu,es) suivi au bout de 1 à 5 jours par le régime hydro-lacté (500 à 1.000 gr. de lait ajoutés à une quantité d'eau suffisante pour réaliser le total de 1 litre à 1 litre 1/2). En plus, la congestion rénale active (néphrites aiguës, congestion des néphrites chroniques) sera combattue par les *émissions* sanguines et la congestion rénale passive d'origine cardiaque par la *digitaline cristallisée* à faibles doses (V gouttes de la solution à 1 p. 1.000), 10 jours. Interrompre 3 à 4 jours. Reprendre 10 jours et ne jamais suspendre à l'avenir, tout en restreignant peu à peu si possible la durée de l'administration médicamenteuse.

La *théobromine*, agent déchlorurant, sera ordonnée dans les congestions rénale active et passives, mais non au début dans les congestions actives. Il faut attendre quelques jours que la diurèse commence à s'opérer, sinon la légère irritation produite par le remède pourrait se superposer à la congestion initiale et augmenter celle-ci.

Au bout de 8 à 10 jours, on pourra reprendre une alimentation plus substantielle : lait pur, régime lacto-végétarien. Mais le sel sera supprimé de l'alimentation au moins une quinzaine et autorisé ensuite par petites quantités (3 à 6 gr. par jour).

Une fois l'habitude des pesées prise, le malade continuera de s'y soumettre tous les matins. Il peut arriver en effet qu'avant même que les signes fonctionnels (dyspnée d'effort, céphalée, etc.) fixent son attention, l'apparition d'un poids accru devra le tenir en garde.

3° **L'urée dans le sang et la constante d'Ambard.** — La quantité normale d'urée dans le sang varie entre 0 gr. 25 et 0 gr. 45. Aux environs de 1 gramme par litre, il y a azotémie légère, c'est-à-dire rétention uréique légère. L'azotémie est moyenne de 1 gramme à 1 gr. 50, forte de 1 gr. 50 à 2 gr. 50, très forte de 2 gr. 50 à 3 grammes et au-dessus.

Un malade peut présenter des quantités considérables d'urée dans le sang sans paraître atteint d'une maladie grave.

Le manque d'appétit, la torpeur qui signalent les azotémies fortes peuvent manquer. Il importe, tant au point de vue du pronostic que du traitement, de savoir à quoi s'en tenir.

Au-dessus de 1 gr. 50 et surtout de 2 grammes, M. Widal considère le pronostic comme fatal, au bout d'un certain nombre de mois. Cette formule n'est vraie que si plusieurs dosages d'urée effectués à quinze jours d'intervalle révèlent des chiffres aussi élevés. La diététique en effet à maintes fois pouvoir de réduire ces chiffres dont la valeur est subordonnée à leur persistance seule.

Quelques malades qui avaient présenté plus de 2 grammes d'urée vivent de longues années ensuite. Quand l'azotémie est d'origine cardiaque, la reprise de la diurèse la dissipe ; quand elle est d'origine rénale, elle cède en partie aussitôt que s'est réduite la congestion active du rein, cette dernière si souvent superposée dans les néphrites chroniques. En sorte que les malades qui montraient 2 grammes d'urée peuvent très bien ne présenter que 0 gr. 60 ou 0 gr. 40 à des analyses ultérieures.

Pour obtenir ce résultat, il suffit d'une diététique sévère.

Aux environs de 1 gramme d'urée, régime hydrique, un à
deux jours (1 litre d'eau), puis régime lacto-végétarien (1 litre
de liquide par jour. Environ 500 grammes de lait et 500 grammes d'eau). En plus, pâtes, purées au beurre, potages maigres,
fruits. A partir de 1 gr. 50 d'urée, deux à six jours de régime
hydrique pour débuter, et ensuite de un à deux jours du
même régime, par semaine, avec régime lacto-végétarien dans
l'intervalle. Si l'urée dépasse 2 grammes. même régime avec,
en plus, une petite émission sanguine de 100 grammes environ tous les 15 jours. Les cardio-rénaux atteints de galop
cardiaque prendront en plus de la digitaline et de la théobromine et se soumettront aux conditions de repos nécessaires.

Seulement, la recherche de la tension artérielle, voire la
courbe des pesées et le dosage de l'urée dans le sang ne suffisent pas. Tous ces renseignements peuvent faire défaut. La
tension artérielle peut être à peu près normale, le poids
demeurer stationnaire, l'urée dans le sang osciller autour
des limites permises. Et cependant le sujet est un rénal. Si
une tension artérielle élevée veut souvent dire lésion du rein,
si une azotémie persistante indique une insuffisance du
même organe, *l'absence d'hypertension, l'absence d'azotémie
ne signifient nullement absence de lésion* et ne garantissent
pas le bon équilibre de la fonction filtrante. Dans les éditions
précédentes, nous avions donné des exemples de ces anoma-
lies.

Toutefois l'absence d'azotémie, ne revêt une signification
au point de vue rénal qu'à une condition : qu'il soit bien
établi que le ventricule gauche n'est pas en jeu. Des insuffisances ventriculaires gauches évoluent souvent sous le mas-
que de l'insuffisance rénale : il y a de la tachycardie, un bruit
de galop, de la dyspnée d'effort et nocturne, souvent des douleurs angineuses. Comment ne pas s'y tromper ? Les douleurs angineuses appartiennent sans doute au cœur ; de même
quand ce dernier est malade, les émissions sanguines et le
régime diététiques n'améliorent que pour peu de temps. En
cas de doute, mieux vaut soigner en même temps le cœur et

les reins. C'est la conduite sage, les deux organes étant sou·
vent touchés en même temps.

On pourrait croire qu'en dehors de l'urée sanguine, la
constante d'Ambard peut fournir des renseignements précis.
Pareil espoir n'est point confirmé. La constante d'Ambard
expose à de graves erreurs. On sait en quoi consiste cette
formule qui, pour la première fois, a introduit une loi mathé·
matique invariable dans la production d'un phénomène phy·
siologique. La loi d'Ambard se formule ainsi : le débit de
l'urée dans l'urine varie comme le carré du taux de l'urée
dans le sang, et inversement : le taux de l'urée dans le sang
varie comme la racine carrée du taux de l'urée dans l'urine.

Pour opérer le calcul, il faut : 1º le poids du sujet ; 2º recueil·
lir les urines secrétées pendant trente à quarante minutes
après avoir fait uriner au préalable ; 3º par ponction veineuse,
aspirer 30 centimètres cubes de sang. Le chiffre, avons-nous
dit, à l'état normal, est d'environ 0,070.

Toute augmentation de ce chiffre indique en général un
fonctionnement rénal défectueux ; il faut en effet compter
avec des causes d'erreurs possibles, les unes *permanentes*,
les autres *passagères*.

Les causes *permanentes* existent chez les vieillards qui
vident mal leur vessie et conservent un résidu vésical ; rien
à faire avec de semblables sujets. Ils fournissent des chiffres
d'imperméabilité invraisemblables et qui ne sont nullement
justifiés par la clinique. Pour voir clair, il faudrait sonder
le malade ; mais du coup alors, cette épreuve de diagnostic
expose à des risques d'infections.

Les causes *d'erreur passagère* consistent souvent dans la
congestion rénale passive des cardiaques ; le fonctionnement
rénal redevient parfait aussitôt que cette congestion a dis·
paru (1).

Un malade, âgée de 54 ans, nous est adressé par notre dis·

1. Ch. Fiessinger, *La congestion rénale des cardiaques* (*J. des Pralic.*,
4 avril 1914).

tingué confrère, le Dr Richard (de Cette). Atteint d'une aortite syphilitique, il se fatigue à Paris et dilate son cœur. Au
bout de quatre jours de repos au lit, de régime hydrique et
lacto-hydrique, alors que la débâcle urinaire associée à la médication usuelle (digitaline et théobromine) s'est opérée et que
les œdèmes se sont dissipés, la constante est encore de 0,15,
c'est-à-dire au lieu d'un indice de sécrétion uréique égal à 1,
ne fournit encore qu'un indice de sécrétion uréique égal à 0,22
Quinze jours plus tard, nouvelle analyse. Cette fois, le chiffre
est retombé à la normale et la constante de 0,07 indique un
indice de sécrétion uréique égal à la normale de 1.

Comptons donc sur la constante mais non d'une façon
absolue. En général le dosage de l'urée sanguine suffit pour
éclairer la voie.

Au point de vue chirurgical, quelques résultats intéres-
sants s'inscrivent pour la pratique. Toute constante uréo-
sécrétoire chez un sujet jeune, élevée et persistante, réalise
une contre-indication opératoire absolue. Pour les vieillards
il ne faut pas se hâter de conclure ; des opérations ont été
réalisées chez les sujets à constante élevée (Bazy).

C'est affirmer que là, comme ailleurs, la clinique conserve
ses droits ; une constante élevée accompagnant une série de
signes contraires réclame une grande prudence dans l'interprétation et commande la réserve. Pour notre part, depuis
douze ans, nous avons cessé d'y recourir. Trop souvent,
les chiffres invoqués s'inscrivaient contre la vérité clinique.

4° **Le réflexe oculo-cardiaque.** — A comprimer les globes oculaires d'un sujet couché, les paupières étant fermées,
on provoque après un temps extrêmement court, de 2 ou
3 secondes au plus, un ralentissement du rythme cardiaque
d'environ 8 pulsations par minute. C'est là ce que l'on appelle
le réflexe oculo-cardiaque. Ce réflexe surfait comme valeur
de renseignement peut fournir néanmoins quelques indications diagnostiques, plus rarement ouvrir des avenues thérapeutiques neuves.

Dans le diagnostic des bradycardies, on utilise surtout deux méthodes pour savoir si cette bradycardie est due à l'influence nerveuse : l'atropine (injection de 1 milligramme de sulfate d'atropine) et le nitrite d'amyle (en inhalations). D'après Petzetakis il faut ranger l'épreuve de la compression oculaire à côté de ces méthodes : cette dernière épreuve posséderait même des avantages indiscutables sur les méthodes précédentes. Tandis que l'épreuve à l'atropine et même l'épreuve du nitrite d'amyle peuvent ne pas accélérer certaines bradycardies d'origine nerveuse, l'épreuve de la compression oculaire ne donne lieu à un ralentissement du pouls que lorsque la bradycardie est d'origine nerveuse extra-cardiaque. Il n'est pas nécessaire de comprimer les deux yeux, il suffit souvent de comprimer l'œil droit. Parfois même la compression oculaire durant les bradycardies peut produire de l'automatisme ventriculaire, c'est-à-dire des contractions ventriculaires sans rapport constant avec les contractions auriculaires. Les deux cavités se contractent alors chacune pour son propre compte. L'arrêt du cœur peut même se produire. Le diagnostic des *extrasystoles* retirerait quelque lumière de l'emploi de la méthode. Les extrasystoles d'origine nerveuse disparaissent pendant la compression oculaire ; les extrasystoles d'origine organique persistent (Petzetakis). Dans la *syphilis aortique* le réflexe oculo-cardiaque est également aboli (Mougeot).

Point plus important quant au diagnostic des souffles fonctionnels d'avec les organiques : les souffles fonctionnels disparaissent ou s'atténuent pendant la compression ; les souffles organiques sont renforcés. Un rétrécissement méconnu mitral est souvent mis en lumière, le roulement diastolique ou le dédoublement du second bruit apparaissent, de même que le souffle diastolique, s'il s'agit d'une insuffisance aortique (P. Emile Weil).

Au *point de vue thérapeutique*, si certains effets ne sortent peut-être pas du domaine de la suggestion pure, il est à signaler la suppression des *hoquets* incoercibles par la compression oculaire.

Ce dernier résultat (Lœper et Mlle Weil), n'est pas acquis d'une façon constante ; personnellement nous avons échoué. La méthode a été également conseillée dans la *tachycardie paroxystique* (15 à 30 secondes de compression) ; dans quatre cas où nous l'avons essayé, nous n'avons obtenu aucun résultat ; le moyen étant inoffensif, on peut y recourir le cas échéant.

II. — Hygiène des cardiaques : La mer, la montagne, les stations hydrominérales et les climats chez les cardiaques.

Huchard, jadis, a fréquemment dessiné l'ensemble du sujet. Les notions neuves sur la pathologie cardiaque, tout en respectant la vérité des lignes directrices, ont apporté quelques modifications dans la disposition des détails.

Une règle commande la conduite du médecin : tant que le myocarde est résistant, les cardiaques peuvent aller partout : mer, montagne, stations hydrominérales, ils tireront maintes fois avantages de leur déplacement.

Quand le rein est touché, l'hypertension artérielle concomitante contre-indique la mer et la montagne. Les stations hydrominérales rendront seules service. Si maintenant le cœur a fléchi, qu'il existe un bruit de galop cardiaque, que des œdèmes se produisent, mieux vaut demeurer chez soi. Chez les angineux organiques, ceux où la syphilis peut être soupçonnée, l'abstention s'impose. D'autres angineux, les obèses, par exemple, supportent au contraire la cure et s'en déclarent satisfaits. Quant au séjour au bord de la mer — angineux névrosiques ou organiques — il risque d'exagérer les troubles des uns et des autres. Ajoutons le grand danger pour les malades atteints d'anévrisme : mer, montagne, stations hydrominérales, tout fait du mal.

I. *Au bord de la mer.* — Si les angineux de toute nature en reviennent aggravés, si les sujets atteints d'anévrisme y risquent leur vie, nombre d'autres cardiaques y séjournent avec profit pour leur santé : ce sont d'abord les enfants atteints de lésions valvulaires bien compensées, qui se développent mal et ne sont pas en puissance de rhumatisme.

Des bains de 3 minutes de durée peuvent être autorisés tous les jours. Rappelons que la température de la Méditerranée varie en été de 22 à 27°, celle de l'Océan de 22 à 23°, celle de la Manche oscille aux environs de 18°.

Cette dernière température est trop basse. Les plages de la Manche devront plutôt être évitées, d'autant que le vent y souffle plus fort et que le ciel est plus brumeux.

Les cardiaques n'aiment pas la bise et le soleil est leur ami. Les sujets affaiblis ne prendront pas tout de suite des bains de mer frais. Ils commenceront par des *bains de mer tièdes* à 36°, de 10 minutes de durée, qui seront continués tous les jours. Les *bains tièdes* exercent une triple action : 1° une action dérivative par dilatation des vaisseaux périphériques et soulagement consécutif du cœur ; 2° une action cardio-tonique : l'amplitude des pulsations se renforce, la diurèse est activée ; 3° une action tonique générale par le coup de fouet imprimé aux échanges nutritifs. L'addition de sel au bain (2 à 3 kilos) renforce ces effets.

Avec les *bains froids*, une action vaso-constrictive immédiate se produit sur les vaisseaux cutanés ; d'où travail passagèrement accru du cœur et fatigue consécutive plus grande.

Il faut des myocardes résistants pour les supporter. En dehors de tout traitement balnéaire, le climat marin agit déjà par les seuls effets de son atmosphère dans le même sens, mais d'une manière plus atténuée ; à savoir la production d'une action tonique générale et un certain degré d'éréthisme cardiaque et d'excitation nerveuse. A des sujets nerveux, le seul séjour au bord de la mer suffit à donner de l'insomnie. Cette complication contre-indique la prolongation de la saison. Mieux vaut rentrer chez soi.

D'une façon générale, on peut dire que les plages méditerranéennes conviennent mieux que celles du Nord. L'air est sec, les montagnes voisines condensent l'humidité sur les sommets. De plus, il souffle un vent moins rude et dans certaines localités bien abritées, Menton par exemple, le vent est même absent. Ajoutons l'avantage d'autres localités plus éloignées de la mer, Hyères et Grasse — mais dont la douceur de climat jointe à la pureté de l'air est très recherchée des cardiaques et des cardio-rénaux.

II. — Ce que nous venons de dire de la mer s'applique également à la montagne et aux stations hydrominérales ; pas de déplacement pour les cardiaques en état de défaillance myocardique. Les *altitudes* ne conviennent qu'aux faux cardiaques, à ceux qui ont des palpitations par suite de l'excitation de leur système nerveux ou digestif. La raréfaction de l'air au-dessus d'un certain niveau commande en effet une fréquence accrue des mouvements respiratoires et une accélération des battements cardiaques. Les cardiaques vrais se tiendront en général à des altitudes faibles (au-dessous de 800 mètres) ; si leur cœur est résistant, ils peuvent, par contre, aller n'importe où. Recommandons de la prudence aux convalescents.

Il y a quelques années, avec le Dr Fissiaux, nous eûmes à traiter un cardio-rénal avec dyspnée intense et galop cardiaque. Pour fêter son rétablissement il se hâta d'aller faire une ascension dans les Alpes et monta à 3.000 mètres d'altitude. La rechute naturellement ne tarda pas.

III. — Pour les stations hydrominérales, quatre types se partagent la faveur des cardiaques : *Evian*, *Vittel* et *Saint-Nectaire* pour les cardio-rénaux ; *Royat* pour les hypertendus nerveux, les cardiaques glycosuriques, certains angineux ; *Vichy* et *Brides* pour les obèses et les goutteux ; *Bourbon-Lancy* pour les valvulaires rhumatisants.

Au début des affections cardio-rénales il est une période où il existe de l'hypertension artérielle jointe à une légère quantité d'albumine urinaire. Point de galop encore ; un peu de tachycardie à la marche. C'est le moment propice. Les eaux d'*Evian* très peu minéralisées, de *Vittel* (sulfatées calciques faibles), ces dernières préférables en cas de lithiase hépatique ou rénale, rendront les plus grands services. Les malades en reviendront avec des tensions moins élevées et un état général meilleur. *Saint-Nectaire* (chlorurée sodique et carbo-natée) pourra être utilisée également. Son altitude plus élevée (750 mètres) n'empêche point nombre de cardio-rénaux d'en tirer avantage ; leur tension artérielle plus élevée n'est point incommodée et, s'ils digéraient mal, leur tube digestif en reçoit une stimulation salutaire.

Le bruit de galop une fois apparu, demeurons sur la réserve. Non pas que les eaux soient nocives, prises avec précaution : mais le risque est grand en raison des fatigues du voyage. D'autant que certaines stations sont installées sur des pentes ; de l'hôtel à l'établissement de bains, il faut descendre et re-monter. Nombre de cardiaques en reviennent aggravés.

Si le bruit de galop qui existait s'est dissipé, un tel malade pourra se risquer, à condition de choisir une station plate qui ne mette pas trop à l'épreuve sa dyspnée d'effort,

Royat ,qui remplace avec avantages la station de Nauheim, en Allemagne, doit une partie de sa vogue à l'installation des bains *carbo-gazeux* qui y sont très bien donnés. On connaît la technique : dans une baignoire en fonte émaillée, on jette autant de fois 100 grammes de bicarbonate de soude et 100 gr. d'acide chlorhydrique que l'on voudra obtenir de fois 10 p. 100 du volume de gaz dégagé.

Le degré thermique ne descendra guère au-dessous de 35° ; les bains seront donnés de 10 minutes (cardiaques) à 20 minu-tes (hypertendus sans galop, pré-scléreux de Huchard) [Mou-geot], avec un teneur en gaz variant de 25 p.100 à 40 p. 100. Sous l'action des bains, les mouvements respiratoires aug-mentent d'amplitude, le pouls se ralentit légèrement, les vais-seaux cutanés se dilatent, la sécrétion urinaire est active.

Cette vaso-dilatation périphérique, qui modifie d'un instant à l'autre les conditions du régime circulatoire, abaisse sans doute la tension artérielle, mais ne peut être provoquée sans danger chez les sujets dont le cœur a surtout besoin de calme et de repos.

La nature bicarbonatée sodique et calcique des eaux de Royat lui assure en plus des avantages chez les hypertendus glycosuriques et dont le foie fonctionne mal.

Ajoutons que certains angineux, ceux dont la névralgie cardiaque se produit du fait de l'hypertension concomitante ou de l'obésité et du cœur gras qui tend à se distendre, ou encore du fait du refoulement constant du diaphragme par l'estomac des aérophages, que les angineux de ces variétés en tirent bénéfice à leur tour. Seulement attention aux abus et dans l'intérêt de la station ne compromettons pas la santé des malades. Le médecin se gardera d'envoyer à Royat tout cardiaque dont le myocarde a une fois fléchi (myocardites, cœur rénal, aortites, lésions valvulaires) ; pour l'angine de poitrine, il commencera toujours en cas de doute, par faire pratiquer un Wasserman Pas de saison à Royat, mais le traitement mercuriel si la réaction est positive. L'oubli de ces règles primordiales a valu des désastres. Il importe que les indications et contre-indications de Royat soient nettement établies.

Vichy réussit également aux angineux aérophages et obèses. Un malade âgé de 55 ans, sorti d'une série de crises angineuses subintrantes fort graves par suite d'aérophagie gastrique, alors qu'il avait encore quelques crises peu marquées à l'arrivée, en fut complètement débarrassé à son tour ainsi que d'une glycosurie alimentaire dont il s'inquiétait à tort.

Des eaux de *Brides*, plus laxatives, conviennent surtout aux cardiaques obèses et à gros foie. Toutefois, qu'ils ne s'imaginent pas que la simple ingestion d'eau suffira pour les remettre d'aplomb. Il faut l'adjonction du régime alimentaire requis ; sinon, comme il arrive parfois, ils reviendront de Brides plus lourds qu'à leur départ.

La station de *Bourbon-Lancy* a ses indications très nettes : c'est le refuge des rhumatisants anciens atteints d'une lésion valvulaire. La cure prévient le retour des rhumatismes, combat l'essoufflement des anémiques et arrête l'éréthisme cardiaque. Il importe toutefois de ne pas y laisser aller les malades avant la disparition des phénomènes aigus. Un intervalle de trois mois devra séparer, en général, l'atteinte rhumatismale de l'envoi à la station.

IV. *Climats.* — C'est une remarque que font à la fois malades et médecins que l'aggravation subie par les malades à la saison froide.

Sous l'influence du froid, les vaisseaux périphériques se contractent, le cœur bat avec plus de force pour franchir l'obstacle. Soit dit en passant, cette influence fâcheuse du froid ne s'exerce pas seulement sur les téguments ; les muqueuses également le supportent mal. La muqueuse stomacale ne se trouvera pas bien des boissons glacées ni des glaces prises après les repas. Le cardiaque boira des liquides simplement frais ou tièdes.

Cette influence des boissons froides, parce qu'elle est passagère, semble moins dangereuse que celle du froid extérieur. Ajoutons qu'en hiver la peau fonctionne plus mal ; surtout par le froid humide. Les infections bronchiques favorisées du fait de la stase pulmonaire fréquente chez les cardiaques sont davantage à redouter.

En été, les sudations légères réduisent la pléthore vasculaire ; cette soupape de sûreté fait défaut en hiver. — Le rein est seul mis à contribution ; or il est tout une classe d'affections cardiaques — cœurs rénaux — où le rein est touché. — Il filtre plus mal qu'à l'état de santé. Vienne l'hiver, sa faculté filtrante est soumise à une forte épreuve puisqu'il, doit éliminer, outre ses déchets habituels, tous ceux qui en été trouvaient leur issue par la voie sudorale. — Tant que le cœur est résistant les inconvénients liés à la rigueur du climat passent inaperçus ; une fois qu'il fléchit, c'est autre chose.

C'est dire que les climats tempérés et le Midi seront recherchés de préférence pour les cardiaques avancés. — Si le froid est mal toléré, le vent l'est encore davantage. Les angineux ne le supportent pas du tout.

On connaît les résultats favorables des cures de lumière dans certains établissements de l'étranger et de France ; aux malades, dépouillés de leurs vêtements, on administre des bains de soleil. M. Monteuuis obtenait par ce procédé d'excellents résultats chez les nerveux. Les faux cardiaques et certains cardiaques excitables, les angines de poitrine névrosiques sont maintes fois améliorés par ces bains de lumière.

III. — L'exercice physique, le mariage, l'habitation et la profession des cardiaques

I. — Le tort des axiomes médicaux est d'enfermer une formule trop large dans un cadre inextensible. Le praticien, qui guide sa conduite sur des lumières de cet ordre, risque fort de trébucher dans des coins d'ombre qu'il n'avait point prévus.

Deux règles opposées s'inscrivent en tête de l'hygiène physique du cardiaque : la première préconise le repos, et la seconde l'exercice. M. Heckel affirme qu'il « est indispensable de prescrire l'exercice aux cardiaques ». Nous ne saurions trop nous élever contre semblable conseil. Tant que le myocarde ne fléchit pas, sans doute, l'exercice est utile, il aide le travail du cœur en facilitant la circulation veineuse. Lorsque le myocarde a fléchi, c'est autre chose. La digitaline devient à ce moment l'aliment quotidien du cardiaque ; il peut se passer d'aliments solides et de viande, non de digitale, celle-ci devant être continuée avec de légères interruptions jusqu'à la fin de ses jours. Un travail musculaire par là-dessus risque fort de dépasser les limites. Que certains cardiaques obèses, que certains angineux obèses se trouvent bien des mouvements ordonnés avec prudence, nous y consentons. Mais de grâce ne généralisons pas.

Heckel, si enthousiaste qu'il soit de la méthode, avoue du reste « qu'il faut réserver le repos à la phase asystolique ». Or, les praticiens, ceux qui soignent vraiment les malades, savent que rien n'est fréquent comme le retour de l'asystolie, celle-ci apparue une première fois.

C'est à peine si certains exercices sont permis et avec d'autant plus de circonspection qu'ils s'appliquent à des malades dont le myocarde est plus dégénéré. Parmi ceux-là, nous citerons comme les mieux tolérés : 1° les *mouvements en décubitus normal* : flexion du tronc, jambes jointes ; avec les mains toucher la pointe des orteils ; 2° les *mouvements de flexion des bras* en haut, en avant et en arrière ; 3° les *mouvements inspiratoires* suivis d'expirations prolongées, les mains croisées derrière le dos. Le procédé de la *bouteille de Pescher*, qui consiste à chasser par l'air expiré l'eau contenue dans une bouteille, est une excellente méthode ; elle exige des inspirations profondes, des expirations prolongées, est graduée à volonté et nous a permis avec l'auteur d'arrêter instantanément une crise grave de tachycardie paroxystique ; voilà la série d'exercices permis aux obèses cardiaques et à condition que le myocarde ait reconquis toute sa tonicité. Cinq, dix, quinze fois chaque exercice, et en s'arrêtant au moindre essoufflement.

Les *mouvements de résistance* : contracter un muscle auquel est opposée une résistance, lever une jambe alors qu'une pression est exercée au-dessus d'elle, fléchir un bras qu'un aide maintient tendu, tous ces mouvements, entravés dans leur accomplissement par la volonté du médecin, entraînent une fatigue rapide. L'essoufflement vient très vite. Il faut y renoncer.

De même les sports : bicyclette, tennis, foot-ball, boxe, natation, escrime. Tout cela fatigue et s'interdit comme dangereux.

En fait, la *marche* demeure l'exercice le plus simple et celui qu'il est le plus aisé de graduer ; dix minutes, un quart d'heure de marche lente, après la cure de repos préalable au lit, cette dernière ayant duré de huit jours (légère insuffisance cardiaque chez un valvulaire mitral) jusqu'à deux mois (pouls lent permanent) et plus longtemps encore (anévrisme de l'aorte).

La marche sur un terrain en pente modérée ne peut être utilisée qu'avec réserve. Oertel, promoteur des cures de terrain, ne devait améliorer que des obèses au cœur gras ; ce sont ceux qui supportent le mieux quelques exercices. Pour tous les autres, et même vis-à-vis de ces derniers, si le cœur a fléchi précédemment, que de prudence pour ne pas amener le retour de l'asystolie antérieure !

Pendant les intervalles de repos qui séparent la marche, tous les 20 ou 30 mètres en moyenne, le malade s'arrête pour faire, par les narines, une inspiration profonde, suivie d'une expiration prolongée. Cette forme d'exercice, marche lente, coupée de mouvements respiratoires, nous semble la moins dangereuse et la plus profitable.

Seulement, tous les cardiaques n'en tirent pas un avantage égal. Deux sortes de sujets sont exposés à des retours d'asystolie immédiate : ceux qui sont atteints d'*insuffisance aortique* et ceux qui ont un *cœur rénal*.

Une fois que l'asystolie s'est déclarée chez ces malades, elle a beau être réduite : les rechutes menacent continuellement. Pour les éviter, la digitaline devra être administrée plus longtemps qu'à tout autre, — toujours à faibles doses, c'est entendu, — mais avec des intervalles médicamenteux qui ne dépasseront pas 2 à 3 jours.

Ces malades, dont la digitale constitue la nourriture journalière, ne feront jamais de longues marches.

Seront plus solides, les *rétrécissements mitraux*, les *insuffisances mitrales* et surtout les *cœurs gras*. Une fois remis d'aplomb, les cœurs pourront se tenir des années en bon équilibre.

Pour les *angineux*, aucune règle fixe. Ceux dont la douleur s'éveille par la marche feront particulièrement attention. Mais, comme parmi ces derniers il suffit de faire maigrir les uns (angines de poitrine des obèses) de faire digérer les autres (angines des aérophages), d'éviter la distension du cœur (angines des myocardiques), d'instituer le traitement mercuriel (coronarite syphilitique), pour obtenir l'amélioration, celle-ci une fois obtenue, la marche pourra être conseillée d'une manière progressive.

Dans une maladie plus rare, ce n'est pas la marche, mais les inspirations profondes suivies d'expirations prolongées, qui peuvent enrayer les accidents : nous avons nommé la *tachycardie paroxystique*. Une jeune femme asystolique, dont le pouls battait depuis plusieurs jours à 180 et 200 par minute, a été instantanément guérie par le *procédé de la bouteille* du Dr Peschɔr.

Nous avions vu la malade avec ce dernier ; il était 10 heures du soir, pas de pharmacie ouverte. Le danger menaçait. Les inspirations profondes suivies d'expirations prolongées — dans la bouteille du Dr Pescher — ont amené le sommeil et la guérison. Depuis cette époque, nous avons obtenu plusieurs guérisons semblables par l'effort respiratoire plus ou moins soutenu (1).

Si la marche est bonne, on se méfiera davantage d'autres modes de locomotion. La *voiture* convient, une promenade d'une heure tous les jours, par un temps doux et sur des ressorts bien suspendus, les roues étant matelassées de pneumatiques. Au bout d'une 1/2 heure, le cardiaque descendra de voiture, fera quelques centaines de mètres à pied et remontera ensuite dans son véhicule. *L'auto* fatigue davantage ; il y a le choc de l'air et la trépidation. Il faudra un auto fermé et des promenades qui ne dépasseront pas une heure. Il y a quelques années, avec le Dr Zerlaut, d'Ecueillé (Indre),

____

1. Ch. Fiessinger, *L'effort respiratoire dans la tachycardie paroxystique* (Acad. Méd., 13 avril 1919).

nous avons vu une malade, qui, se croyant bien portante et allant dîner dans un château voisin, fit 40 kilomètres d'auto et fut prise d'urémie comateuse au moment de se mettre à table.

Au même titre, les longs voyages en *chemin de fer* sont dangereux chez les cardiaques rénaux. Au bout de 6 à 8 heures de chemin de fer, attention ! La trépidation du trajet provoque de la congestion rénale ; la tension artérielle s'élève ; une crise d'œdème aigu du poumon est à craindre. Huchard avait cité des faits de ce genre. Nous-même comptons plusieurs morts survenues en semblable circonstance.

Il y a 20 ans, un cardio-rénal part contre notre avis à Monte-Carlo. A son arrivée, 18 heures de chemin de fer, il est pris d'une crise d'œdème aigu du poumon, et le Dr Vivant nous annonce sa mort au bout de 2 heures.

En 1910, un confrère de Madrid nous annonce l'envoi d'un cardio-rénal. Ce dernier est obligé de descendre du train à Biarritz (12 heures de trajet). Une crise d'œdème aigu du poumon se déclarait et le malade succombait avant que nous ayons pu nous rendre à son appel.

Un autre malade, cardio-rénal, avec galop cardiaque, le soir de son départ pour Saint-Jean-de-Luz, fait un repas assez abondant. Crise d'œdème aigu à son arrivée. Nous voyons le malade quelques jours plus tard avec le Dr Lasserre (de Bayonne). Il lui restait un souffle fonctionnel mitral.

Il faut toujours se méfier des voyages chez les sujets qui ont de l'hypertension artérielle unie à un galop cardiaque. Lorsque le déplacement est indispensable, quelques précautions mettront à l'abri des accidents : un repos relatif la veille, l'usage exclusif du lait (1 litre 1/2 dans les 24 heures), et l'emploi, en cas de galop, de la digitaline à faible dose (1/10 de milligr.) administrée les 5 ou 6 jours avant le départ. Pendant le trajet, le malade ne boira que du lait. Nombre de cardio-rénaux, qui ont accepté de se soumettre à ces préceptes, ont pu effectuer de longs trajets sans être incommodés.

L'*aéroplane* constitue un mode de locomotion certainement dangereux. Il y a trop de vent et il fait froid. Néanmoins, comme toutes les contradictions se rencontrent dans la nature, l'un de nos premiers aviateurs est atteint d'insuffisance aortique d'origine rhumatismale. Le cœur, il est vrai, n'avait point encore fléchi, quand désespéré de l'existence oisive à laquelle le condamnait son infirmité, il décida de faire de l'aviation. Un jour, à Saint-Quentin, il s'accroche dans le faîte d'un arbre, dont il descend en se glissant le long des branches ; le lendemain il tombe, avec son appareil, d'une hauteur de 40 mètres. Nous sommes mandé d'urgence : des contusions multiples, mais le cœur tient bon. Aujourd'hui, l'aviateur a continué ses exploits ; réformé du service militaire, en tant que soldat, il fait les manœuvres en tant qu'aviateur, et le Gouvernement le nomme Chevalier de la Légion d'honneur. La guerre de 1914 l'a vu tomber dès les premiers jours d'une hauteur de quinze à vingt mètres. Aujourd'hui il s'est retiré à la campagne et se porte bien.

II. **Le mariage** des cardiaques n'est entravé que par une hyposystolie durable et l'asystolie nettement constatée ou le diagnostic du cœur rénal. La femme ne se mariera pas, l'homme pas davantage. En dehors de cette double exception (des affections congénitales du cœur il sera parlé plus loin), le mariage sera permis. On ne compte plus les jeunes femmes atteintes de lésions valvulaires qui ont accouché heureusement. Nous connaissons plusieurs jeunes femmes atteintes d'*insuffisance mitrale* avant le mariage ; elles ont eu cinq et six enfants. L'*insuffisance aortique* est plus dangereuse ; néanmoins plusieurs autres de nos malades ont eu plusieurs enfants et continuent de se bien porter.

Une distinction doit être ici faite entre l'insuffisance aortique d'origine *endocardique* et celle d'*origine artérielle*, cette dernière dans l'espèce est le plus souvent de nature syphilitique. Celle-ci est plus grave, s'accompagne de lésions rénales précoces, prédispose aux dilatations rapides du cœur. Le

mariage sera interdit aux sujets atteints d'aortite syphilitique — homme ou femmes.

Le *rétrécissement mitral,* maladie dyspnéisante à l'état
normal verra la difficulté respiratoire s'accentuer en cours de
grossesse. On n'interdira pas le mariage à une femme atteinte
de rétrécissement mitral. Seulement, en cas de grossesse, elle
sera soumise au traitement digitalique subcontinu (V gouttes
de la solution de digitaline crist. à 1 p. 1000 5 à 10 jours ;
interrompre 2 à 3 jours, reprendre 10 jours). Si la dyspnée
s'aggrave, repos au lit, régime lacto-hydrique de réduction.
Aucune amélioration ne se reproduisant, confier la malade à
un accoucheur pour provoquer l'avortement. Bien souvent,
alors que les accidents du début s'aggravent, la grossesse
peut néanmoins être menée à bonne fin avec la triple médication du repos, de la digitaline, et du régime lacto-hydrique
suivi de l'emploi des petits repas : un plat toutes les deux
heures 1/2.

Pour les *cœurs rénaux,* comme chez les sujets qui ont montré
de l'asystolie, le mariage demeure interdit. S'il a lieu pour
une femme, une fois la grossesse déclarée, les accidents se
précipitent. La médication dont nous venons de parler à
propos du rétrécissement mitral est impuissante. Il faut
intervenir.

Chose curieuse, surtout remarquable chez les hommes,
l'existence d'une maladie cardiaque, à la période hyposystolique, exagère maintes fois les désirs sexuels. Nous avons
entendu les doléances de femmes nous suppliant de recommander l'abstinence à leurs maris anhélants et qui n'en pou-
vaient plus.

D'autres sujets, une fois améliorés, ne songent qu'à contracter mariage. Naturellement, ils se passent de l'autorisa-
tion médicale. C'est ainsi qu'un de nos malades, âgé de 62 ans,
a épousé une jeune fille de 18 ans. « C'est la grande sottise,
je le sais, nous disait-il un jour en souriant. » Par mesure de

précaution, il avait placé son flacon de digitaline sur la table
de nuit. Un autre malade âgé de 67 ans a divorcé pour épou-
ser une gamine de 18 ans. Obèse asystolique, il était si heureux de sa guérison qu'il a commis toutes les folies. Plusieurs
exemples analogues figurent dans nos dossiers. L'effroi de
la mort prochaine une fois dissipé, c'est une remontée de
sève qui s'inscrit par ses conséquences, contre les prescriptions de la morale la plus élémentaire.

III. Habitations et professions. — En ville, il importe
que le malade n'aille pas se loger trop haut.

Nous connaissons plusieurs sujets jeunes qui, atteints
d'une insuffisance valvulaire de l'aorte ou de la mitrale,
grimpent plusieurs fois par jour leurs cinq étages. Pareil
effort risque fort de dépasser la force du myocarde. Les mi-
neurs de Cornouailles qui remontent de la mine à l'aide
d'échelles sont sujets aux dilatations cardiaques, bien plus
que les ouvriers des autres mines qui sont remontés avec des
machines.

A plus forte raison, si une lésion valvulaire du cœur existe
préalablement, un effort musculaire considérable peut-il
être pernicieux. Dans les maisons dépourvues d'ascenseurs,
les cardiaques feront bien de ne pas habiter au-dessus du
second et du troisième étage. — Ils éviteront par contre les
rez-de-chaussée si ces derniers sont humides. — Il importe,
chez un cardiaque, que les fonctions de la peau s'accom-
plissent normalement. Une certaine humidité de l'air entrave
cette nécessité d'hygiène. De plus, le retour des rhumatismes
est plus à craindre en pareil milieu.

Quant aux *professions*, inutile d'insister sur le danger
des efforts musculaires.

Ils risqueront d'amener tout d'abord un fléchissement plus
rapide du myocarde et une reprise constante des accidents
alors même que ceux-ci auront été conjurés.

Rien d'affligeant comme la vie des cardiaques obligés de
gagner le pain à la sueur de leur front.

Seulement entre un effort violent et une existence con-
finée dans sa chambre, il y a de la marge. Un cardiaque valvulaire peut atteindre l'âge le plus avancé en s'occupant à
titre d'employé dans une administration ou un bureau.

On a l'habitude de refuser, lors de leur demande d'admis-
sion, les jeunes gens atteints d'une lésion très bénigne, comme
l'insuffisance mitrale — par exemple. — Ils auraient pu maintes fois réaliser une belle carrière. Dans cette méfiance vis-à-
vis nombre de maladies de cœur, il se glisse un sentiment de
crainte né d'une appréciation erronée des faits.

La guerre de 1914 a du reste amplement démontré la vérité
de cette notion. Nombreux sont les officiers ou soldats qui
sont partis aux armées, atteints d'une affection valvulaire,
même du myocarde. Les cœurs rénaux n'ont naturellement
pu affronter les fatigues de la campagne et nous avons cité (1)
l'histoire d'un cardio-rénal âgé de cinquante-huit ans, qui
atteint préalablement de galop cardiaque avec forte hypertension artérielle (T. 25 et 12) fit une dilatation de cœur aux
armées. Il voulut persister quand même ; une embolie sé dé-
clara dans la fémorale gauche ; la gangrène du pied s'ensuivit.
En pleine asystolie, sous le chloroforme, le professeur Quénu
pratiqua l'amputation de la cuisse au tiers supérieur. Guérison immédiate et amélioration de l'état général. Quinze jours
plus tard, embolie de la fémorale du côté opposé avec gangrène des extrémités.

On ne tenta pas une nouvelle intervention et les progrès
de la gangrène emportèrent le malade au bout de quelques
semaines.

Deux autres officiers atteints de myocardite furent tués à
l'ennemi. Un instituteur, atteint de crises de tachycardie
paroxystique, dut reprendre sa classe.

Une dizaine de lésions mitrales (rétrécissements ou insuffisance) ont pu continuer leur service grâce à l'emploi pré-

1. Ch. Fiessinger, *Les maladies du cœur aux armées* (Acad. Méd., déc.
1914).

ventif de petites doses de digitaline (V gouttes 2 à 3 jours
par semaine).

Les insuffisances aortiques résistent moins bien ; notre
secrétaire de rédaction, interne du professeur Quénu, a été
emporté en quelques semaines, trois autres malades ont dû
rentrer chez eux. Nous ne voyons guère que notre aviateur
atteint d'insuffisance aortique qui a continué ses vols sans
signe de fatigue.

CHAPITRE II

THÉRAPEUTIQUE GÉNÉRALE

Dans deux autres livres de cette collection (1), nous avons consacré de longues pages à l'étude de la digitale, de la théobromine, des régimes de réduction et du régime hydrique. Nous ne reviendrons pas sur les données acquises. Il nous semble plus utile pour le médecin de nous arrêter avec lui sur quelques hauteurs qui lui permettront de dominer les notions familières et de les grouper en larges perspectives dans son esprit.

C'est ainsi que nous étudierons le régime alimentaire et diverses indications et particularités du traitement digitalique.

Muni de ces armes, le praticien aura sa ligne nettement tracée et avancera en pleine connaissance du terrain.

I. — Le régime alimentaire.

Mackenzie avoue que le régime alimentaire des cardiaques n'a point atteint le degré de précision convenable. Cela prouve que l'auteur anglais néglige quelque peu de se tenir au courant.

Nous mangeons trop, nous buvons trop ; c'est là une vérité d'ordre général, mais applicable surtout aux cardiopathies

---

1. Huchard et Ch. Fiessinger, *La thérapeutique en vingt médicaments* Ch. Fiessinger, *Vingt régimes alimentaires.* A. Maloine et fils, éditeurs..

avec dilatation du cœur. La quantité de substances nutritives nécessaires à l'alimentation d'un homme bien portant
est souvent dépassée ; de même la quantité de boissons indispensable. Un homme bien portant boit d'ordinaire 1.200
à 1.500 grammes de liquide dans les vingt-quatres heures, y
compris son café au lait du matin et son potage du soir. Seulement ce chiffre de 1.200 à 1.500 grammes de liquide ne
constitue une limite que pour les hommes sobres. Les autres,
les buveurs de bière surtout, consomment des quantités autrement imposantes de liquide : 3, 4, 5 litres et au-dessus.
C'est un excès évident.

Le foie se fatigue chez les gros mangeurs, le cœur se fatigue chez les gros buveurs, et quand ces buveurs absorbent
de l'alcool, ce sont à la fois le cœur et le foie qui sont touchés.
Un autre organe, de son côté, ne supporte pas sans dommage
les grandes quantités d'aliments ou de boissons : c'est le rein.
Le rein est irrité par l'élimination des déchets nutritifs et des
toxines alimentaires (irritation par qualité) ; d'autre part, il
peut être irrité par le passage surabondant des liquides, ces
derniers fussent-ils dépourvus de toute action irritante (irritation par quantité). Le rein est un filtre ; ce filtre a besoin de
repos. L'absorption d'une quantité surabondante de liquide,
entrave ce repos ; d'où une irritation possible consécutive à
la fatigue de l'organe, irritation d'autant plus manifeste que
l'organe est déjà préalablement malade.

Il en résulte que le médecin, dans le traitement des cardiopathies, doit toujours avoir l'œil ouvert sur trois organes : le
cœur, le foie, le rein. Tant que le cœur ne fléchit pas, cette
vue sur le fonctionnement des trois organes n'a pas besoin
d'être si attentive. Le muscle cardiaque se contracte comme
il convient. Nuls désordres de ce côté, nuls troubles du côté
du foie ou des reins. Le malade use de la nourriture de chacun. A la période d'insuffisance myocardique avec cardiectasie, il n'en est plus de même. Le cœur défaille, le foie s'en-
gorge, les reins se congestionnent. Avec les seules ressources
de l'hygiène alimentaire, il est possible de tonifier le cœur,

de réduire le volume du foie, de congestionner les reins.

Un moyen très simple est à notre disposition pour tonifier le cœur : la *réduction des liquides*. C'est la diététique et primordiale. Elle a pour effet de ramener la diurèse, de dissiper les œdèmes, de rendre de l'énergie aux battements cardiaques, de décongestionner le rein. Nous savons qu'une quantité de boissons atteignant 1 litre à 1 litre 1/4 est largement suffisante : dans les néphrites aiguës et les néphrites chroniques, ce chiffre de 1 litre 1/4 de liquide par jour assure une élimination urinaire suffisante en même temps qu'il laisse reposer l'organe. Un rein se fatigue moins à éliminer 1 litre 1/4 de liquide que 3 à 4 litres. Ce liquide sera composé le premier jour d'eau pure, les trois à cinq jours suivants de lait tiède et non bouilli (pour ne pas détruire les ferments du lait) mêlé d'eau dans les proportions de 2/3, puis de moitié, puis de 1/3 d'eau, puis de lait pur à prendre par verres à bordeaux toutes les heures de manière à ne pas faire pénétrer du coup une trop grande quantité d'eau dans l'appareil circulatoire. La technique que nous employons dans les cœurs dilatés est la suivante : 400 grammes de lait et 400 grammes d'eau mêlés par verres à bordeaux toutes les heures trois à quatre jours de suite.

Le quatrième jour : 600 grammes de lait et 400 grammes d'eau ;

Le cinquième jour : 800 grammes de lait et 400 grammes d'eau ;

Le sixième et le septième jour : 1.000 grammes de lait et 4.000 grammes d'eau ;

Le huitième et le neuvième jour : 1.200 grammes de lait et 300 grammes d'eau.

Le malade gardera le repos absolu au lit. Vers le dixième jour, il prendra 1 litre de lait et un ou deux potages au lait sucrés (tapioca, pâtes).

Commencer ensuite le *système des petits repas* : de 7 heures du matin à 8 heures du soir, toutes les trois heures environ un repas composé d'un plat : 150 à 200 grammes de cacao au lait, riz au lait, œuf à la coque, potage maigre, compotes, 2 à 4 verres à bordeaux d'eau, par jour 1 à 2 verres à bordeaux de vin ; 3 à 5 cuillerées de pâtes ou de purées de pommes de terre. Ne pas saler tant qu'il y a des œdèmes ; autoriser ensuite de légères quantités de sel (3 à 6 gr.). Environ 90 à 100 grammes de pain par jour et aux débuts. Voici par exemple, un homme de 38 ans ; il désenfle après sa cure de réduction des liquides ; atteint d'une insuffisance mitrale et aortique, avec forte dilatation cardiaque, il voit son cœur revenir sur lui-même et le foie, animé de battements hépatiques, se dégorge. On permet le retour à l'alimentation solide déchlorurée : à savoir 1 litre de lait, à midi pain sans sel, pommes de terre sans sel, riz, compotes de fruits, beurre frais. Ce repas de midi est trop abondant. Le malade, affamé, mange beaucoup ; dans le jour, il consomme 500 grammes de pain sans sel. Dès le quatrième jour de ce régime, le foie grossit de nouveau, déborde le rebord costal de quatre travers de doigt, les battements hépatiques reparaissent.

Nouveau retour à l'alimentation réduite : le premier jour, 1 litre 1/2 de lait par verres à bordeaux ; les jours suivants, de trois heures en trois heures, une bouillie au lait (250 gr.) et deux œufs par jour.

Le réglage de l'alimentation par cette série de petits repas est suivi d'une amélioration immédiate. Le foie se rétracte et l'amélioration primitive est regagnée.

On ne saurait trop insister sur cette alimentation du cardiaque. Même dans des conditions où il semble qu'elle ne doive jouer aucun rôle, on obtient des résultats remarquables par la diminution des quantités d'aliments. C'est ainsi que nous avons soigné un Américain atteint d'angine de poitrine. Avec son angine de poitrine, il fait le tour du monde, passe trois mois en Chine, trois mois dans les Indes. Dans ces pays exotiques, il ne trouve pas l'alimentation que nous lui avions ordonnée, réduit de ce fait sa quantité d'aliments. Déjà maigre, il maigrit encore de 10 livres, se sent bien mieux, revient en France, pouvant marcher à pied et assez vite sans ressentir le retour de ces crises angineuses. La guérison des crises angineuses par l'amaigrissement du sujet s'observe fréquemment comme nous le verrons plus loin.

A la *période asystolique* des cardiopathies, cette organisation du régime alimentaire apparaît comme un facteur de premier ordre. Les repas trop abondants dilatent l'estomac, refoulent le diaphragme, nécessitent un travail musculaire considérable du tube digestif, fatiguent le cœur déjà épuisé du fait de la cardiectasie, risquent d'irriter le foie déjà congestionné du fait de la dilatation cardiaque. La viande semble nécessiter un travail digestif souvent plus considérable que les purées de légumes ; peut-être amène-t-elle une irrigation plus active des parois de l'estomac : d'où fatigue plus grande pour le cœur ; peut-être aussi le foie congestionné supporte-t-il plus mal la viande. Parmi les viandes celles à fibres denses fatigueront plus que les viandes à fibres lâches. Le bœuf et le mouton sont plus mal tolérés que le poisson ou les volailles tendres. D'autre part, le régime lacté exclusif, par la quantité excessive de boissons qu'il nécessite, risque de fatiguer le cœur. Il faut donc manger peu à la fois et, tout en buvant peu, manger souvent.

Il convient de fournir sous un petit volume une ration alimentaire suffisante. M. Bardet pense avec raison que le chiffre des calories indiqué par les classiques pour alimenter un homme bien portant est exagéré.

On parle de 3.000 à 3.500 calories. La ration est trop élevée. Pour un homme pesant 60 kilogrammes et atteignant 70 centimètres, 1.800 calories suffisent. Calculés sur des hommes bien portants, ces chiffres nous semblent d'autant plus applicables à des cardiaques à la période d'asystolie et qui, du fait de leur asystolie, sont condamnés à un repos relatif. N'ajoutons pas d'ailleurs une trop grande importance à cette manière exclusivement mécanique de compter la valeur d'un aliment. Il faut encore réserver une place à l'action excitante de l'aliment sur la muqueuse stomacale et à sa

richesse en vitamines, ces dernières nécessaires à l'assimi-
lation et à l'utilisation des éléments chimiques fournis par
l'alimentation.

On sait que la suppression des vitamines de l'alimentation est susceptible de produire des maladies spéciales (scorbut, béribéri, maladie de Barlow) que l'on a appelées maladies
par carence, c'est-à-dire par manque de vitamines.

Le système des petits repas remplit à peu près les conditions requises et suffit à l'alimentation. Quand le malade ira
un peu mieux, on augmentera légèrement sa ration de chaque
plat ; on reviendra aux repas habituels. Mais la quantité
générale de boissons, y compris le chocolat et les potages n'ex-
cédera jamais 1.200 à 1.500 grammes.

II. — L'instinct dans les maladies cardio-rénales.

Il n'est guère de cardiaques qui ne proteste contre la rigueur
de ces régimes alimentaires ; son instinct lui commande de
se nourrir et chez le malade, l'instinct est un guide bien iné-
gal et souvent de dangereux conseil. Il n'intervient guère, à
titre d'indicateur précis, que devant le danger immédiat et
pressant. Les imprudences qui risquent de compromettre
l'avenir, il n'en a cure. Dans les maladies de l'estomac et du
foie, ses incartades ne se comptent plus. Si l'instinct, en face
de la mort, amène une réaction du sujet souvent calculée avec
justesse, les erreurs habituelles nées de l'instinct, nécessitent
de la part du praticien un redoublement de surveillance et la
sagesse de prévisions judicieusement averties.

Chaque jour l'autorité du médecin entre en conflit avec
les protestations de l'instinct chez le malade. Cette lutte tient
à cette première cause d'aveuglement qui interdit à l'instinct
de connaître les conséquences d'une imprudence. Une seconde
raison d'infirmité s'associe à celle-là : une déviation de l'instinct mal informé déjà à l'état normal se laisse entrainer dans
un sens plus fâcheux sous la pression des préventions injusti-

fiées du malade. Ce dernier se trompe à son insu. Il multiplie les raisons de se tromper. Les sujets intelligents appellent cela se montrer logiques. C'est de la logique en effet. Les prémisses fausses sont déduites avec rigueur, mais amplifiées de développement teintés à la couleur de l'erreur initiale.

Dans les maladies cardio-rénales, l'instinct joue aux pauvres malades les tours les plus déplorables. Maintes fois ils ont de l'appétit et affirment leur besoin de nourriture en termes véhéments. « Je ne veux point m'affaiblir », déclarent-ils, et par crainte d'épuisement, ils versent dans les retours de dyspnée et les rechutes à répétition.

Sans doute dans les *maladies valvulaires du cœur,* — nous ne parlons que de celles où le cœur a fléchi — il existe souvent un état dyspeptique qui met les malades à l'abri de la faim.

Mais toutes ces causes peuvent faire défaut dans les intervalles asystoliques et le malade jouit d'un excellent appétit. Satisfait-il à sa faim ? Le cœur se fatigue très vite, soit par les contractions plus actives qui lui sont imposées du fait du travail digestif, soit par le refoulement en haut du diaphragme qui gêne la liberté des mouvements du cœur. C'est pourquoi nous avons institué, de 7 heures du matin, à 7 heures et demie du soir le système des petits repas dont nous venons de parler et qui offrent le double avantage de ménager le travail du cœur tout en apaisant la faim dévorante du sujet.

Les *myocardites chroniques* rentrent dans la même formule : nécessité de se garer des sollicitations instinctives du sujet. Et ce n'est point seulement le tube digestif qui offre matière à imprudences, mais encore l'appareil génital. Il n'est point rare, comme nous l'avons vu, de voir des malheureux anhélants implorer de leur femme un rapport sexuel.

Le *cœur rénal* avec galop cardiaque s'accompagne souvent d'une exagération fantastique de l'appétit. La filtration de

l'urée peut être fort compromise alors que ces fringales persistent désespérément. Aussi bien que le cœur, le rein est un
mauvais organe de prudence avisée. Il réclame des aliments
qui augmenteront sa gêne filtrante, comme le cœur en de-
ma l. qui aggravent ses difficultés de travail. Il faut des
azot.mies excessives pour réduire l'appétit des malades.

Nous ne savons si l'animal est parfois aussi fâcheusement
renseigné, ou plutôt la voix de l'instinct en pareilles conditions chez l'homme, n'exprime-t-elle point le désir de n'intervenir que tout à fait à la fin et trop tard. Perçue quand il
n'est plus temps, elle offre l'avantage d'éviter les lenteurs
d'une longue agonie. Elle dit : « C'est la mort, il n'y a plus
rien à faire. » En s'insurgeant contre les protestations de l'instinct dans les affections cardio-rénales, les médecins font
vivre leurs malades et c'est bien quelque chose. A moins
d'exceptions malheureusement rares, ils ne les guérissent
point tout à fait. L'instinct précipite leur fin. C'est là une
pente fatale sur laquelle quelques malades se laissent glisser
avec une complaisance docile. Aux médecins de dire, « holà »,
en avertissant avec énergie du péril. Qu'il faille crier fort, tous
les praticiens le savent, dont les recommandations n'ont point
été entendues.

III. — Le vin chez les cardiaques.

Une double condition règle l'emploi du vin chez les cardiaques : l'état du cœur, l'état de l'estomac.

1° Tant que le *cœur n'a point fléchi* et si l'estomac digère
bien, le vin peut être autorisé aux repas et dans la mesure
habituelle (soit environ 10 à 30 centil. au repas du midi et
du soir) où il semble exercer ses effets bienfaisants sur les
glandes endocrines. Quand le cœur a fléchi, il en va autrement. C'est le repos au lit avec régime lacto-hydrique de
réduction qui sera ordonné, de 5 à 10 jours, avec les médica-

tions habituelles (digitaline, diverses sortes de théobromine).
Quand les œdèmes se seront dissipés, que la dyspnée aura
disparu, on pourra autoriser l'usage du vin. M. Huchard,
ordonnait 1 à 2 verres à bordeaux de vin vieux aux repas.
Au début, mieux vaut le mélanger d'eau et ne pas en donner
au repas du soir avant d'être assuré du calme des nuits. Du
jour où il trouve son emploi, le vin tonifie, remonte à la fois
l'esprit et le cœur.

S'il s'agit de cœurs rénaux avec galop cardiaque, la
conduite est la même : réduire l'insuffisance myocardique
tout d'abord et ensuite permettre de légères quantités (100 à
150 gr.) de vin vieux mêlé d'eau au repas de midi. Pour le
repas du soir, mieux vaut se contenter du lait comme boisson.
En général, lorsque le rein est pris, le vin est plus mal toléré,
l'albuminurie augmente. Tandis que dans les cas où le cœur
est seul touché, l'albuminurie cédant avec le retour de la contraction myocardique normale, on peut relever son malade
avec des quantités de vin moins réduites.

2º *L'excitation de l'estomac* empêche l'usage du vin. Or
cette excitation, dans les maladies du cœur, tient à différentes
causes qu'il convient de combattre : 1º tout d'abord, alors
que le cœur n'a point fléchi, *des excitations du plexus solaire,*
surtout fréquentes comme nous le verrons dans les insuffisances aortiques et le rétrécissement mitral. En pareil cas, le
malade boit de l'eau, évite les viandes, se contente de pâtes,
de purées, de fruits cuits. Les poudres bismuthées (sous-nitrate
de bismuth, 10 gr. à jeun, 15 jours, Codex 1884) ou magnéso-
bismuthées continuées quelques mois, permettent en général d'éteindre la sensibilité de la muqueuse stomacale. Le
bismuth étant onéreux peut être remplacé par le *kaolin* aux
mêmes doses. De légères quantités de vin seront autorisées
à ce moment (vins vieux, non acides, de préférence blancs :
1/2 à 2 verres à bordeaux aux repas dans de l'eau). Les *neurasthéniques* qui font des excitations similaires du plexus
solaire, seront soumis aux mêmes règles.

Le calme moral, un changement de milieu leur seront souvent nécessaires pour modifier les conditions de leur sensibilité gastrique. Jusque-là le vin leur sera totalement interdit.

2° Si les troubles dyspeptiques coïncident avec une *insuffisance myocardique*, c'est cette dernière qu'il convient de vaincre au préalable. Nous rentrons alors dans les conditions que nous avons énumérées : tout d'abord, régime lacto-hydrique et vin par la suite ; 3° une mauvaise *dépuration urinaire* est-elle en jeu : même régime hydrique, hydro-lacté. Quinze jours à trois semaines après, tous accidents ayant disparu, un peu de vin sera autorisé au repas de midi ; 4° les cardiaques digèrent parfois mal, parce qu'ils ont *pris trop de remèdes*, parce qu'ils craignent de saler leurs aliments. On supprimera les médicaments ; la digitaline ou digitale sera administrée par voie hypodermique. Au surplus, tous les œdèmes étant éliminés, on autorisera 4 à 6 grammes de sel alimentaire par jour. Le repos ayant rétabli les fonctions de l'organe, le vin pourra être permis avec les précautions ci-dessus indiquées ; 5° il peut s'agir de *cancéreux*. Ici il n'y a point de règles fixes. Ceux qui accusent de l'hyperchlorhydrie ne supporteront guère le vin, même avec le secours des préparations bismuthées. Ceux qui souffrent peu et présentent surtout une atteinte générale se trouveront bien de légères quantités de vin.

IV. — Le café chez les cardiaques.

Dans les palpitations nerveuses le café est naturellement contre-indiqué. Il rentre maintes fois dans l'alimentation des cardiopathes valvulaires, alors que tout trouble fonctionnel est absent. Les *insuffisances mitrales* le supportent mieux que les *rétrécissements mitraux* ou les *insuffisances aortiques* ; dans ces deux dernières maladies, le plexus solaire, étant souvent irrité, provoque à la fois des troubles gastralgiques et des faux pas du cœur, alors que le myocarde demeure sain. Mieux vaut donc à ce moment interdire le café.

Il retrouve son emploi plus tard quand le *myocarde est défaillant* et l'état général *compromis*. Son action à la fois tonique et diurétique lui assure en pareil cas des avantages évidents.

Nous ne parlons pas de la *caféine* dont les vertus plus actives appartiennent à la médecine d'urgence : les injections quotidiennes de 5 centigrammes de caféine sur un cœur dilaté peuvent avoir une action éminemment favorable. C'est un coup de fouet qui permet ensuite à l'excitation des faibles doses de digitaline (1/10 milligr.), de remplir tout leur effet. A l'intérieur, la caféine sous forme d'iodure de caféine (eupnine) est aussi un très bon médicament aux doses d'une petite cuillerée à café au moment du repas du midi. Les *insuffisances aortiques* à la période de fléchissement se montrent très favorablement influencées par ce remède qui peut se donner 8 et 10 jours de suite et davantage, concurremment avec la digitaline. Seulement les préparations de caféine présentent parfois une incertitude dans leurs décisions qui manque à la régularité d'action de la digitale. Elles ne remontent pas toujours le cœur et portent leur action exclusivement sur le système nerveux qu'elles excitent. Le malade ne respire pas mieux et il dort plus mal. Devant pareil résultat, mieux vaut ne pas insister. La caféine refusant d'agir comme tonique cardiaque et exerçant ses caprices sur le système nerveux, continuer son usage serait aggraver la situation. On y renoncera tout simplement.

Le café, s'il ne remonte pas le cœur avec la même vigueur que la caféine, n'énerve pas avec la même intensité. Sans doute il se trouve des malades qui ne le supportent pas. Ceux qui en faisaient usage dans l'habitude journalière pourront en prendre une tasse après le repas de midi. Après les périodes de régime lacto-hydrique (6 à 10 jours) auxquelles sont soumis les myocardes fléchissants, qu'il s'agisse de lésions valvulaires ou de myocardites, une tasse de café noir à midi rentrera dans l'ordinaire du régime alimentaire repris.

V. — Les purgatifs chez les cardiaques.

La réduction de liquides dans la thérapeutique cardiaque a eu pour effet immédiat sinon l'abandon, au moins la restriction des purgatifs qui étaient si communément prescrits autrefois. Pour préparer l'action de la digitale, il était d'usage de purger la veille. Et c'était fort bien, du temps où régnait l'erreur des grandes quantités de liquide destinées à assurer le fonctionnement de la diurèse On purgeait le malade pour le débarrasser d'un excès de liquide ; depuis qu'il boit moins, cette précaution est devenue inutile.

Le régime hydrique, hydro-lacté, aux doses progressives de 800 à 1.500 grammes par jour, a pour effet d'assurer l'action médicamenteuse de la digitale sans qu'il soit nécessaire de lui adjoindre le concours d'aucun purgatif. Bien plus, ce concours n'est nullement innocent. Provoquer une forte déplétion séreuse chez un asystolique est diminuer sa force de résistance. Une purgation fatigue bien plus que trois à quatre jours de régime hydrique ou hydro-lacté.

Ce n'est point comme moyen préventif de l'action digitalique que doivent être ordonnés les purgatifs. Dans la thérapeutique cardiaque moderne et qui par les résultats curatifs inespérés qu'elle assure, semble bien être la thérapeutique définitive, les purgatifs jouent un rôle, moins comme agents de déplétion séreuse, qu'à titre d'agents qui décongestionnent le foie.

Le foie cardiaque, chez des sujets hyposystoliques depuis des années, peut conserver ses caractères et ne se rétracter qu'avec peine. Que des accidents de *cirrhose cardiaque* se produisent avec ascite, voire du subictère, raison de plus pour recourir à l'emploi des purgatifs.

Ils seront prescrits à faibles doses et dans l'intervalle des prises digitaliques. Nous n'apprécions guère les pilules de Lancereaux, qui dans une même formule associent la digitale, la scammonée et la scille : aux doses de 5 centigrammes chaque. Ces pilules offrent l'inconvénient d'une trop haute dose de digitale.

Communément les médecins les prescrivent au chiffre de 3 à 6 par jour. Or la dose de 10 centigrammes de digitale correspondant à 2 pilules et approximativement à une dose de 1/10 de milligramme de digitaline ne doit pas être dépassée. C'est là une règle que nous rappelons moins pour l'avoir établie que parce que la négligence de son observation continue tous les jours de précipiter la fin de pauvres cardiaques. Ils sont emportés en peu de semaines alors qu'ils auraient pu vivre des mois et des années

Ne donner que 2 pilules de Lancereaux, c'est prescrire assez de digitale, mais trop peu de scammonée. Autant vaut donc la supprimer, d'autant que pour l'effet sur le foie, nous disposons de médicaments qui semblent plus efficaces.

Deux particulièrement rendent des services journaliers : le *sulfate de soude* et le *calomel*.

Le *sulfate de soude* peut être ordonné à la dose d'une cuillerée à café par jour, tous les matins. Souvent il peut être utile de l'associer à de faibles doses de bicarbonate de soude, soit :

Bicarbonate de soude desséché.........	20 grammes.
Sulfate de soude desséché..............	80 —

A donner à jeun dans un verre d'eau dans les intervalles digitaliques. Le malade prendra, par exemple, 5 gouttes de digitaline crist. (sol. alc. à 1/1000) 8 à 10 jours. Interrompre 3 jours. Reprendre 10 jours. C'est dans les 3 jours d'intervalle que le malade prendra son laxatif.

Au lieu de sulfate de soude, il peut employer le *calomel* : à prendre aux mêmes dates et à jeun, aux doses de 0 gr. 03 à 0 gr. 05.

Les doses sont minimes et espacées ; elles seront continuées pendant de longs mois. Un régime alimentaire sévère sera concurremment institué et les malades ne prendront guère plus de 1 litre 1/2 de lait et deux potages au lait par jour. Cela suffit comme ration d'entretien et à la longue le foie rentrera sous les côtes qu'il déborde.

VI. — Les émissions sanguines chez les cardiaques.

La saignée — une saignée abondante de 300 à 400 grammes et des émissions sanguines plus modérées : 150 grammes environ, rendent des services quotidiens aux cardiaques. Ils leur sauvent la vie et, quand la vie n'est pas en danger immédiat, procurent des améliorations à peu près certaines.

Il est une maladie où la saignée s'impose d'urgence : l'*œdème aigu du poumon*. Devant cette angoisse où suffoque un malade, aucun doute. Tout de suite la lancette et la recherche de la veine. Une émission de 300 à 400 grammes de sang est indispensable. L'œdème aigu du poumon est lié, on le sait à l'association habituelle mais non constante de la distension du ventricule gauche et d'une lésion rénale. Parfois la lésion rénale est absente et le ventricule joue un solo pour son compte unique. Pour les distensions du ventricule droit avec congestion passive du foie, des poumons, des reins, une saignée rend également de grands services. Mais le tableau est moins tragique, la dyspnée est moindre. En général, la saignée générale n'est point nécessaire. Des ventouses scarifiées (6 à 8) sur le cœur, le foie, à la base des épaules, sur la région lombaire, combattront la dilatation tenace des cavités droites ou la congestion prédominante de l'organe en jeu. Le régime *hydro-lacté* de réduction, la *digitaline cristallisée* à très faibles doses (1/10 de milligr.), la *théobromine* (2 cachets de 50 centigr.) feront le reste et remettront les choses en état. Depuis l'institution du régime hydro-lacté de réduction, il en va des émissions sanguines comme des laxatifs. Leur emploi ne se justifie point d'une façon aussi urgente.

La *thrombose cardiaque* s'observe souvent dans le rétrécissement mitral. L'affolement du cœur est extrême, la dyspnée vive et il n'existe point d'œdème des membres inférieurs (Huchard). Dans les *accidents gravido-cardiaques*, la dyspnée est violente, les membres inférieurs s'œdématient. Une saignée de 300 à 400 grammes arrête l'orage, la thrombose cardiaque étant toutefois d'un pronostic plus sombre.

Sauf dans l'œdème aigu du poumon, la thrombose du cœur et les accidents gravido-cardiaques, les ventouses scarifiées remplacent en général la saignée d'autrefois. On les peut renouveler tous les 10 ou 15 jours (à raison de 6 à 8 ventouses scarifiées) ou tous les 3 à 4 jours à raison de 3 ventouses scarifiées (endocardites, péricardites aiguës, anévrismes). Cette dernière application réussit surtout dans les cas de dilatation persistante des cavités droites. Si le malade n'est pas trop affaibli, un soulagement fréquent suivra l'application.

Dans l'*hypertension artérielle* accompagnée d'*azotémie* (1 gr. d'urée sanguine et au-dessus) une émission sanguine tous les 15 jours (150 gr. sous forme de 6 ventouses scarifiées sur les reins) fera baisser le taux de l'urée sanguine et produira également une amélioration rapide.

Dans les cas d'athérome cérébral, les saignées abondantes ne sont pas sans inconvénient (Clovis Vincent, et J. Darquier). Elles font baisser la tension sanguine, mais l'hypertension est nécessaire chez les sujets atteints d'athérome cérébral. Elle assure le débit d'irrigation sanguine indispensable dans le cerveau. Si une émission sanguine est nécessaire, celle-ci ne dépassera pas le chiffre de 300 grammes (1).

Dans d'autres affections, respiration de Cheyne-Stockes, crises subintrantes d'angine de poitrine, l'application d'une *vessie de glace* sur le cœur, la pratique de petites *injections*

---

1. *La saignée chez les hypertendus* (*Journ. des Prat.*, 12 sept. 1925).

de morphine (2 à 3 milligr.), toutes les 3 heures, remplaceront, en général, l'émission sanguine, le malade, étant trop faible pour supporter celle-ci ou les risques de syncope arrêtant avec raison les bras du médecin.

VII. — La digitaline. Les erreurs dans sa prescription.

Le remède héroïque de la défaillance du myocarde est la digitaline ; mais bien des fautes sont commises dans l'administration du remède.

Ces fautes peuvent être ramenées au nombre de six :

1° On prescrit la digitaline dans les troubles nerveux du cœur ; 2° on la prescrit à trop hautes doses ; 3° on attend pour la prescrire, que les signes de fléchissement myocardique aient reparu ; 4° on cesse de la prendre quand le cœur qui a fléchi a reconquis sa contractilité ; 5° on espère réussir avec de hautes doses quand échouent les faibles doses ; 6° on prescrit les faibles doses pour les durées trop prolongées.

Reprenons chacune de ces fautes thérapeutiques, dont plusieurs ne laissent pas d'avoir des conséquences graves.

1° *On prescrit la digitaline dans les troubles nerveux du cœur* — Les cœurs tachycardiques, les arythmies extrasystoliques peuvent dénoncer une affection myocardique ; pour nous renseigner, prenons la tension artérielle, examinons les urines. C'est normal. De plus, le malade digère mal ; il dort mal, il maigrit. Ces éléments laissent présager une influence stomacale. Si le sujet a les jambes enflées, cherchons si cet œdème ne tient pas à des varices ; s'il a des râles dans les bronches, à une vieille congestion des bases ; si son foie est gros, à la bonne chère. On ne trouve aucun signe de défaillance myocardique. Mais le sujet est un nerveux, il a des renvois, de la constipation, des préoccupations morales.

S'agit-il de dyspepsie avec amaigrissement et insomnie ?

Le bismuth, les laxatifs magnéso-bismuthés, le régime alimentaire viendront à bout des accidents. Une simple excitation nerveuse est-elle en jeu sans concomitance des troubles
dyspeptiques ? La régularisation des garde-robes, les préparations de la valériane, la spartéine, le repos moral rétabli-
ront le rythme cardiaque. La digitale ne réussit pas ; elle n'a
d'autre effet que d'enfoncer le malade dans l'anxiété d'une
maladie cardiaque dont il redoute l'apparition.

2° *On prescrit la digitaline à trop hautes doses.* — Nous
avons dit que la digitaline était anti-asystolique à toutes les
doses. Il n'y a point de doses anti-asystoliques et de doses
d'entretien cardio-tonique. Il y a des doses dangereuses et
d'autres qui ne le sont pas. Au-dessus de 1/4 de milligramme
de digitaline cristallisée, si le cœur est fortement touché, le
remède, excitant sur le moment, épuise très vite son action
et le myocarde ne réagit plus. Sur la fin de sa vie, notre regretté maître Huchard avait totalement renoncé aux hautes
doses anti-asystoliques. Il ne dépassait guère la dose de
X gouttes de digitaline cristallisée (solution à 1/1000, soit
environ 1/5 de milligramme).

La dose de 1/4 de milligramme est une dose maxima. Souvent elle est inutile. La dose de 1/10 de milligramme, accompagnée de repos au lit, avec régime hydro-lacté de réduction,
suffit à tous les usages. Le remède sera ordonné dans un peu
d'eau à 10 heures par exemple, dans les intervalles des repas.
Dans les formes graves (aortiques, cœurs rénaux, mitraux
âgés) il sera accompagné les 3, 4 ou 5 premiers jours d'une
dose équivalente dans l'après-midi : soit V gouttes de digitaline à 10 heures du matin et V gouttes à 4 heures du soir
(Manquat) (1). Le remède sera continué 10 jours, soit V gouttes matin et soir 4 à 5 jours, et V gouttes seulement les 4 ou
5 jours suivants. Suspension de 48 heures. Et reprendre de
même. soit LX à LXXV gouttes en 10 jours.

1. Manquat, *A propos des hautes et faibles doses de digitaline* (*Journal des
pratic.*, n° 42, 1919).

M. Clerc (2) ne pense guère autrement. A hautes doses dit-il, la digitaline risque d'exagérer la fibrillation auriculaire, fatigue les myocardes débilités et réveille des rythmes anormaux. Il prescrit LX gouttes en moyenne en 5 jours.

Ce qui importe avec ces faibles doses, c'est *surtout la durée de la médication.*

Une fois que le myocarde a fléchi, celle-ci sera poursuivie indéfiniment avec des longueurs de 6 à 10 jours et des espaces au maximum de 2 à 4 jours.

Si le myocarde n'a point fléchi, mais qu'il présente des troubles du rythme annonçant une possibilité de défaillance prochaine, la digitaline sera donnée à titre préventif. Elle sera prescrite à titre curatif dans le rétrécissement mitral accompagné de dyspnée ou d'arythmie, même en dehors de toute défaillance myocardique concomitante (V gouttes de la solution à 1/1000 par exemple 3 jours de suite par semaine, suspendre 4 jours, reprendre 3 jours). Une loi générale commandera les applications particulières, plus le myocarde est malade, plus il aura besoin de doses quotidiennes de digitaline très faibles et subcontinues (V gouttes par jour 10 jours, V gouttes matin et soir les 4 à 5 premiers jours des 10 jours). Suspension de 48 heures au plus. Et reprise indéfinie. En été le cœur a moins de travail; les gouttes du soir pourront être maintes fois supprimées.

3° On *attend pour prescrire la digitaline que les signes de fléchissement myocardique aient reparu.* — Avec l'imprudence des hautes doses, voilà une des erreurs dont ont le plus pâti les malades. Il ne faut pas attendre de nouvelles défaillances myocardiques, car à chacune d'elles le cœur plus abîmé éprouve une peine plus insurmontable à remonter la côte et à battre normalement.

On prolongera la médication digitalique comme nous l'avons dit précédemment et cette continuation du remède

1. A. Clerc, *Les arythmies en clinique,* Masson et Cie, édit., 1925, p. 350.

empêchera ou retardera pendant des années l'apparition des récidives qui, avec l'habitude de l'ancienne thérapeutique, devenaient le cauchemar des médecins et des malades.

4° *On cesse de prendre la digitaline quand le cœur, qui a fléchi, a reconquis sa contractilité.* — Cette faute est plus fréquemment commise par les malades que par les médecins. On leur dit : « Vous vous habituerez au remède. Il n'agira plus. » Rien de plus faux. A faibles doses, le remède n'épuise pas son action. Ce qui est malheureusement vrai, c'est le danger d'interruptions trop prolongées. Jamais plus de 5 jours d'arrêt à des cœurs qui ont été fortement touchés. On pourra alors donner V gouttes de digitaline 5 jours, et suspendre 5 jours. C'est le plus grand intervalle qui puisse être atteint; chez les aortiques et les cardio-rénaux, les mitraux âgés, cet intervalle devra même être réduit à 3 ou 2 jours. Nous avons vu des malades, des mitraux, qui se croyaient complètement guéris, interrompre le remède 3 et 4 mois. Soudain le cœur fléchissait à nouveau, une dilatation aiguë se déclarait et cette fois l'asystolie était définitive. Les améliorations n'étaient plus que temporaires et la mort survenait au bout de quelques mois.

5° *On espère réussir avec de hautes doses quand échouent les faibles doses.* — Tous les médecins ont tendance à ordonner des doses plus hautes quand les faibles ont échoué. La manœuvre est fâcheuse si le myocarde est fortement touché. Sans doute, les deux premiers jours, sous un coup de fouet plus violent, le myocarde affaissé parfois se redresse, mais c'est pour retomber à jamais. Lorsque les faibles doses échouent, il faut savoir patienter, prolonger le repos au lit, le régime hydro-lacté, préparer l'action digitalique par l'iodure de caféine à faibles doses, le strophantus, l'huile camphrée, la spartéine. Au bout de 10 à 15 jours, une nouvelle

tentative digitalique est reprise ; elle peut réussir. Nous
l'avons vue intervenir avec succès au bout de 4 à 5 semaines.

6° On *prescrit de faibles doses pour des durées trop prolongées*. — Cette faute ne comporte d'autre inconvénient qu'une
prolongation inutile, très rarement suivie de risques sérieux.
Des médecins, jadis fervents des hautes doses, prescrivent
aujourd'hui 20 jours de suite V gouttes de digitaline. Au
bout de 10 à 12 jours, parfois nous avons vu l'accumulation
se produire ; un médecin des hôpitaux que nous avons traité
il y a 20 ans, au bout de 10 jours présentait un pouls bigéminé et des nausées. Il fallait interrompre 3 ou 4 jours et
reprendre : mieux vaut donc ne pas dépasser ce terme de
10 jours à 12 jours. D'autre part, les médecins qui usent du
remède 20 jours de suite l'interrompent ensuite 10 jours. Cet
intervalle est trop long.

Les faibles doses de digitaline se détruisent en 2 ou 3 jours ;
il faut les renouveler au bout de ce terme si le cœur est fortement touché.

VIII. — Les injections hypodermiques de préparations digitaliques.

Les injections hypodermiques de préparations digitaliques
sont indiquées dans deux conditions : 1° en cas d'intolérance
digestive ; 2° quand la présence d'un foie énorme semble
s'opposer à l'absorption du produit médicamenteux.

Il est assez fréquent que les cardiaques en état d'insuffisance myocardique soient atteints de vomissements, et s'il
s'agit de nerveux, les vomissements peuvent devenir incoercibles. Les femmes, au retour d'âge, présentent parfois des
accidents de cet ordre.

En pareil cas, le régime habituel sera institué : 1° *repos au
lit* ; 2° *régime de réduction hydro-lacté* : toutes les heures,
environ un verre à madère, puis un verre à bordeaux de lait

mêlé d'eau (1/4, puis 1/3, puis moitié lait), 10 verres à bordeaux par jour ; 3° *médication digitalique.*

Mais la digitale sera administrée par la *voie hypodermique,*

D'autre part, on trouve de vieux cardiaques, à gros foie. sur lesquels la digitale par voie stomacale ne semble plus produire d'effet. Cette fois encore on aura recours à la voie hypodermique.

Les préparations digitaliques injectables sont toutes spécialisées. Elles se divisent en deux groupes :

1° Les préparations d'huile digitalique ;

2° Les préparations de digitale.

1° Les préparations d'*huile digitalique* sont livrées en ampoules aux doses de 1/10 et de 1/4 de milligramme de digitaline cristallisée.

La première dose de 1/10 nous a d'ordinaire semblé préférable, l'action médicamenteuse à très faible dose ne s'épuisant pour ainsi dire jamais : une injection intra-musculaire de 1/10 de milligramme 10 jours de suite, parfois une injection matin et soir les 3 ou 5 premiers jours. Interrompre 3 jours et si le malade ne vomit plus, redonner à l'intérieur la digitaline : V gouttes de la solution à 1/1000 10 jours, interrompre 3 jours et reprendre. Quand le malade a un gros foie, il faut d'ordinaire continuer les injections hypodermiques plus longtemps : 2 à 3 reprises de 10 injections séparées par des périodes de répit de 3 jours ; mais comme nous l'avons dit maintes fois, depuis 20 ans, une fois commencé, le traitement digitalique, dans les cas d'insuffisance myocardique, ne doit jamais être suspendu totalement.

Les autres médications : diverses sortes de théobromine (santhéose, théosalvose, théosol), seront ordonnées en même temps, aux doses de 50 centigrammes matin et soir.

2° Les préparations de digitale sont titrées à raison de 0 gr. 10 de poudre de feuilles par centimètre cube, soit environ 1/10 de milligramme de digitaline cristallisée. Il existe un intrait de digitale dont 1 centigramme correspond également à 1/10 de milligramme de digitaline. La digifoline injectable (0 gr. 10) répond également aux doses approximatives de 1/10 de milligramme ; tous ces produits sont excellents.

Les doses plus élevées de poudre de feuilles de digitale : 0,25, 0,20, nous semblent tout à fait inindiquées. Dans les gros foies cardiaques persistants, particulièrement ceux qui accompagnent les *insuffisances aortiques* ou *tachycardies paroxysliques*, les préparations injectables de digitale pourront être employées, alternées avec les huiles digitaliques.

L'injection intraveineuse de digitaline cristallisée a été préconisée par M. NOEL FIESSINGER. En cas d'urgence, la méthode rend des services ; nous ne la croyons destinée qu'à des circonstances d'exception ; dans les fléchissements chroniques du myocarde, l'action est précaire ; quelques injections que nous avons fait pratiquer en ville par l'auteur de la méthode à un cardio-rénal, à une rétrécie mitrale et à une mitrale atteinte de néphrite chronique, tous trois asystoliques, n'ont marqué aucune supériorité évidente sur l'injection hypodermique. La médication en tous cas est exempte d'inconvénients ; elle ne produit pas de fièvre comme parfois les digitales injectables.

La technique est simple et a été fort bien supportée : à 2 centimètres cubes d'eau distillée, ajouter V à X gouttes de la solution digitalique à 1/1000.

IX. — Les insuccès de la digitale.

Des trois causes d'insuccès digitalique, celles qui sont imputables au médecin, au médicament et au malade (Huchard), ne retenons que la dernière, celle qui tient au sujet lui-même. Nous supposons que le médecin ait soumis le patient aux conditions de succès indispensables : le repos au lit et le régime de réduction hydrique ou lacto-hydrique (pas plus de 800 à 1.000 gr. de liquide dans les 24 heures, à prendre par verre à bordeaux toutes les heures). Il est entendu que la digitale sera de bonne qualité ; pour plus de sécurité, nous avons coutume de prescrire, comme le faisait, Hucbard, la digitaline cristallisée.

Médecin et médicament font leur devoir. C'est le malade qui ne fait pas le sien. Il refuse de réagir à l'impression digitalique. Pourquoi ?

Il peut abriter dans son organisme des obstacles appelés barrages : *barrage central*, par dilatation excessive du cœur ; *barrage périphérique* par œdème dur des jambes ; *barrage viscéral*, par ascite ou épanchement pleural.

Nous savons la façon de réduire ces barrages : contre le barrage central une saignée de 300 grammes, ou, si le sujet est trop faible, deux ventouses scarifiées sur le cœur, et à l'intérieur, la *caféine*, sous forme d'iodure de caféine (*eupnine*) : une petite cuillerée à café dans un quart de verre d'eau le matin, de 3 à 5 jours de suite, ou bien une injection de 5 centigrammes de caféine matin et soir. Pas de plus hautes doses ; elles peuvent être dangereuses. Une injection intramusculaire d'ouabaïne (1/4 de milligr.) agit dans le même sens. Mais il faut être prévenu de la douleur passagère que produit l'injection. Le cœur revient sur lui-même, la digitale produit à nouveau son action.

Contre le *barrage périphérique* (œdème dur des jambes), 5 mouchetures à chaque jambe (asepsie rigoureuse, aiguille rougie à blanc (nous usons d'épingles à chapeaux, comme étant les plus commodes ; la pointe du thermo-cautère est trop large), couvrir de vaseline stérilisée, précaution importante pour empêcher la macération de l'épiderme, gaze stérilisée et coton comme pansement ; changer deux à trois fois par jour.

Le *barrage viscéral* (épanchement pleural ou ascite) sera levé par l'évacuation immédiate (veiller à l'écoulement lent du liquide : avant la ponction, une injection d'huile camphrée ou éthéro-camphrée pour empêcher la syncope).

Toutes ces conditions ont été remplies. La digitale néanmoins ne produit aucun effet.

Trois causes se partagent cette absence de résultat : 1° une inaptitude du myocarde à l'influence digitalique ; 2° une lésion myocardique trop avancée ; 3° l'abus de hautes doses de digitale.

Certains malades semblent totalement réfractaires, et cela dès le début ; pareille éventualité est fort rare : nous ne l'avons rencontrée que sur trois sujets. La seconde cause d'insuccès et la troisième peuvent, au contraire, être maintes fois réduites. Il suffit que le médecin ne se décourage pas.

Les lésions les plus rebelles semblent certaines formes de myocardite, indépendantes d'une lésion rénale et se traduisant, outre la dyspnée et les troubles fonctionnels, par des arythmies en salve qui laissent à peine de temps à autre, entre elles, le battement d'une contraction normale. Il s'agit parfois d'infarctus du myocarde.

Les hautes doses de digitale sont celles qui varient de XX gouttes à L gouttes de la solution de digitaline cristallisée au millième, ou atteignent 30 centigrammes d'infusion ou de macération. Rien de dangereux comme ces doses : sollicitant l'excitabilité et la contractilité du myocarde d'une manière trop violente, elles ont bientôt fait d'épuiser leur action. La mortalité chez les cardiaques grave n'a été reculée que du jour où l'on a renoncé à cette thérapeutique trop agressive. Et le traitement d'un malade qui a pris ces hautes doses médicamenteuses offre moins de chances d'amélioration que celui dont le myocarde est le plus gravement touché.

Chez les sujets qui ne réagissent pas à la digitale, c'est-à-dire dont la dyspnée s'obstine, dont l'arythmie ne se corrige pas, dont la diurèse fait défaut, la première règle est d'ordonner comme nous l'avons vu précédemment le remède par la voie hypodermique.

On a donné la digitaline faibles doses : V gouttes de la solution à 1/1000, matin et soir 5 à 6 jours de suite. Aucun résultat. La digitale était associée à la théobromine (en cas d'œdèmes) : 50 centigrammes à midi et à 6 heures. Le mieux est d'ordonner la digitaline par voie hypodermique, bien plus rarement par voie intraveineuse, tout en continuant la théobromine, laquelle sera prise en moyenne pendant 10 à 15 jours. En cas d'échec, interrompons la digitaline et recourons à une piqûre d'*ouabaïne* (1/4 de milligr.),voire à l'*iodure de caféine*, 3 à 4 jours (2 petites cuillerées à café par jour). D'ordinaire, un mieux se declare. Revenons à la digitaline ; encore rièn. Recommençons l'expérience avec l'ouabaïne.

Si l'insomnie persiste, de très faibles doses de morphine seront administrées.

```
Chlorhydrate de morphine............    0 gr. 02
Eau distillée.......................    10 grammes.
```

Un centimètre cube équivaut à 2 milligrammes. Commencer par injecter 1/2 centimètre cube, soit 1 miligramme. Cette dose suffit souvent. Il est même des sujets où 1/2 milligramme assure la disparition de la dyspnée. On pratique l'injection à 10 heures du soir,associée à une injection d'huile camphrée (1/10).

Le repos au lit sera absolu et le régime diététique sévère ; pendant tout ce temps, le malade se nourrira d'une manière très incomplète ; 800 grammes, 1 litre, 1.200 grammes de lait, avec une quantité d'eau pour faire au plus 1 litre 1/2 de liquide. Ne pas craindre la faiblesse. L'essentiel est de redonner au myocarde sa contractilité perdue.

Au bout de 8 à 10 jours d'ouabaïne et de morphine, le cœur reprend quelques contractions plus régulières. A ce moment, essayons à nouveau la digitaline. Elle pourra réussir.

Chez deux cardiaques que nous avons vus en ville, la digitale chez l'un n'a commencé à agir qu'au bout d'un mois, et chez l'autre au bout de 6 semaines. Et quand la digitale recouvre ses effets, ce n'est pas l'heure présente qui est sauvée, c'est l'avenir pour des mois et souvent des années.

X. — Les autres médicaments utilisés
en thérapeutique cardiaque.

Nous avons insisté sur les petites doses de la digitaline. Les médicaments dont il nous reste à parler sont :

1° La morphine et les hypnotiques ; 2° la théobromine ; 3° le strophantus ; 4° la caféine ; 5° la quinidine ; 6° le sulfate de spartéine ; 7° le muguet ; 8° le chlorure de calcium ; 9° les autres toni-cardiaques.

1° La morphine et les hypnotiques. — Nous entendons souvent conseiller à titre d'antidyspnéique, l'emploi de la *morphine* dans les affections mitrales, les auteurs recommandant la dose de 1 centigramme. Nous ne saurions trop protester contre semblable audace. Un cardiaque hyposystolique a un myocarde en moindre résistance. Quelle singulière manière de le relever que de l'abattre tout à fait ! Nous avons cité l'histoire de ce mitral asystolique qui reçut par erreur, au lieu de 1 milligramme, la dose presrite, 1 centigramme de morphine, par injection sous-cutanée. Du coup il s'endormit pour 24 heures consécutives, ne se réveillant que 1 heure avant sa mort pour rappeler aux siens ses volontés dernières. Un autre aortique dyspnéique avec fléchissement du myocarde absorbe à notre insu 1 centigramme 1/2 d'héroïne en quelques heures et, pour la nuit, se fait administrer une injection de sédol. Anurie immédiate, affaiblissement progressif des contractions cardiaques. Agonie et mort.

Aux *asystoliques mitraux* ou *aortiques*, ou simplement atteints de myocardite, il faut de très faibles doses de morphine : 1 à 2 milligrammes une fois, ou à répéter toutes les 3 ou 4 heures si nécessaire. Encore chez les cardio-rénaux, cette dose est-elle souvent excessive. Un demi-milligramme suffit souvent à 9 ou 10 heures du soir. Nous avons vu des sommeils profonds suivre cette dernière dose. La faute est-elle commise des doses trop élevées, le myocarde se fatigue, la dilatation des cavités augmente, le bruit de galop s'accentue. Après une nuit meilleure, les réveils apparaissent plus pénibles. Le bénéfice du sommeil est perdu par une aggravation de la dyspnée diurne.

L'*héroïne* sera ordonnée dans les mêmes conditions que la morphine, mais à des doses moitié moindres : soit 1/2 milligramme une fois toutes les 3 ou 4 heures. Cette précaution des doses infinitésimales est surtout indispensable dans le *Cheyne-Stokes* des cardio-rénaux (1 milligr. de morphine, 1/2 milligr. d'héroïne toutes les 3 ou 4 heures). Ajoutons que la morphine ou l'héroïne n'interviennent dans les affections cardiaques ou aortiques, qu'après échec des autres médications : régime hydrique, hydro-lacté de réduction, émissions sanguines, théobromine, digitaline. Dans le Cheyne-Stokes, en particulier, le régime hydrique (1 litre 1/4 d'eau par jour) sera poursuivi 5 à 8 jours de suite.

Dans les crises subintrantes d'*angine de poitrine*, la morphine sera ordonnée aux mêmes doses (1 à 3 milligr. toutes les 3 à 4 heures). Qu'on n'oublie pas en effet que l'angine de poitrine organique reconnaît un double élément : une sensibilité exagérée des plexus cardiaques jointe souvent à une tendance à la distension du ventricule gauche. Toute dose de morphine exagérée, risque d'affaiblir une contractilité myocardique déjà compromise.

Ce que nous disons de la morphine et de l'héroïne, s'applique avec plus de raison encore aux autres hypnotiques : *chloral, véronal, trional, sulfonal, hédonal.* Toute haute dose exagère le trouble cardiaque qu'il s'agissait de réduire. A faible dose, ces agents ne possèdent pas les avantages de la morphine. Celle-ci par une action tonique que les anciens médecins reconnaissaient à l'opium, jointe à l'action analgésique, fait céder la dyspnée, régularise la respiration avec une précision d'effet qui manque avec les hypnotiques, chloral ou autres.

Il est exceptionnel que les cardiaques en aient besoin. Il
vaudrait mieux avec eux, s'en abstenir tout à fait.

2° La théobromine. — Le deuxième médicament cardiaque, après la morphine et la digitaline, — est certainement
la *théobromine.*

Comme la morphine, c'est un remède à ne pas poursuivre
trop longtemps. Seulement, tandis que la morphine est un
remède de la fin, la théobromine, chez les cardiaques, s'ordonne dès le début. (En cas d'anurie d'origine rénale, il est
prudent, au contraire, d'attendre que la sécrétion se soit rétablie, l'excitation théobromique au début risquant de retarder davantage la reprise de la fonction sécrétoire : 2 à 3 jours
d'attente, en moyenne.)

Les cardiaques échappent à pareil risque. Ils ont de l'oli-
gurie, par congestion rénale passive, non active. On peut
prescrire la théobromine dès l'origine. Les hautes doses de
2 à 3 grammes sont inutiles. Celles de 1 gramme répondent
à tous les besoins : 1 cachet de 50 centigrammes à midi et à
dîner. Le remède indiqué en cas de propension aux œdèmes
sera continué une quinzaine. Le malade, sous l'effet combiné
du remède, de la digitaline et du régime hydrique associé au
séjour au lit, aura désenflé à ce moment. L'action déchloru-
rante et diurétique de la théobromine devient inutile. Chez les
cardio-rénaux, la théobromine sera continuée plus longtemps,
un mois à six semaines ; il faut en effet maintes fois ce temps
pour obtenir l'élimination totale des chlorures retenus dans
l'organisme ; au bout de ce temps, on tâtonnera ; 5 à 10 jours
du remède, suspendre quelques jours et reprendre.

Il est des cardio-rénaux où la théobromine fait partie de la
nourriture journalière ; aussitôt qu'ils cessent, les crises
d'urémie dyspnéique reparaissent. Il nous a paru que surtout
certains vieillards étaient astreints à cette obligation de la
théobromine à doses continues.

Les vertus du médicament sont si précieuses qu'elles ne
s'arrêtent pas à ce premier effet de diurétique et d'agent

déchlorurant ; il produit en plus une action cardio-tonique.
La théobromine, diurétique de premier ordre, est un toni-cardiaque de second plan. Pour être reléguée derrière la digitaline, cette action ne mérite pas moins toute l'attention du praticien. Quand il suffit d'une légère stimulation myocardique, la théobromine produit un effet excellent.

C'est l'histoire de l'angine de poitrine organique, où la théobromine détermine souvent une amélioration plus manifeste que la digitaline.

En pareil cas, le remède est ordonné de 5 à 10 jours de suite, avec interruption d'un laps de temps équivalent et poursuivi ensuite des mois.

3° Le strophantus. — A hautes doses, ceci, c'est la médication souvent dangereuse. On se souvient des désastres produits par les injections intra-veineuses de strophantine. Aux doses de 1/2 milligramme, des morts sont survenues chez des jeunes gens peu atteints. Or des auteurs proposaient les doses de 1 milligramme.

Les injections intra-veineuses d'*ouabaïne* (glucoside extrait du strophantus) aux doses primitives de 1/2 milligramme, plus récemment recommandées, sont également toxiques ; si elles relèvent le pouls et activent la diurèse, les malades ont aisément des nausées, voire des vomissements. Un de nos malades, vieux mitral, vu avec le D^r BUÉ (de Paris) a succombé peu de jours après l'injection qui avait déterminé des phénomènes de collapsus et une diminution brusque des urines. Nous avons de ce jour réduit la dose à 1/4 de milligramme qui est celle communément employée. Elle réussit surtout dans les intervalles digitaliques et réactive les propriétés de la digitale. La voie intra-musculaire est préférable ; peu de douleurs avec les préparations actuelles, et les phénomènes de shock sont évités.

Les doses de 1/10 de milligramme de strophantine par voie intra-musculaire, 2/10 de milligramme par voie stomacale) conviennent également. L'extrait de strophantus aux doses de 1 à 2 milligrammes ou l'ouabaïne par voie stomacale remontent les myocardites séniles. Ils alterneront avec la digitaline. Le strophantus est un médicament de vieux.

Les injections d'ouabaïne sont pratiquées 2 à 4 jours de suite : l'extrait de strophantus se prend de même, plus longtemps si la digitale ne remplit pas son action.

4° **La quinidine**, alcaloïde du quinquina avec la quinine et la cinchonidine, la quinidine, si elle régularise le cœur et elle ne le régularise pas toujours, est un dépresseur du myocarde dont le maniement est délicat. Les hautes doses sont dangereuses. Déjà à la dose de 0 gr. 60, M. LAUBRY a observé des syncopes impressionnantes. Des cas de morts se sont produits alors qu'aucune raison morbide ne les justifiait.

M. A. CLERC qui a beaucoup employé la quinidine se montre prudent (1). Il fait précéder le remède d'un traitement toni-cardiaque de précaution. D'autre part, l'ensemble de la cure ne doit pas dépasser 8 à 10 grammes. Ce n'est pas que même ainsi comprise, la médication réalise des miracles. La régularisation du rythme n'est obtenue que dans la moitié des cas et sur ce chiffre, la moitié seulement a vu se prolonger la guérison. Les arythmies récentes sont plus facilement combattues que les anciennes ; l'adjonction d'une maladie valvulaire est une cause d'insuccès.

Dans les *tachycardies paroxystiques*, le remède réussit quelquefois et semble même empêcher la production d'accès ultérieurs. Toutefois les insuffisances cardiaques, les sujets qui ont présenté des embolies antérieures s'en trouvent mal.

Toutes ces constatations n'appellent pas une confiance absolue. Si les contre-indications sont exactes, les avantages semblent plus contestables. Les *tachycardies paroxystiques* cèdent souvent avec n'importe quelle médication et qu'elles

1. A. Clerc, *Arch. malad. cœur*, déc. 1925, p. 16.

ne se reproduisent pas avec la quinidine, c'est un fait intéressant. Toutefois, l'ombre d'un correctif vient atténuer la réalité de ce bienfait. La quinidine est contre-indiquée dans les insuffisances cardiaques ; or, la tachycardie paroxystique, si elle se prolonge au delà de quelques heures, crée rapidement une insuffisance cardiaque qui amène des distensions ventriculaires étonnantes. Comment savoir alors si oui ou non, il convient de prescrire le remède ? Le cœur est-il ou non en imminence de dilatation ? On ne sait pas Dans le doute, mieux vaut se tenir aux médications classiques, *repos absolu au lit, vessie glace sur le cœur, régime hydrolacté de réduction, digitaline à faible dose,* V gouttes de la solution à 1/1000, *inspirations et expirations prolongées.*

Dans les autres maladies cardiaques, où l'arythmie existe seule, pourquoi la quinidine ? Les sujets ne souffrent pas de cette arythmie. Ils ne commencent à mal respirer que lorsque les ventricules entrent en distension. Or, la quinidine, aux doses recommandées, favorise cette distension dont se plaint le malade. Le médicament ne fait qu'atténuer, parfois disparaître l'arythmie dont l'intéressé ne se plaint pas. Il semble en ce cas que le malade soit meilleur juge que le médecin, de la médication qui lui convient. Il préférera la digitaline en faibles doses dont il n'a rien à craindre à la quinidine dont les inconvénients sont autrement sérieux. Que lui importe une arythmie si la guérison de cette arythmie dont il ne souffre pas, se traduit par la production de troubles d'insuffisance cardiaque qui le transformeront en infirme.

5° **Le sulfate de spartéine.** — La spartéine est l'alcaloïde du genêt à balais, et le sulfate de spartéine est prescrit dans maints cas où la digitale serait indispensable ; cette substitution est une faute. La spartéine est un mauvais médicament contre l'asystolie. Elle peut être ordonnée dans des intervalles de médication digitalique ou, à leur défaut, dans certains accidents d'arythmie organique ou de défaillance cardiaque d'origine nerveuse, et dans les troubles cardiaques des maladies infectieuses. Certaines maladies où la digitaline ne réussit pas peu ou mal, tel le pouls lent permanent, ne laissent pas une action plus large à la spartéine. Ses effets demeurent parfaitement nuls. C'est la conclusion à laquelle sont arrivés de leur côté MM. Minet, R. Legrand, Bulteau.

Ne demandons pas à ce médicament timide des actes de hardiesse ; si le strophantus est le médicament des *vieux*, la spartéine réussit mieux chez les *jeunes*.

Elle semble réussir :

1° Dans l'*intervalle digitalique*, alors que la médication digitalique est poursuivie 5 à 10 jours de suite aux doses de V gouttes (1/10 de milligr. de la solution de digitaline cristallisée à 1/1000), interrompre 3 à 4 jours et reprise.

L'arythmie du rétrécissement mitral lui réserve une autre place. On ordonnera, par exemple, pendant 6 à 10 jours, la digitaline, en laissant 3 jours d'intervalle avant la suivante reprise, et durant ces 3 jours de repos la spartéine sera administrée.

> Sulfate de spartéine .... 0 gr. 025
> Extrait de muguet .... 0 gr. 10
>
> Pour 1 pilule n° 20; Une avant les repas du midi et du soir.

Dans les *insuffisances* cardiaques liées aux affections *valvulaires* ou directement *myocardiques*, la spartéine peut être prescrite de même.

Elle sera remplacée dans les intervalles digitaliques par le strophantus auprès des cœurs séniles ou dans les cas où la digitale n'agit pas.

2° Les *accidents cardiaques d'origine nerveuse* ne se trouvent pas tous également bien de la spartéine. Les extrasystoles, souvent liées à des troubles dyspeptiques, seront mieux calmées par les préparations bismuthées qui calment l'excitabilité de la muqueuse stomacale, et le régime alimentaire.

Une amélioration plus rapide sera même obtenue par le bismuth à hautes doses : 10 grammes de sous-nitrate de bismuth (Codex 1884), ce dernier plus acide que le carbonate et réveillant de ce fait mieux la sécrétion muqueuse qui assure l'action calmante. Le kaolin représente un bismuth de qualité un peu inférieure.

Régime alimentaire sévère.

La spartéine ne recouvre son action que devant l'échec des médications précédentes, alors que le malade s'impatiente et demande un médicament soi-disant plus actif.

On pourra alors prescrire :

> Sulfate de spartéine .... 0 gr. 025
> Extrait de belladone .... 0 gr. 005

Pour 1 pilule. Une avant le repas de midi et du soir,

Dans les cas de *collapsus cardiaque*, le médicament rend plus de services. Il est alors fréquemment associé à la strychnine :

> Sulfate de spartéine .... 0 gr. 025
> Sulfate de strychnine................. 0 gr. 001
> Eau distillée......................... 1 cc.

Pour 1 ampoule stérilisée. Une injection hypodermique matin et soir. Des injections d'huile camphrée à 10 heures et 4 heures.

Une maladie où il convient de prescrire la spartéine avec réserve ce sont les arythmies chez les obsédés. Le trouble cardiaque est fonction de l'angoisse du malade. Celle-ci se renforce, si la crainte d'une maladie imaginaire du cœur est fortifiée par la nature de la médication que le sujet sait dirigée contre les maladies qu'il redoute.

3º Les *maladies infectieuses graves* où les troubles nerveux et myocardiques s'associent fréquemment, se trouvent bien de la même médication : injections hypodermiques de sulfate de spartéine et de strychnine associées avec des injections d'huile camphrée. En même temps, une vessie de glace sera appliquée sur le cœur. Si la température est élevée, les bains

tièdes ou frais (de 30° à 35°) seront continués comme avant.
La quantité de boissons subordonnée au degré thermique
(environ 2 litres à 2 litres 1/2 à 39°) n'atteindra jamais les
chiffres de 4 à 5 litres et au-dessus préconisés par quelques-
uns, car trop boire fatigue le cœur condamné à pousser dans
les vaisseaux une quantité de liquide subitement et considérablement accrue.

6° La caféine. — De faibles doses sont indispensables.
Sinon, l'impulsion cardiaque est compromise à jamais.

Commençons par une injection de 0 gr. 05 de caféine, ne
dépassons jamais 0 gr. 10 à 0 gr. 20 par jour. Le cœur en
recevant un coup de fouet trop violent, s'abattrait tout à
fait.

Une spécialité, l'*iodure de caféine* ou *eupnine* (une demi-
cuillère à café ou deux par jour dans un quart de verre d'eau)
rendra également service.

Le remède est indiqué dans deux conditions : dans les cas
de distension extrême du myocarde, alors que la digitale,
sur le cœur trop distendu, a peu de prise. On continue 2 à
3 jours : une émission sanguine est parallèlement pratiquée.
Et la digitale qui n'agissait pas au début recouvre souvent
sa puissance d'action. Le malade demeure naturellement au
lit et est soumis au régime lacto-hydrique.

La seconde condition où agit la caféine c'est sur les cœurs
qui ont fléchi : particulièrement des aortiques et dans l'in-
valle de la médication digitalique.

On administre par exemple la digitale 10 jours, on interrompt 3 jours. La caféine est prescrite dans ces 3 jours intercalaires.

Dans les pouls lents *permanents*, elle peut être associée à la
théobromine.

Théobromine .... 0 gr. 50
Caféine.................................. 0 gr. 05

Pour 1 cachet n° 20, un avant le repas de midi et du soir.

A remarquer que le médicament donne parfois de l'excitation. Il faut suspendre en pareil cas. Car la caféine quand elle provoque de l'insomnie n'agit pas sur le myocarde. Elle semble se tromper d'organe, atteindre le cerveau en place du cœur. Rappelons également que si le remède agit bien dans les dyspnées où le cœur est en jeu, son action est nulle dans les dyspnées d'origine exclusivement rénale.

7° Le muguet.— Il est des médicaments qui ressemblent à la chute du Rhône. Ils disparaissent : ou n'en parle plus. Et voici qu'ils émergent à nouveau dans les publications médicales et rebondissent avec fracas.

Le muguet est de ceux-là. A titre de cardio-tonique, il devait ralentir le pouls, renforcer la contraction du myocarde, activer la diurèse. Nous l'avons employé il y a une vingtaine d'années avec persévérance. L'absence de résultats nous avait fait abandonner la médication.

Et voici que MM. Laubry et Routier vantent à nouveau le remède. Ils recommandent un glucoside du muguet ; la *convallarine* en injections intra-veineuses ; 5 milligrammes en solution dans 1 centimètre cube d'eau. Les auteurs ont obtenu de bons résultats de la méthode après effet médiocre ou nul des toni-cardiaques classiques. La chose est possible, bien que l'injection intra-veineuse ne nous semble point une méthode de choix. Une seule goutte injectée en dehors de la veine amène un phénomène réactionnel intense. Quant à l'injection intra-musculaire, elle est fort douloureuse, la solution fût-elle diluée davantage ou adjointe à un anesthésique.

Nous n'osons conseiller l'*extrait aqueux de muguet*, en potion (2 à 3 gr. par jour). C'est la préparation la plus usitée. Constamment nous l'avons trouvée inactive. Nous avions fini par ne plus faire figurer le remède qu'à titre d'excipient associé par exemple à la spartéine :

Spartéine........................... 0 gr. 02 1/2
Extrait muguet...................... 0 gr. 15
Pour une pilule ; deux par jour avant les repas.

Les recherches de MM. Laubry et Routier laissent penser que la convallarine pourrait être employée avec succès sous forme d'injection intra-veineuse. Elle serait utilisée dans les intervalles digitaliques. De même que nous n'employons plus l'ouabaïne qu'en injection intra-musculaire, de même la *convallarine* pourrait-elle être recommandée par la même voie ?

Seulement, on injecte 1/4 de milligramme d'ouabaïne et il s'agit ici de 5 milligrammes de convallarine.

La dose est beaucoup plus forte. En attendant que le titre de la dilution soit définitivement fixé ou que des pharmaciens nous livrent un stratagème propre à la rendre indolore, la voie endoveineuse semble préférable, toutes précautions étant prises pour qu'aucune goutte ne vienne s'égarer dans le tissu cellulaire.

8⁰ Le chlorure de calcium comme toni-cardiaque. — Le chlorure de calcium demeure très discuté comme toni-cardiaque. Les médecins anglais lui accordent des propriétés certaines et les médecins russes aucune. Par voie endo-veineuse, le remède agirait-il mieux ? Singer injecte 1 centimètre cube d'une solution de *chlorure de calcium à 10 %*, ce qui correspond à 0 gr. 10 de chlorure de calcium. Pour mieux obtenir les effets salutaires, il associe les injections intra-veineuses de chlorure de calcium à l'usage interne de l'infusion de digitale. Le rendement thérapeutique de la digitale serait intensifié par l'association aux sels de calcium. Dans les cas de distension des cavités droites, dans les œdèmes des néphrites et des cardio-rénaux, l'action de cette association serait remarquable.

Nous avouons n'avoir pas employé le remède en injections intra-veineuses. Par la voie buccale, aux doses de 3 grammes par jour, il ne nous a rien donné de plus que ce qui nous était assuré par la digitale. Aurait-il comme le strophantus et l'ouabaïne la propriété de réactiver la digitale ? Cette action, en tous cas, il la possède dans des proportions bien plus réduites.

Dans certaines *névroses tachycardiques*, le chlorure de calcium : 5 à 10 grammes dans 200 grammes d'eau, a montré une efficacité moins inégale. On peut ajouter en pareil cas à la médication les pilules sédatives :

    Bromhydr. quinine .... 0 gr. 01
    Sulfate spartéine .... 0 gr. 02
    Extrait valériane .... q. s.

Pour une pilule. Une avant le repas de midi et du soir.

De plus, la médication calcique (2 à 3 gr. de *lactate de calcium* par la bouche) aurait la faculté de faire disparaître les phénomènes d'intolérance digestive à l'égard de la digitale. Mais là encore, nous possédons un moyen plus simple de faire tolérer la digitale : la prescrire par la voie hypodermique. L'huile digitalique, les spécialités injectables nous fournissent l'arsenal nécessaire à ce changement dans la porte d'entrée.

Nous croyons, en résumé, que le chlorure de calcium trouve ses indications à titre de médicament cardiaque dans deux conditions : chez certains nerveux tachycardiques et chez les sujets où la digitale ne produit plus les effets attendus. Dans les dernières périodes des maladies du cœur, on pourra prescrire simultanément chlorure de calcium et digitale. Les malades désirent un autre médicament. Il sera fait droit à leur désir avec l'emploi du chlorure de calcium, mais sans que le médecin, grâce à cette adjonction thérapeutique, ait droit d'espérer accomplir un miracle.

XI. — Les autres tonicardiaques.

1° Le *cratœgus oxyacantha* (aubépine) réussit, comme la spartéine, dans les arythmies nerveuses ; ces arythmies fissent-elles suite à des troubles dyspeptiques, le cratœgus peut être employé avec succès. M. Huchard prescrivait souvent ce produit. Nous combattrons les troubles dyspeptiques par les préparations bismuthées ; administré le soir, même à faible dose (X à XV gouttes de teinture ou d'extrait fluide) le remède calme les palpitations, régularise le cœur, favorise le sommeil. On peut le considérer comme une sorte de valériane qui adjoindrait à ses propriétés sédatives l'avantage de calmer plus spécialement les nerfs du cœur. Inutile de dire qu'il n'exerce aucune action sur la contratibilité du myocarde.

2° L'*adonis vernalis* se réserve une action cardio-tonique très infidèle. A titre de diurétique, il trompe moins les espérances. Encore ne convient-il pas de s'illusionner. Maintes fois nous avons ordonné l'*adonidine* (principe actif de la plante) aux doses de 4 à 6 pilules de 5 milligrammes. Aucun résultat appréciable n'était obtenu. L'infusion de la plante (4 à gr. dans 200 gr.) à prendre dans le jour, a semblé parfois favoriser la diurèse, mais celle-ci ne provenait-elle pas surtout du liquide qui dissolvait le remède ? En général, les régimes hydrique, lacto-hydrique de réduction, aidés de la digitaline et de la théobromine, assurent des résultats autrement probants. L'adonis vernalis est une de ces armes qui ne sont décrochées des panoplies où elles figurent à titre d'apparat, que pour renforcer la foi du malade dans les semaines terminales où les médications vraiment actives ne remplissent plus leur effet.

3° L'*opothérapie cardiaque*. En dépit des espoirs formulés par Martinet, la médication demeure inopérante (1).

1. Ch. Flessinger, *L'opothérapie cardiaque* (Acad. Méd., 25 juin 1921).

N'oublions pas que la *buglosse*, une borraginée, a été considérée pendant des siècles comme le spécifique du cœur. Aucun de nos formulaires ne se donne la peine de le citer. Et pourtant que de miracles accomplis par l'emploi de cette plante et durant cinq cents ans !

Avant de prôner l'emploi d'un remède, il serait bon que le nécessaire eût été fait préalablement : à savoir, la prescription de la digitaline comme elle doit l'être avec les conditions de repos au lit, de régime hydrique de réduction et l'usage de la théobromine qui doivent être associés. Sous le couvert de telles précautions, des vertus sérieuses courraient moins de risques d'être conférées à de pauvres agents, véritables loques de la thérapeutique et où risquent fort de s'empêtrer les ordonnances des débutants. Une réserve toutefois, à ce que cette conclusion pourrait comporter de trop absolu.

M. le professeur Pouchet, à qui nous avons dit nos déboires, nous a fait observer que les produits que nous utilisions étaient peut-être trop vieux. Les vertus de certains extraits se perdent comme les vertus des sérums thérapeutiques au bout d'un certain temps. Les produits frais auraient-ils plus d'action ? Mais comment être sûr de leur fraicheur ? Et dans le doute ne vaut-il pas mieux s'adresser à des substances plus stables et dont l'efficacité ne s'épuise pas ? C'est l'histoire des autres cardio-toniques de seconde main : strophantus ou spartéine.

4° Le *cactus grandiflora.* — Encore une misère de remède que ce médicament dont le nom sonore résume l'unique vertu. LXXX et CXX gouttes de teinture n'offrent aucun inconvénient accumulatif, ont assuré les zélateurs du produit. Cela est fort bien ; mais le moindre soulagement dans des troubles qui ne sont pas d'ordre exclusivement nerveux, ferait bien mieux notre affaire. Quoi qu'il en soit, aux malades organiques qui réclament de nouveaux remèdes, celui-ci pourra être ordonné dans les intervalles digitaliques, ou encore aux nerveux, à titre exclusif, dans les arythmies dont ils sont obsédés.

5° La *coronille*. — Trop de déceptions nous ont attendu avec l'emploi de l'adonis et du cactus pour que nous ayons eu le courage de pousser nos tentatives plus loin et avec d'autres remèdes tout aussi incertains. La *coronille*, le *laurier rose*, l'*apocynum cannabinum*, l'*hordénine* ont trouvé leurs partisans. La *coronille* augmenterait la diurèse et calmerait la dyspnée (extrait 0 gr. 30 à 1 gr. par jour) ; en raison de son goût amer, la forme pilulaire est indiquée. Le *laurier rose* (3 à 4 pilules de 0 gr. 05 par jour) serait également un bon diurétique qui régularise le cœur ; l'*apocynum cannabinum* (X à XV gouttes d'extrait fluide 3 fois par jour) jouirait des mêmes vertus, le *sulfate d'hordénine* (0 gr. 50 en potion par jour) ne serait nullement inférieur aux précédents. Si un praticien trouve bon d'employer l'un ou l'autre de ces produits, chez les défaillants du myocarde dans les intervalles de la médication digitalique ou chez les névropathes, aucune objection ne s'élève contre son désir. Qu'il se garde seulement de croire qu'à aucun titre ils aient pouvoir de remplacement sur la digitale. La digitale, c'est une arme de précision, ces derniers remèdes sont au plus des sabres de bois.

CHAPITRE III

LES SYMPTOMES

I. — Les tachycardies.

Les indications thérapeutiques que commandent les tachy-cardies sont nombreuses et diverses. Il est parfois difficile de les démêler. L'âge des sujets permet une première orientation. Les impressions nerveuses sont plus vives dans la jeunesse : elles retentissent volontiers sur les centres d'innervation cardiaque. De là une première classe de *tachycardies d'origine névropathique*, ou *réflexe*. Ajoutons les *maladies infectieuses* plus fréquentes ; nous aurons en plus les *tachycardies fébriles*, de la *convalescence*. Les *affections du cœur* tiennent leur place à côté des autres causes de tachycardies. Seulement elles ne comptent guère que pour un chiffre assez réduit. Au-dessus de 40 ans, il faut se méfier davantage. Les réactions ner-veuses sont moins promptes ; pour les mettre en branle il faut souvent des causes plus sérieuses, une altération lésionale prononcée. Huchard conseillait de se méfier de la tachy-cardie de la cinquantaine. Elle peut constituer le premier signe d'une néphro-sclérose qui s'annonce. Toutefois ce n'est point là une règle absolue, même à cet âge avancé l'influence nerveuse peut réclamer son compte.

1° *Tachycardies de la jeunesse.* — Une jeune fille se pré-sente atteinte de tachycardie. Elle est pâle, s'oppresse aux montées, se sent faible. Trois appareils doivent être examinés avec le plus grand soin : le tube digestif, le cœur, le poumon. Il existe des *troubles dyspeptiques*, la bouche pâteuse, de la constipation. C'est le régime alimentaire approprié, l'emploi des laxatifs, des amers qui remettront peu à peu les choses en état. Dans l'alimentation, il faut surtout interdire le pain, les condiments, les crudités, les graisses. Des pâtes, des œufs, des purées, des viandes molles seront conseillés ; en plus, une poudre laxative :

Magnésie hydratée	75 grammes.
Sous-nitrate Bismuth	20 —
Sucre pulvérisé	

Une cuillerée à dessert au lever et si nécessaire à 4 heures dans un peu d'eau.

Ou bien de l'*huile de paraffine* (une cuillerée à soupe), une *infusion de séné* (1 gr. 50 de feuilles) ou une décoction de *rhamnus frangula* (bourdaine 3 à 4 gr.) qui réussissent assez bien et seront prises au coucher.

Dix minutes avant les repas, quelques gouttes amères (V gouttes de *teinture de noix vomique*) dans 1/4 verre *d'eau de Vichy* (Célestins).

S'il existe des vers intestinaux, on donnera les parasiticides requis.

La jeune fille maigrit-elle ? Souffre-t-elle de crampes, de douleurs à l'estomac, dort-elle mal, la noix vomique, le bicarbonate de soude sont interdits.

Au lever conviendra le *sous-nitrate de bismuth* ou le *kaolin* (Codex 1884). Dix grammes tous les matins à jeun : 15 jours de suite.

Et la poudre magnéso-bismuthée dont nous avons donné la formule tout à l'heure sera prise au coucher.

Même si la jeune fille est *pâle et anémique* elle commencera toujours par le traitement des troubles dyspeptiques. Les *ferrugineux* ne seront administrés que par la suite, quand les digestions seront bonnes. Quand on recourt à des préparations ferrugineuses, il est toujours prudent de continuer concurremment l'emploi des laxatifs. Une préparation ferrugineuse aux repas, le laxatif au coucher ; rien de plus efficace pour remonter rapidement l'état général. En cas de troubles gastriques persistants, les injections sous-cutanées de fer colloïdal rendront service. Mais le fer par voie hypodermique est toujours moins actif que par voie stomacale.

Le *traitement hydrothérapique* fera du bien : le plus simple consiste dans l'application des compresses froides et l'usage des bains. Le soir, couvrir la région cardiaque d'un mouchoir trempé dans l'eau fraiche et exprimé. Entourer de taffetas gommé et de coton et garder 1 à 2 heures. Quant aux bains, nous recommandons volontiers les bains de 30º à 32º de 3 à 4 minutes de durée ; marcher 1/2 heure avant le bain, 1/4 d'heure après. Un bain tous les jours pendant 40 jours. Les douches pourront être utilisées en ville : douches (37º) tièdes à jet brisé de 1 minute 1/2 de durée suivies d'un jet frais de quelques secondes (28º).

L'examen du *cœur* sera pratiqué avec soin. La tachycardie peut accompagner toutes les affections cardiaques. Souvent elle indique un état nerveux greffé sur la maladie de l'organe. C'est ainsi que l'*insuffisance aortique* se complique souvent d'un état de dépression nerveuse avec troubles dyspeptiques qui est la cause de la tachycardie constatée. Traitons la dépression nerveuse, traitons surtout la dyspepsie, faisons revenir les malades, rassurons-les. Il s'agit de les convaincre que leur faiblesse dépend non pas de la maladie de cœur qu'ils savent incurable, mais d'un épuisement nerveux sujarouté et qui passera certainement.

La tachycardie, au lieu de dépendre de l'état nerveux concomitant, peut être commandée par l'état du cœur lui-même. Elle signifie fréquemment alors *état hyposystolique,* ou encore *compression de pneumogastrique,* ou encore trouble dans les régions du cœur qui règlent son rythme normal (*tachycardie paroxystique*). Lorsque l'arythmie est surajoutée, il s'agit pour l'ordinaire d'un rétrécissement mitral.

L'état hyposystolique est le plus ordinairement en cause. On le reconnaît à la déviation de la pointe du cœur en dehors du mamelon, fait qui signifie dilatation des cavités cardiaques. On le reconnaît encore et plus aisément à l'examen du foie. Dans les états hyposystoliques, le foie s'hypertrophie, devient douloureux. Il peut même à ce point absorber l'attention du clinicien que l'altération cardiaque qui lui donne naissance passe inaperçue, faute d'une auscultation suffisante Le foie grossi peut s'accompagner d'ascite. On songe à une péritonite tuberculeuse. Un examen attentif du cœur aurait permis d'éviter l'erreur.

Un souffle d'*insuffisance mitrale*, un roulement de *rétrécissement mitral* peuvent être perçus en pareil cas.

Sans doute, dans les cas d'hyposystolie, c'est ordinairement non de la tachycardie pure,mais de la tachyarythmie qui est observée. Les battements du cœur sont rapides et irréguliers. Dans certains exemples et quand les cavités cardiaques étant nettement dilatées, les oreillettes demeurent saines, il semble toutefois que la tachycardie simple puisse être observée, les battements conservant la régularité de leur rythme. C'est là un fait pratique trop peu connu. On a trop tendance à faire de l'arythmie une conséquence obligée de l'hyposystolie. L'arythmie peut faire défaut et la tachycardie se poursuivre seule.

Il existe une affection cardiaque fort grave dont la tachycardie est le symptôme dominant et parfois unique. C'est la *symphyse cardiaque.* Il y faut songer lorsque les antécédents signalent l'existence d'une péricardite ou encore dans les cas d'absence de souffles orificiels. Le foie est d'ordinaire très hypertrophié. L'origine de la maladie peut être rhumatismale ; mais la tuberculose est assez souvent en jeu. On se trouve alors en face de la *cirrhose cardio-tuberculeuse.* A remarquer, comme nous l'avons fait, que le pronostic dans cette maladie ne doit pas être trop poussé au noir. Les malades à foie très gros peuvent survivre très longtemps. Leur hypertrophie hépatique constitue une sorte de soupape de sûreté qui emmagasine le sang veineux et diminue le travail du cœur.

La coexistence de la tachycardie et d'une hypertrophie hépatique ne doit pas toujours faire conclure à un foie d'origine cardiaque. Il peut fort bien s'agir d'une *cirrhose hépatique* accompagnée à sa période terminale de paralysie des centres d'innervation cardiaque. La notion des antécédent et de l'évolution, la coexistence d'une grosse rate dans la cirrhose, l'insuccès de la digitaline feront pencher vers une cirrhose. Il ne s'agit pas de se tromper ; car le pronostic dans la cirrhose est fort grave.

Dans les cas d'hyposystolie, on connaît le traitement à opposer : repos au lit, régime hydro-lacté, *digitaline* donnée systématiquement : 1/10 de milligramme, continuée 10 à 12 jours, interrompue 2 à 3 jours; reprise 10 jours et cela indéfiniment.

Les fonctions digestives et le cœur sont normaux. Il n'existe pas d'état nerveux susceptible d'expliquer la tachycardie. D'ailleurs celle-ci est permanente et dans les états nerveux elle cesse volontiers, est coupée de rémissions plus ou moins prolongées. Il faut penser à la *tuberculose*. Cette maladie au début s'accompagne souvent de tachycardie. La tension artérielle est au surplus assez basse (T. mx. 12 à 13). Prenons avec soin la température du soir ; si elle s'élève aux environs de 37°8 ou 38°, faisons quelques réserves, toutefois sans avertir les familles d'une façon trop explicite. On n'est jamais sûr qu'il s'agit certainement d'une tuberculose et si l'on se trompait ! Le mot de tuberculose n'est jamais accueilli favorablement. Il faut se garder de jeter la terreur dans les familles. Le médecin qui soupçonnera la tuberculose, conseillera le repos, l'alimentation, les injections sous-cutanées de cacodylate de soude (ces dernières s'il n'y a pas de fièvre). Il fera prendre la température matin et soir, surveillera son malade de près.

Aucune des causes précédentes ne peut être invoquée. Le pouls est fréquent, le cœur, l'estomac, le poumon paraissent normaux. Faut-il songer à une *tachycardie physiologique* ?

Celles-ci sont fort rares en dehors de la première enfance ; on les rencontre dans les mois qui suivent l'atteinte d'une *maladie infectieuse* grave, telle que la fièvre typhoïde. Nombre de sujets présentent à ce moment un pouls qui oscille entre 90 et 100 pulsations ; généralement les troubles cèdent peu à peu. Il n'y a pas de traitement spécial. En parlant des dyspepsies, nous avons eu l'occasion de signaler les *états anémiques* comme causes de tachycardies. On institue le traitement ferrugineux quand la dyspepsie est guérie.

Dans les *états névropathiques*, avec excitation et conservation des forces, on usera des bains frais ou froids, comme nous avons dit. Aux palpitations des épuisés, on conseillera plutôt les douches tièdes de 2 à 3 minutes, ou encore les bains frais à 30°, de 3 à 4 minutes. Douches ou bains quotidiens. A continuer 6 semaines environ. Exceptionnellement on songera à l'*épilepsie*. On peut observer dans cette maladie de véritables crises cardiaques avec tachycardie. C'est le régime alimentaire, l'hygiène morale, le bromure de potassium qui doivent être conseillés. La *maladie de Basedow* est plus fréquente à partir de la quarantième année ; nous en parlerons tout à l'heure.

Toutefois toutes les tachycardies névrosiques peuvent s'accompagner de crises hypertensives passagères. M. Gallavardin (1) (de Lyon), pense que ces crises à la longue seraient susceptibles de produire un certain degré d'hypertrophie cardiaque, favorisée elle-même par la progression graduelle de l'hypertension primitive. Pareille conception ne nous semble guère autorisée.

Ces hypertensions artérielles, tout d'abord, ne sont jamais élevées. La tension maxima atteint 18 à 21 (au Pachon), la tension minima demeure normale (6 à 10). D'autre part, ces hypertensions varient d'une heure à l'autre ; elles cèdent avec le repos, pour reprendre sous l'effet d'une marche, d'une fatigue, d'une émotion. Il n'y a pas là vraiment de quoi

---

1. Gallavardin, *Arch. mal. cœur*, février 1916.

fatiguer un cœur, surtout si l'on songe à la facilité avec laquelle cet organe supporte certaines hypertensions considérables et permanentes. Il existe des sujets âgés (50 à 70 ans)
sans lésions rénales apparentes qui tolèrent pendant des
années des hypertensions continues ; ils marquent de 23 à 25
(T. max.), de 10 à 11 (T. min.) ; leur cœur ne se fatigue pas,
ne s'accélère pas. Ces sujets, dont les parois artérielles semblent seules malades, sont exposés non pas aux accidents
cardiaques, mais aux hémorragies cérébrales.

Si le cœur se fati ue, ce n'est point suite d'une hypertension
très faible, c'est suite de la tachycardie permanente. Encore
faut il que celle-ci se prolonge des années. Nous ne parlerons
pas de la *tachycardie paroxystique*, qui nous retiendra tout à
l'heure et dont les conditions d'origine — contraction simul-
tanée de l'oreillette et du ventricule, avec suppression de
l'intervalle de 15 centièmes de seconde qui les sépare à l'état
normal — dont les conditions d'origine toutes spéciales amènent une défaillance rapide du myocarde. Il ne s'agit, dans
l'espèce, que des tachycardies thyroïdiennes, toxiques ou
autres.

S'agit-il d'une *tachycardie thyroïdienne*, un élément toxique
intervient qui, à côté de la tachycardie, peut affaiblir le myocarde. Cet élément toxique lui-même ne jouit que d'un pouvoir nocif très limité. Rares, les basedowiens qui présentent
des troubles d'insuffisance myocardique. Dans notre carrière
déjà longue, sur des douzaines de malades, nous n'en avons
observé que quatre, dont le myocarde fléchissait au bout de
quelques années de maladie non soignée. En général la faradisation du goitre associée ou non aux médications opothérapiques, au salicylate de soude ou à la quinine, suffit pour
enrayer le mal et empêcher toute atteinte du myocarde.

A plus forte raison, si les fléchissements cardiaques sont
exceptionnels dans la maladie de Basedow, n'existent-ils pas
dans les formes tachycardiques, où l'excitation sympathique
semble exister, en dehors de toute sérieuse intoxication sura-

joutée. Les troubles fonctionnels du cœur n'entrainent guère de maladies organiques. Faut-il rappeler le nombre incalculable de femmes étonnamment âgées qui, leur jeunesse durant et jusqu'après la ménopause, ont été atteintes de tachycardie avec palpitations ? Elles dépassent quatre-vingts, quatre-vingt-dix ans, ayant vu inscrites sur des diagnostics posés quarante ans auparavant, des étiquettes menaçantes et sombres. En 1916 a succombé, âgée de 76 ans, une femme condamnée par Potain en 1889, à l'occasion de troubles cardiaques graves de la ménopause. Au dire de Potain, elle ne devait pas survivre à l'année 1889. Elle est morte en 1916, et non de son cœur mais d'une péritonite consécutive à un cancer utérin.

Laisser penser que les névroses tachycardiques peuvent aboutir à des accidents ultérieurs graves est une vue de l'esprit qui comporte au surplus un danger thérapeutique évident. Tous ces malades sont des anxieux : la condition pour eux du succès thérapeutique est la certitude que leurs misères prendront fin et qu'aucun risque n'est à craindre pour l'avenir. Si le médecin hésite, s'il craint l'affirmation qui rassure en raison d'éventualités fâcheuses qu'il redoute, les bienfaits de la médication deviennent fort aléatoires. Les malades s'enfonceront dans l'obsession d'une maladie incurable et n'en sortiront plus.

Il n'est nullement à s'étonner que la digitale ait échoué en semblables conditions. Ce qu'il faut pour guérir, c'est agir sur le sympathique du sujet. Tiois voies sont offertes : la *voie stomacale*, avec l'institution du régime alimentaire, la régularisation des garde-robes, l'usage des préparations bismuthées, et le traitement mènera au résultat désiré pour peu que le sujet accuse des malaises dyspeptiques concomitants ; 2° la *voie nerveuse*, avec les sédatifs nervins qui n'irritent pas l'estomac : valériane, teinture de cratœgus ; 3° la *voie psychique*, par affirmation de la curabilité rapide, par règlement d'une vie bien entendue, et tous les moyens de suggestion persuasive dont dispose la perspicacité du médecin.

Cette digression étant close sur l'action hypertensive possible des tachycardies névrosiques, revenons maintenant à la suite de notre sujet.

Si le teint du malade est bronzé et qu'une grande asthénie accompagne le moindre effort, le médecin songera à la *maladie d'Addison*. La *poudre de glandes surrénales* (2 cachets de 30 centigr.) est en pareil cas la médication requise. Un jeune homme de Varsovie âgé de 24 ans avait une maladie d'Addison avec pouls à 120 depuis plusieurs mois. Il suffit du repos au lit et de la poudre de glandes surrénales pour voir en quelques jours les forces reparaître et le pouls tomber à 76.

Autrement répandues chez les jeunes gens sont les *tachycardies toxiques* liées à l'abus du tabac de l'alcool et du café. La cause de la maladie implique le traitement. Il faut supprimer le poison. Citons pour mémoire les tachycardies par *intoxication médicamenteuse* : digitale ou atropine. La première surtout de ces intoxications est fréquente. Il ne s'a it pas de prescrire la digitaline à doses élevées et continues ; le remède s'accumule, il produit des nausées, des phénomènes délirants éclatent, le pouls bat avec rapidité. Continuer le remède est s'exposer à des accidents graves. En le prescrivant aux doses de 1/4 de milligramme de digitaline cristallisée 1 à 2 jours de suite, et en continuant par des doses plus faibles (1/10 milligramme), il n'y a aucun danger. Les doses de 1/10 de milligramme, surtout quand le malade se donne quelque exercice, peuvent être continuées indéfiniment avec repos de quarante-huit heures au bout d'une série de 10 jours.

Signalons encore, pour marquer leur gravité, les *tachycardies bulbaires et neuro-centrales*, celles qui surviennent dans le cours des maladies du bulbe, du cerveau, des méninges. Cherchons toujours dans ce cas l'origine syphilitique possible, et instituons le traitement intensif en cas de doute. Les tachycardies par *compression du pneumogastrique* sont parfois justiciables d'une intervention chirurgicale, quand elles succèdent à des abcès ou des tumeurs de la région cervicale ; si la compression existe au niveau du médiastin, il faut traiter la maladie causale (anévrisme, adénopathie). S'agit-il d'une tumeur maligne, on reste désarmé. Les résultats opératoires sont détestables. Néanmoins pour d'autres tumeurs — kystes dermoïdes — nombre de succès ont justifié la tentative opératoire.

Toutes les causes précédentes ne trouvent point jour. Le sujet présente une tachycardie qui revient par accès. Celle-ci se traduit par une accélération parfois extrême des battements cardiaques qui peuvent atteindre 150, 200 et même 300 par minute. Il s'agit d'une *tachycardie paroxystique*. Le traitement de cette maladie bizarre comporte un chapitre spécial. Nous y renvoyons le lecteur.

2° *Tachycardies de l'âge mûr.* — Nombre de tachycardies de la jeunesse appartiennent à l'âge mûr : tachycardies paroxystiques, tachycardies des cardiopathies valvulaires à la période hyposystolique. A la *ménopause*, chez la femme, apparaissent des tachycardies liées à l'excitation du système nerveux, à la pléthore sanguine, à la suppression de la fonction ovarienne. En général, cette excitation nerveuse s'atténue avec l'âge, les troubles dyspeptiques donnent moins aisément naissance que dans la jeunesse à des accidents cardiaques et, quand on vient nous parler des troubles asystoliques d'origine gastrique chez des sujets âgés, ne nous pressons pas d'accepter ce diagnostic. Comme nous l'avons dit maintes fois, nous n'avons jamais vu semblable chose. Les troubles dyspeptiques peuvent donner lieu à des intermittences (extra-systoles), ou des palpitations passagères ; ils n'engendrent pas l'asystolie. S'il s'agit de crises hépatiques c'est autre chose. Les lithiasiques biliaires font aisément des crises d'insuffisance ventriculaire gauche. Des accidents d'œdème aigu du poumon peuvent s'ensuivre comme nous le verrons plus loin, sans que la tension artérielle ait jamais monté.

Les tachycardies de l'âge mûr empruntent leur caractère particulier à plusieurs sortes de maladies qui sont plutôt l'apanage de la seconde période de la vie : ce sont les tachycardies des néphrites interstitielles (cardiopathies artérielles de Huchard), de l'obésité, et les tachycardies du goitre exophtalmique.

Il faut se méfier des tachycardies de la cinquantaine. Cherchons les troubles dyspeptiques et surtout les abus du tabac parmi les causes ; parfois nous les trouverons et le traitement de la dyspepsie ou la suppression du tabac amèneront la guérison ; mais songeons avant tout à une néphrite interstitielle à son début. Le plus souvent, nous serons sur la vraie piste. Une hypertension artérielle manifeste accompagne cette tachycardie ; le cœur est hypertrophié, une tendance au galop cardiaque se révèle à l'auscultation et après que le malade aura marché rapidement par la chambre ; les urines renferment des traces d'albumine. Empressons-nous de prescrire un traitement rigoureux si nous ne voulons pas voir survenir des accidents graves.

Plus tard, à des périodes bien plus avancées, la tachycardie accompagne non plus l'hypertension, mais l'hypotension artérielle. Le cœur fléchit : il faut le repos, le régime hydrolacté, lacté, et toujours la *digitaline* à très faibles doses, suivant la méthode que nous avons indiquée.

Les *cœurs gras* se révèlent souvent par la tachycardie. Un malade atteint de tachycardie est obèse en même temps : n'hésitons pas. Soumettons-le au régime d'amaigrissement déchloruré : à voir les résurrections qui se produisent contre tout espoir, on pourrait croire que le mot impossible doit être rayé du vocabulaire thérapeutique.

A côté des tachycardies de la néphrite interstitielle, rangeons maintenant la *tachycardie de la maladie de Basedow.* Elle se rencontre bien plus fréquemment au-dessus de 40 ans que dans la jeunesse. La triade : goitre, tachycardie et exophtalmie, est souvent au complet. Le *traitement faradique* est la grande médication à employer. Nous réservons également un chapitre spécial à cette dernière maladie.

II. — Les pouls lents.

Tout d'abord n'effrayons ni le malade, ni son entourage. Il y a toute chance pour que le pouls lent soit de nature bénigne. Une grande rareté signale les pouls lents vraiment graves.

Ne commettons pas ensuite une seconde faute. Pour déceler l'origine du pouls lent, n'injections pas de l'atropine. Les sujets atteints de pouls lent appartiennent fréquemment à la famille des nerveux, ils sont très sensibles aux actions médicamenteuses. A quoi bon les exposer à des troubles d'intoxication quand d'autres éléments, parfaitement inoffensifs, ceux-là, nous permettent de jeter la lumière. Nous avons vu une malade empoisonnée à la suite d'une dose de 1/2 milligramme d'atropine. Pour établir un diagnostic de pouls lent, on conseille d'injecter 1 à 2 milligrammes. S'il s'agit d'un vrai pouls lent, aucun changement ne se produira ; avec le faux pouls lent, une accélération est habituelle. D'ordinaire oui, mais pas toujours ; il est des malades qui font exception,et ensuite la responsabilité médicale, qu'en font les auteurs d'un pareil conseil ?

Combien nous préférons le conseil formulé par Josué de respirer une ampoule de *nitrite d'amyle.* Rien n'est à craindre et s'il s'agit d'un faux pouls lent, le cœur reprend son rythme normal. Cela encore n'est pas constant, non plus que les résultats de la *compression oculaire* qui ne ralentirait le pouls que dans les cas de bradycardie nerveuse extra-cardiaque. Il est bon de ne pas jouer avec trop de certitude sur cette gamme de renseignements.

De multiples indications guideront au reste le médecin. Le pouls lent est-il *permanent* ou *transitoire* ? Dans le premier cas, s'il ne s'agit pas d'un pouls lent *physiologique* ou *congénital*, il faut regarder de plus près ; dans le second il y a de grandes chances pour que tout se passe bien.

Le *nombre de pulsations* règle de son côté la décision du jugement. Un pouls, entre 50 et 60 pulsations, ne comporte le plus souvent aucune signification grave ; au-dessous de 40 pulsations, il convient de s'enquérir.

La *jeunesse* du sujet est un bon facteur d'appréciation. Il y a chance pour que chez lui, l'élément nerveux — état dyspeptique, état anxieux — soit en cause.

Une *convalescence de maladie infectieuse*, l'ingestion d'une *substance toxique* (tabac, digitale, strophantine, adrénaline), les signes d'une *auto-intoxication* (ictère, urémie, diabète, auto-intoxications intestinales) en dépistant la cause, permettent souvent de corriger l'effet.

Une *douleur violente* (crises tabétiques) une *affection du tube digestif* ou une *affection mentale* (mélancolie), l'*épuisement général* du sujet, sont suivis fréquemment d'un ralentissement du pouls. C'est passager pour l'ordinaire.

Interrogeons maintenant deux éléments qui orienteront avec sûreté notre diagnostic : la *tension artérielle* et les *antécédents de syphilis*. Une tension artérielle élevée (23 à 26 au Pachon maxima), peut être due à la simple diminution d'élasticité des vaisseaux ; il n'y a point lieu, chez un sujet âgé, de s'inquiéter outre mesure. Seulement si, dans le passé il y a eu la syphilis, méfions-nous. Nous avons vu des sujets avec Wassermann positif, plus de cinquante ans après l'accident initial. Le pouls lent, chez de tels malades, est lié vraisemblablement à une lésion syphilitique de l'artériole qui irrigue le faisceau de His.

Après nous être munis des renseignements qui précèdent,

auscultons maintenant. Un trouble arythmique, avec pouls ralenti, est perçu de l'oreille. Ne nous pressons pas de conclure à l'existence d'une maladie organique et rappelons-nous que nombre d'états dyspeptiques, ou nerveux, s'accompagnent d'un ralentissement du pouls avec faux pas du cœur.

Ces grandes lignes dont nous venons d'esquisser les traits essentiels sont encadrées dans plusieurs variétés de classification. Ce sont les pouls lents toxiques, infectieux, réflexes, nerveux (tous d'origine extra-cardiaque). Ce sont aussi les pouls lents d'origine cardiaque.

Nous ne parlons point du pouls lent dans les maladies organiques du système nerveux : affections des centres (hémorragies, ramollissements) ou des pneumogastriques (compressions, tumeurs).

Le symptôme bradycardique est dissimulé derrière la gravité de la maladie initiale. Celle-ci sollicite seule l'attention du praticien.

Le mécanisme du ralentissement ne saurait nous retenir longtemps. Le médecin n'a besoin que de pénétrer les avenues sur le traitement.

C'est ainsi que les anémiques et les convalescents font une bradycardie *plutôt respiratoire*. Le pouls se ralentit durant l'expiration ; il s'agit de phases de ralentissement oscillant avec l'acte respiratoire. La thérapeutique ne tire aucune lumière de cette donnée

D'autres fois des faux pas du cœur surviennent (extrasystoles), trop faibles pour s'inscrire au pouls. Il s'agit de *bradycardie extrasystolique*. Celle-ci se produit dans tous les cas où il y a excitabilité exagérée du myocarde. Le cœur n'attend pas d'être plein ; il se contracte avant terme. De là une contraction plus faible, si faible qu'elle peut ne point parvenir au pouls. La bradycardie extra-systolique s'observe aussi bien dans les simples affections nerveuses que dans les lésions cardiaques.

C'est également l'histoire des bradycardies liées à un

trouble dans la propagation de l'onde musculaire qui va de l'oreillette aux ventricules. Celle-ci suit un faisceau spécial qu'on dénomme le faisceau de His. Une lésion de ce faisceau, ou de l'artériole nourricière entraînent un retard dans la systole ventriculaire par rapport à la systole auriculaire et une inexcitabilité consécutive du ventricule, ce dernier étant encore contracté au moment où il reçoit l'ondée sanguine. Deux contractions de l'oreillette sont enregistrées pour une du ventricule (*blocage incomplet*), ou bien les contractions de l'oreillette ne parviennent plus du tout au ventricule qui bat très lentement et pour son propre compte (*automatisme ventriculaire, blocage complet*). On croyait tout d'abord qu'un trouble de cet ordre était toujours lié à une lésion musculaire. Le faisceau de His, peut être parfaitement sain et une artériole voisine est malade (Géraudel).

L'ensemble de ces troubles a été, on le sait, baptisé par Huchard du nom de maladie de Stokes-Adams.

Nous ne parlons pas du secours que les méthodes d'exploration modernes (tracés simultanés des jugulaires et du pouls radial, électrocardiogramme, peuvent apporter au diagnostic. Ce sont là, méthodes minutieuses et délicates, qui exigent l'installation d'appareils onéreux. Les résultats enregistrés fussent-ils en rapport avec le temps perdu et l'argent dépensé, on pourrait considérer ces inconvénients comme négligeables. Malheureusement, il n'en est pas ainsi. On perd des heures à recueillir un tracé, et quand il est obtenu, en dehors de certaines particularités de détails qui en peuvent être éclairées, les grandes voies de la thérapeutique n'en reçoivent pas le moindre rayon.

Ces procédés d'exploration demeurant hors de la portée du praticien, ce dernier doit néanmoins distinguer le pouls lent permanent d'origine cardiaque de celui d'origine nerveuse (irritation pneumogastrique), qu'une lésion bulbaire athérome, artérite, compression) existe ou non concurremment).

La question est des plus complexes. — On ne différencie pas toujours nettement un pouls lent d'origine extra-cardiaque du pouls lent intra-cardiaque. La question sera reprise avec détail plus loin (1). En dépit des difficultés tâchons d'avancer tout de même. — De cinq types morbides émanent des lueurs qui éclairent une médication spéciale : 1° les infectés et les convalescents ; 2° les dyspeptiques ; 3° les nerveux ; 4° les intoxiqués ; 5° les cardiaques, syphilitiques ou non.

1° Les infectés et les convalescents.— Dans la *diphtérie*, le ralentissement du pouls peut être un symptôme grave : des vomissements, des syncopes se produisent, le pouls bat au-dessous de 50. La mort est à craindre. Il faut user de la méthode utilisée contre les paralysies diphtériques, à savoir : le *sérum antidiphtérique* à hautes doses (60 cent. cubes par jour), et en plus ordonner le repos absolu au lit, des injections d'*huile camphrée* à 1/10 (4 à 6 par jour), une injection de *caféine* (0 gr. 05 à 0,10) ou de *sulfate de strychnine* (1 milligr.), de *sulfate de spartéine* (0 gr. 025), ces deux dernières associées dans une même formule.

Ne point porter un pronostic trop bénin ; ne pas effrayer, mais laisser percer la crainte d'une syncope.

La *grippe*, la *scarlatine*, le *rhumatisme articulaire aigu* peuvent présenter des accidents de même ordre. C'est beaucoup plus rare et moins grave. La bradycardie dans ces maladies apparaît surtout pendant la convalescence.

Dans l'*appendicite* on a voulu faire, du ralentissement du pouls, un symptôme de gangrène appendiculaire. Rien de moins assuré. La gangrène appendiculaire se traduit plutôt par le peu de réaction locale et non le ralentissement, mais la faiblesse du pouls. Quand le ralentissement du pouls existe, user de la médication habituelle avec repos absolu, glace sur le ventre, abstinence des boissons, et en plus, injections

____

1. Page 128.

d'huile camphrée. Opération d'urgence dans les 24 premières heures, si possible.

Dans les *convalescences des maladies infectieuses*, la bradycardie est fréquente. Dans la scarlat ne, par exemple, nous l'avons vue se prolonger plusieurs semaines ; une injection de *caféine* (0,10), l'alimentation reprise peu à peu, l'emploi du vin aux repas remettent les choses d'ordinaire et très vite. Il est exceptionnel que cette bradycardie s'accompagne d'un pouls fuyant, de cyanose avec pâleur. Dans ces cas, aucun doute. Il s'agit d'une *myocardite infectieuse*. Repos absolu, *glace* sur le cœur, injection d'*huile camphrée*, de *caféine* (pas plus de 0 gr. 10 par jour), de *strychnine* (1 milligramme) et de *sulfate de spartéine* (0 gr. 025).

A l'intérieur, régime hydro-lacté (500 grammes à 700 grammes d'eau et de lait dans les 24 heures et par verre à bordeaux toutes les heures).

2° **Les dyspeptiques.** — Ils ont d'ordinaire des ralentissements du pouls liés à la présence de faux pas du cœur (extrasystoles). Des excitations nerveuses parties de l'estomac réagissent sur le cœur et le font contracter avant terme. La *belladone* (0,01 d'extrait avant le repas), ou l'*atropine* (sulfate d'atropine, 1/10 de milligramme avant le repas du midi ou du soir) calment fort bien les troubles. Le médecin prescrira :

Sulfate d'atropine .... 0 gr. 002
Eau distillée......................... 100 grammes.
Une cuillerée à café avant le repas de midi et du soir.

Après les repas : poudres absorbantes (si le malade est un gros mangeur).

Bicarbonate de soude .... 0 gr. 30
Craie préparée .... } AA 0 gr. 15
Magnésie hydratée .... }
Pour 1 cachet n° 40.

Un cachet après les 3 repas et, si nécessaire, en plus à 10 heures et à 4 heures.

Le sujet au contraire est-il un nerveux qui maigrit et dort mal, pas de bicarbonate de soude, mais des poudres magnéso-bismuthées.

```
Magnésie hydratée.....................  0 gr. 50
Sous-nitrate bismuth..................  0 gr. 50
Sucre pulvérisé ......................  2 grammes.
```

Pour 1 paquet.

Une demi-heure avant le repas du matin et du soir. Un autre dans l'après-midi si les troubles gastriques persistent.j

En cas de diarrhée, réduire les doses de magnésie.

Insister sur l'alimentation : peu de pain, pas de ragoûts, de civets, de sauces, de fromages. Viandes molles, œufs à la coque ou brouillés, pâtés, purées, crèmes cuites. Fruits cuits. Manger lentement et bien mastiquer.

Un verre d'eau (non gazeuse) aux repas et une infusion chaude après.

Combattre la constipation par des poudres magnésiennes en cas d'hyperchlorhydrie ou des pilules aloétiques (ces dernières,s'il existe un certain état d'atonie stomacale concomitante).

Ce que nous disons des dyspeptiques s'applique également aux pouls lents dans *les affections intestinales* (ulcère,cancer, infections locales ou généralisées du tube digestif). Le traitement est causal tout d'abord ; on prescrira en plus de l'*atropine*, de la *belladone*, de la *valériane*, soit :

```
Poudre de belladone ..................  0 gr. 02
Poudre de valériane ..................  0 gr. 05
```

Pour un cachet.

Trois dans les 24 heures. Repos au lit. Compresses chaudes sur l'abdomen. Combattre la constipation.

3° Les nerveux. — Les nerveux, sans autre cause que la fatigue, présentent parfois des ralentissements du pouls qui inquiètent le malade autant que l'entourage. Des tendances syncopales peuvent coexister et faire redouter des complications graves, comme nous l'avons vu avec le D^r Ba-renger (d'Orléans). Il s'agissait d'un jeune soldat qui prenait des crises syncopales aussitôt qu'il était debout. Le pouls, très faible, marquait de 50 à 55 battements.

Le repos au lit, l'administration de *poudre de capsules surrénales* (0 gr. 30, deux fois par jour) remirent peu à peu les choses en état.

Un autre malade, anxieux, passait ses jours à compter son pouls. Grand gaillard, âgé de 49 ans, il digérait bien, mais son pouls variait de 45 à 55 pulsations à la minute. Le tracé graphique montra un pouls lent extrasystolique. Une saison à Royat, auprès du Dr Mougeot, n'amena d'abord aucune amélioration ; puis cela alla mieux sous l'influence de la confiance rendue au malheureux et de l'emploi de toniques nervins (*strychnine, glycéro-phosphates*).

Chez de pareils sujets, il importe de porter le diagnostic ferme. Plusieurs médecins avaient posé des réserves au sujet du jeune militaire dont nous avons parlé plus haut. L'absence de diphtérie ou d'une maladie infectieuse grave, dans ses antécédents, nous avait fait admettre une guérison certaine. De même pour le second malade que nous avons adressé à Royat. Il avait été soigné pour un pouls lent lié à une lésion du faisceau de His. L'absence d'hypertension artérielle et de syphilis, la variabilité de son pouls nous avaient fait pencher vers le diagnostic de pouls lent extracardiaque. Le tracé graphique des jugulaires en montrant des soulèvements supplémentaires sur le nombre des pulsations radiales, la guérison ultérieure confirmèrent le diagnostic.

Toutefois, même en matière de pouls extra-cardiaque, il ne convient pas forcément de conclure à la guérison. Telle est l'histoire des sujets atteints d'artério-sclérose bulbaire. D'autres malades peuvent encore être en jeu. Le début de la *paralysie générale* s'accompagne parfois de pouls lent ; ne nous empressons pas d'appliquer l'épithète de neurasthénie simple à un pouls lent que montre un homme de 40 à 50 ans.

S'il s'agissait d'un paralytique général ? Songeons à la possibilité d'une confusion. Par contre, aucun doute avec les malades à lésions évidentes (ramollissement cérébral, hémorragies méningées, méningites).

Tout à l'heure, nous avons parlé de la poudre de capsules surrénales. Inutile de dire que s'il s'agit d'une *neurasthénie addisonienne*, la même médication sera instituée (0 gr. 20 de *poudre de capsule surrénale*; ou X gouttes de la solution d'*adrénaline* à 1/1000 avant les repas de midi et du soir). Les injections d'huile camphrée ne seront utilisées que dans les formes syncopales ; les injections de caféine, aux nerveux, produisent souvent une surexcitation fâcheuse. Il sera plus sage de s'en abstenir.

4° Les intoxiqués. — Ne parlons que pour mémoire des auto-intoxiqués dans l'*urémie*, le *diabète*, l'*ictère*, certaines *auto-intoxications intestinales*. Le traitement est celui de la maladie causale et le ralentissement du pouls par lui-même. n'occasionne aucun trouble. Il semble que *certaines auto-intoxications*, mal connues, par troubles des sécrétions internes, sans doute, puissent donner lieu à des pouls lents à forme grave et à type de Stokes-Adams (L. Rénon). C'est là un chapitre d'attente.

Le traitement, jusqu'aujourd'hui, n'est pas différant dans ces formes et dans celles dépendant du faisceau de His.

Les intoyications exogènes par le *chloroforme*, l'*adrénaline*, l'*opium*, l'*aconitine*, la *ciguë*, le *plomb*, les *gaz asphyxiants* (1) ouvrent de même un jour immédiat sur la cause du trouble. La bradycardie n'est qu'un élément secondaire dans le tableau morbide.

Dans les affections du cœur, rappelons-nous les intoxications par le *strophantus* qui peut produire un blocage complet du cœur, et aussi celle par la *digitale*, capable de produire

---

1. Ch. Fiessinger, *Les accidents cardiaques par les nouveaux gaz asphyxiants* (Acad. de Médecine, 27 sept. 1917 et *Journ. Prat.*, 29 sept. 1917).

toutes les variétés de ralentissement, depuis la bradycardie extrasystolique jusqu'au blocage par trouble dans la conductibilité du faisceau de His. Les anciens modes d'administration de la digitale exposaient à cet accident. On ordonnait de hautes doses et souvent trop longtemps ; l'accumulation médicamenteuse se produisait. Avec la méthode que nous avons introduite en 1905, plus rien n'est à redouter.

5° Les cardiaques. — Le pouls lent, dans les affections du cœur se rencontre dans trois conditions différentes :
1° *Chez les angineux.* Suite de la douleur prolongée qui accompagne les accès subintrants, le pouls peut se ralentir par effet de l'épuisement du myocarde. Il y a dix ans, nous voyions en ville un malade âgé de 55 ans ; son frère et son père sont morts d'angine de poitrine. A la suite d'un accès douloureux qui se prolonge toute la nuit, le pouls qui est faible, est tombé à 52 pulsations ; de temps à autre, un faux pas (extra-systole). Donc pouls lent extrasystolique. Pas de syphilis ; Wassermann négatif. Le traitement, en pareil cas, comprend deux phases : 1° la *phase douloureuse* ; 2° la *phase myocardique.* Dans la première, repos absolu, glace sur le cœur, toutes les trois heures une injection sous-cutanée de 2 milligrammes de *morphine* et d'*huile camphrée.* A l'intérieur, 2 à 3 cuillerées à dessert par jour de la solution de *trinitrine,* suivant la formule de Huchard.

Solut. alcool. trinitrine 1/100 .... XL gouttes.
Eau distillée......................... 200 grammes.

Régime *lacto-hydrique* (1.300 à 1.500 gr. de liquide par jour).

Quand la douleur est calmée, enlever la glace, continuer le repos au lit encore une huitaine, suspendre la morphine, l'huile camphrée et la trinitrine. Et ordonner le traitement exclusivement myocardique : 2 cachets de 50 centigrammes de *théobromine* par jour et V gouttes de la solution de *digitaline cristallisée* à 1/1000, à 10 heures du matin, dix jours de

suite. En plus, alimentation par petits repas, un toutes les
trois heures, composé d'un plat (4 à 5 cuillerées de pâtes, purées, etc.), et un verre à bordeaux d'eau après chaque repas
solide (de 8 heures du matin à 8 heures du soir). En cinq à
dix jours, tout est d'ordinaire rentré dans l'ordre. Le cœur a
repris sa tonicité, les extrasystoles ont disparu et le pouls est
redevenu normal. Après quelques jours de suspension digitalique (3 à 4 jours), on reprend ensuite le remède de quatre à
dix jours, suivant l'état du myocarde. Quatre jours en général suffisent ; on interrompt quatre jours, on reprend autant
et dans l'intervalle digitalique on ordonne la théobromine.

2º *Chez les valvulaires.* — Le pouls lent peut s'observer
dans toutes les affections valvulaires ; à la période de fléchissement du myocarde, des faux pas se montrent et le pouls
paraît ralenti.

Le traitement est celui de l'*asystolie* : repos au lit, régime
de *réduction lacto-hydrique*, théobromine, 2 cachets de 50 centigrammes par jour ; V gouttes de la solution de *digitaline*
cristallisée à 10 heures du matin dans une cuillerée d'eau.

Continuer 10 jours. Interrompre 2 à 3 jours. Reprendre
10 jours.

Dans le *rétrécissement mitral*, et toujours par production
d'extrasystoles, on observe un ralentissement du pouls descendant jusqu'à 32 pulsations et le fait a été considéré comme
une menace d'embolie avec formation de caillots intracar-
diaques (Huchard). Une *saignée* de 300 grammes, la *glace*
sur le cœur, les injections d'huile *camphrée*, les doses très
faibles de *digitaline* : IV gouttes de la solution à 1/1000 ont
pouvoir de remettre les choses en état. Dans d'autres cas,
la bradycardie se prolonge ; il semble que la lésion qui a provoqué la sténose a également altéré le faisceau de His. Même
traitement : digitaline avec précaution, comme il convient
parfois de l'administrer dans la maladie de Stokes-Adams :
IV gouttes 4 jours.

Interrompre 4 jours. Reprendre 4 jours.

3º La bradycardie, dans les *myocardites* banales ou encore dans les *cœurs gras*, suit la médication des insuffisances myocardiques habituelles. Jadis il était recommandé de se méfier de la digitale ; la précaution était bonne, car le médicament s'ordonnait à doses massives. — Or, un organe fortement dégénéré, comme l'est la fibre musculaire dans les myocardites vraies, ne supporte pas une excitation médicamenteuse trop violente.

Il faut de petites doses et presque indéfiniment répétées ; c'est le rôle de la digitaline à 1/10 de milligramme, prescrite 10 jours. Interrompue 2 à 3 jours, reprise 10 jours. Ainsi des mois de suite.

Quand la dégénérescence myocardique ou qu'une lésion d'un autre ordre — gomme syphilitique, par exemple, ou sclérose ou artérite — a atteint le *faisceau de His*, il convient de se montrer très prudent. Ce faisceau transmet, nous l'avons dit, la contraction de l'oreillette au ventricule ; une lésion sur son trajet empêche cette transmission de s'opérer. Il y a trouble dans la fonction de conductibilité. Or la digitaline exagère ce trouble. Le pouls lent, du fait de la lésion, se ralentit encore du fait de l'administration digitalique. C'est vrai en général, mais non toujours. Le traitement sera indiqué plus loin au chapitre des arythmies (1). Disons seulement que la *théobromine* unie parfois à la *trinitrine* sont très appréciées des malades. Le repos au lit et le régime lacté, puis lacto-végétarien avec réduction des liquides seront prescrits en même temps.

Trois sortes de *signes* peuvent être associées qui modifient plus ou moins la médication : 1º c'est d'abord l'existence d'une *syphilis antérieure*. Nous avons vu le pouls lent se montrer près de 50 ans après l'accident initial et chez un sujet qui montrait deux Wassermann positifs. Ce malade avait été vi-

____
1. Page 114

sité par M. L. Rénon et le professeur Gaucher et avait même commencé son pouls lent en pleine médication mercurielle. D'autres ont signalé l'aggravation du pouls lent permanent par le traitement spécifique (1). Cela est rare. Si la maladie n'est pas trop avancée et qu'il s'agisse d'un sujet dont le pouls n'est pas constamment ralenti, des guérisons peuvent s'obtenir. En pareil cas, il s'agit sans doute d'artérites en activité où la rétrocession lésionnelle est encore possible. Un malade âgé de 70 ans et qui avait un pouls descendant par moments à 8 et 10 battements a ainsi complètement guéri en 1924. M. Gayet, interne de Beaujon et Pellissier, interne à Laennec qui veillaient le malade, devant ces syncopes répétées craignaient la mort imminente.

Les piqûres bismuthées aidées du repos absolu au lit et du régime hydro-lacté de réduction ont valu une guérison complète. Aujourd'hui, au bout de 2 ans 1/2, le malade a un pouls normal et va tout à fait bien.

2° C'est la sclérose plus ou moins *prononcée du rein et des parois artérielles*. La médication citée plus haut par la *théobromine*, l'emploi du régime *hydro-lacto-végétarien* (avec diminution d'environ la moitié de la quantité de sel) trouvent leurs indications.

3° Les *troubles nerveux* sont la troisième complication, et ici nous ne parlons pas seulement des crises syncopales ou épileptiformes, mais des douleurs, des anxiétés, de l'angoisse du malheureux qui n'ose plus marcher, de crainte de réveiller ses accidents et se demande, en tâtant son pouls, si la pulsation prochaine se produira encore. Les paroles rassurantes du médecin, la confiance rendue, la promesse, et cela est vrai, que l'adaptation au ralentissement une fois obtenue, les accident céderont peu à peu, sont un premier élément d'amé-

---

1. G. Bickel (Mal. de Stokes Adams, *Arch. Malad. coeur*, janv. 1925).

lioration. Les préparations de *valériane*, de *cratœgus* calmèrent l'angoisse des nuits.

Les médications opothérapiques ne réussissent pas. La *thyroïde* a été prescrite sans succès, et la médication risque de provoquer le blocage du cœur. En tout état de cause et devant la preuve *indiscutable* d'un vrai pouls lent, le médecin agira sagement en prévenant l'entourage des risques d'une syncope sérieuse. Il ne prononcera pas le mot de mort subite; celle-ci pouvant être reculée à une échéance fort éloignée et parfois ne point se produire du tout.

III. — Les arythmies.

I

En présence d'une arythmie, le médecin se pose la question : S'agit-il d'un désordre fonctionnel ou d'une lésion organique ? La réponse n'est point aisée. Nul signe isolément ne permet de se prononcer avec certitude. Les antécédents pathologiques, le tracé graphique, la tension artérielle, l'analyse des urines, la nature même de l'arythmie, les symptômes concomitants n'ouvrent jour qu'à des suppositions. Le sujet est-il âgé ? Sans doute, il y a quelque chance en faveur d'une lésion. Mais rien n'est moins assuré. Les réactions nerveuses, à tout âge, et même chez le vieillard, peuvent produire des troubles cardiaques qui simulent une maladie organique et pourtant celle-ci n'existe pas.

Il importe au praticien de démêler cet écheveau, de voir clair dans cette confusion. Le succès de son traitement et l'exactitude du pronostic dépendent de la netteté de son coup d'œil.

1° *Les antécédents pathologiques* renseigneront sur l'impressionnabilité du sujet, sur la dyspepsie antérieure, les auto-intoxications (goutte, rhumatisme, diabète), les intoxications externes (tabac, saturnisme), les infections (maladies aigues, syphilis). Tout cela peut jeter quelque lumière, mais ne suffit point à disposer une clarté décisive.

2° Nous avons dit que les *tracés graphiques* n'apprennent pas grand chose. Ils embrouillent souvent le problème et l'interprétation en est délicate. Un des exemples les plus curieux de l'erreur qui fausse l'interprétation d'un tracé graphique nous a été fourni par l'histoire d'un malade que nous avons vu en ville avec le Dr Osso. Il s'agissait d'un homme de 68 ans, atteint de pouls lent permanent. Le tracé graphique montrait une dissociation auriculo-ventriculaire, un certain nombre de systoles auriculaires ne transmettant pas leur excitation contractile au ventricule. Sur la lecture du tracé, les médecins les plus autorisés concluent à une lésion du faisceau de His. « C'est fort grave, déclarent-ils ». En 48 heures, le sujet était guéri et son pouls battait normalement. De 28 battements il était remonté à soixante. Un nouveau tracé graphique par le Dr Lutembacher, montre que la dissociation auriculo-ventriculaire n'existe plus. Le malade s'est remis complètement pour dix-huit mois, c'est quelque chose. Regardons donc les tracés ; examinons-les de près, disons : « Cela est curieux », mais gardons-nous d'établir un pronostic quelconque sur la valeur de leur signification.

3° La *tension artérielle* monte d'ordinaire aux environs de la soixantaine. A 20 ou 22 de tension maxima, rien à craindre, d'autant que lorsqu'il n'existe point de lésion rénale concomitante, la tension minima est le plus souvent normale. Un sujet qui a dépassé la soixantaine et dont la tension maxima varie entre 20 et 22 peut fort bien être atteint d'une arythmie fonctionnelle. C'est à voir. Une tension à partir de 24 ou 25 nécessite plus d'attention. Le cœur fatigué par cette tension élevée et permanente aurait-il quelque tendance à fléchir ? Observons bien l'ensemble du tableau morbide avant de conclure.

4° *L'analyse des urines* risque fort d'induire en erreur. Il y a de l'albumine, dites-vous. Certes, et c'est un indice de valeur. Mais si l'albumine tenait à une légère irritation rénale sans importance, et si l'arythmie dépendait d'une autre cause ? Des femmes ont souvent à la fois de l'albumine dans [les] urines et des troubles arythmiques du cœur, et les deux [tiennent] à la même cause : le mauvais état des fonctions [rénales.]

5° *La nature de l'arythmie* n'implique nullement la nécessité d'une lésion organique correspondante. Elles peuvent être toutes ou d'origine fonctionnelle, ou de nature lésionale. Rappelons simplement que les arythmies extrasystoliques chez les jeunes sujets sont plutôt indépendantes de toute lésion concomitante et que l'arythmie complète et le pouls alternant appartiennent d'ordinaire à des lésions constituées. Rien toutefois n'est encore assuré à cet endroit et si nous n'avons point vu de pouls alternant vrai guérir définitivement, nous avons constaté la disparition subite de certaines arythmies complètes. Tel ce médecin, qui, par suite d'une émotion, fut atteint d'arythmie complète. Il avait plus de soixante ans et sa tachyarythmie déclarée organique par tous les consultants, guérit soudain quelques années plus tard, alors que le confrère était à la chasse.

6° Les *symptômes concomitants* qui exposent à l'erreur sont ceux qui pour l'ordinaire apparaissent quand le cœur est dilaté : ce sont *l'albumine* dont nous avons déjà parlé, l'*œdème des jambes*, le *gros foie*, les *râles humides* aux bases des poumons, le *dyspnée d'effort*. Un sujet arythmique qui a les jambes enflées, un gros foie, des râles dans les bases, a toute chance d'être en état d'hyposystolie. Mais si l'œdème des jambes était dû à des varices, le gros foie à des libations trop fréquentes, et les râles du poumon à une bronchite chronique ? Si la dyspnée d'effort provenait d'un estomac rempli d'air et qui refoule le diaphragme ? Tout cela peut être, et l'arythmie simplement se trouver sous la dépendance de troubles dyspeptiques.

Examinons donc l'estomac.

Chez tout sujet arythmique, c'est l'organe à interroger en premier lieu.

7° Troubles dyspeptiques purs ou associés aux lésions cardiaques. — Le malade a-t-il des pesanteurs, des gaz, des renvois ? La sonorité de son estomac est-elle exagérée ? Existe-t-il une poche d'air ? Nul besoin d'un examen radiologique. La simple percussion de l'estomac suffit pour renseigner. Une zone tympanique décelée au-dessous de la pointe du cœur ne laisse aucun doute. Il y a chance en faveur d'une hypersthénie gastrique avec ou sans aérophagie.

Le sujet du reste est constipé, il a maigri, il dort mal, se réveille entre minuit et trois heures du matin, tous signes en faveur de l'hypersthénie gastrique ; ce point établi, le diagnostic n'est point complet. Il s'agit de savoir si le trouble gastrique produit à lui seul l'arythmie ou s'il ne retentit point sur un cœur préalablement malade.

Si le cœur est malade et que le médecin ne s'en aperçoive pas, de gros dangers peuvent surgir. Deux maladies valvulaires du cœur, entre toutes, entraînent, en effet, des troubles d'hypersthénie gastrique avant tout fléchissement myocardique concomitant ; ce sont l'*insuffisance aortique* et le *rétrécissement mitral.* Des malades atteints d'insuffisance aortique ont des extrasystoles cardiaques. Ces extrasystoles sont-elles l'effet d'un fléchissement débutant du cœur ou de troubles gastriques concomitants ? Commençons par traiter l'estomac, recommandons le repos au malade et demandons à le revoir dans la quinzaine. Si l'estomac était seul en jeu, les poudres bismuthées ou le kaolin auront vite fait de rétablir l'équilibre.

Pour le *rétrécissement mitral*, maintes fois l'erreur est commise. On considère les sujets comme des nerveux, et c'est vrai ; comme les hypersthéniques gastriques et cela est encore vrai. Mais au milieu de leur arythmie, il est possible de distinguer un claquement mitral, un roulement atténué, un dédoublement du second bruit. Ne perdons point de vue le danger du rétrécissement mitral avec ses embolies toujours possibles, et disons-nous que tout rétrécissement mitral à forme arythmique doit recevoir le traitement digitalique systématique à titre préventif : soit V gouttes de digitaline (solut. crist. à 1/1000), trois jours de suite par semaine pour éviter la dilatation de l'oreillette et les stagnations sanguines consécutives. Nous avons vu au moins une mitrale arythmique considérée comme nerveuse et qui, à la suite de la suspension prolongée dans le traitement digitalique fut atteinte d'une embolie cérébrale qui l'emporta en trois jours.

Un diagnostic n'est point juste s'il n'est point complet. N'oublions aucun point dans l'interrogatoire et l'examen des malades.

Ces grandes lignes vont nous permettre d'aborder le chapitre de chaque forme d'arythmie en particulier.

II

La découverte d'une arythmie cardiaque ne doit point précipiter le médecin dans le verdict d'un jugement immédiat. Il doit se réserver et comme le malade n'entend pas attendre, il convient de le rassurer sur l'heure. On verra toujours par la suite. Certaines de ces arythmies s'inscrivent toutefois et régulièrement avec une telle bénignité de pronostic qu'au premier examen, le médecin peut déclarer que cela n'est rien. Telles, et toujours les *arythmies respiratoires*. Telles, mais moins pures et déjà altérées par la possibilité de troubles graves, les *arythmies extrasystoliques*. Telles et pendant de longues années l'*arythmie complète*. Plus sérieuses apparaissent

le *pouls alternant* et le *pouls lent permanent*. Cet ordre de
gravité croissante, c'est lui qui nous guidera dans la description du traitement qui sera opposé à ces divers troubles.

1° *Arythmies respiratoires.* — Les arythmies respiratoires
sont une exagération d'un phénomène normal. La fréquence
des pulsations augmente pendant l'inspiration et diminue
pendant l'expiration. Cette arythmie est cadencée ou inégale : 1° cadencée, les battements précipités succèdent à des
battements ralentis ; 2° inégale, les phases de ralentissement
l'emportent sur celles d'accélération. En sorte que le malade
présente un faux pouls lent. Ce faux pouls lent est surtout
constatable à la convalescence des maladies infectieuses
(fièvre typhoïde, pneumonie, scarlatine, diphtérie) et dans
certains cas d'épuisement nerveux. Les sujets s'alarment,
il faut les rassurer, traiter l'état général, mais toujours adjoindre une prescription pharmaceutique. Les paroles récon-
fortantes ne pénètrent d'ordinaire qu'à la faveur d'un médicament surajouté. Aux nerveux les préparations de *valériane*, la *teinture de cratœgus*. On pourrait formuler :

Teinture de cratagus .... 10 grammes.
    —   Eth.. valériane   5   —
X gouttes avant le repas de midi et du soir dans une cuillerée d'eau.

Aux déprimés : des injections toniques remontantes : *glycérophosphate de soude* (0 gr. 10); *cacodylate de soude* (0 gr. 05).
Aux convalescents : une injection de *caféine* (0 gr. 05). Très
vite la guérison suivra.

2° *Les arythmies extrasystoliques.* — L'arythmie extrasystolique est l'ancien faux pas du cœur. C'est une systole prématurée, suivie d'une pause compensatrice et se traduisant
parfois, mais non toujours, par une sensation d'angoisse ;
selon leur lieu d'origine, les physiologistes ont décrit diverses
sortes d'extrasystoles. Un mot seulement à ce sujet, puisqu'aussi bien la connaissance des détails ne se traduit, pour

le médecin, par le fruit d'aucune considération pratique. On distingue : 1° les *extrasystoles sinusales* (prenant naissance au confluent de l'oreillette droite et de la veine cave supérieure (nodule de Keith et Flack), d'où part le stimulus normal du cœur ; 2° les *extrasystoles auriculaires* ; 3° les *extrasystoles auriculo-ventriculaires*, où le stimulus cardiaque, au lieu de partir du nodule de Keith et Flack, est engendré au niveau de la région auriculo-ventriculaire. De telle sorte que la contraction cardiaque se propage à la fois en haut, vers l'oreillette, en bas, vers le ventricule. L'intervalle normal, de 15 centièmes de seconde, qui sépare la contraction de l'oreillette de celle du ventricule, n'existe plus. Les deux contractions sont simultanées. Que ces contractions se précipitent, nous avons devant nous le tableau de la tachycardie paroxystique. Cette dernière mérite une description spéciale. Il nous suffit de rappeler les succès étonnants que l'*effort respiratoire* (inspirations profondes suivies d'expirations prolongées) assure dans le traitement de cette maladie (1).

En général, l'extrasystole est : 4° *d'origine ventriculaire* et c'est elle qui comprend l'ensemble des arythmies extresystoliques nerveuses, digestives, toxiques, organiques. Le praticien se tiendra donc à ce terme générique d'extrasystole, sans préciser la région cardiaque où elle se produit. Son dédain sera d'autant mieux justifié que ceux-là mêmes qui ont une grande habitude des tracés graphiques ne se prononcent qu'avec réserve, tant l'interprétation du tracé est chose délicate et sujette à caution.

Cette extrasystole se révèle, à l'auscultation, par un bruit supplémentaire. Le cœur est trop excitable, et n'attendant point qu'il soit plein, se contracte avant terme. Cette contraction prématurée est suivie d'un retard dans la contraction suivante (pause compensatrice). Il en résulte une irrégu-

---

1. Ch. Fiessinger, *L'effort respiratoire dans la tachycardie paroxystique* (Acad. de Médecine, 1919).

larité dans la succession des battements cardiaques, qui se transmet au pouls. Or, cette irrégularité ne répond à aucun rythme défini, ou bien elle s'inscrit à des intervalles prévus. C'est ainsi que le praticien enregistrera un certain nombre de pouls extrasystoliques à caractères différenciés. Les extrasystoles à intervalles prévus comprendront : 1° le *pouls couplé* où deux révolutions cardiaques, l'une forte, l'autre faible, sont séparées de la révolution suivante par une pause plus longue que le silence normal ; 2° le *pouls bigéminé, trigéminé*, où une révolution normale est suivie par deux ou trois extrasystoles se succédant sans pause intermédiaire ; 3° le *faux pouls lent*, où la pulsation cardiaque ne parvient pas au pouls radial ; 4° le *pouls alternant*, où l'extrasystole parvient au pouls sous forme de battement plus faible ; 5° le *pouls extrasystolique arythmique*, le plus fréquent.

Quelques mots sur le traitement de ces différentes formes qui variera suivant la cause provocatrice, celle-ci n'étant pas toujour saisée à dépister.

1° *Le pouls couplé* se rencontre par exemple à titre de manifestation toxique avec la digitale, de signification lésionnelle dans les lésions du myocarde, de simples troubles nerveux sans altération myocardique.

Pendant six ans, nous avons soigné la femme d'un confrère atteinte de rythme couplé du cœur. Elle était nerveuse, dormait mal et succomba plus tard à un néoplasme de l'estomac. Ce rythme souplé, elle l'avait depuis de longues années, sans en ressentir aucun trouble.

2° *Le pouls bigéminé* est souvent, mais non toujours de nature toxique. C'est le médecin qui le produit avec la digitale, maniée imprudemment. Depuis que nous avons, avec Huchard, recommandé les très faibles doses (1/10 de milligr. de digitaline crist.), le bigéminisme ne se produit plus, la digitaline se détruisant à mesure et l'accumulation ne s'opérant que par suite d'abus et si le sujet en consomme plus

de 10 à 12 jours de suite, sans interruption. Une interrup·
tion de 2 jours tous les 10 jours suffit à conjurer l'accident.

Le faux pouls lent. — L'oreille laisse entendre, à l'auscultation, des bruits lointains, surajoutés, que Huchard a baptisés
systoles en écho et qui ne sont que des extrasystoles incom·
plètes. Cette forme reconnaît aussi bien des causes nerveuses,
que des causes myocardiques. Tantôt l'estomac digère mal et
il suffit d'un traitement diététique pour guérir. Tantôt le cœur
est pris. En cas de doute, le praticien prescrira d'abord le
traitement stomacal avec les poudres bismuthées. Le repos sera
gardé dans la chambre. Si aucune amélioration ne survient,
au bout d'une quinzaine, on prescrira la digitaline, mais à très
faible dose : soit 4 gouttes de la solution crist. à 1/1000, trois
à quatre jours de suite et interrompre ensuite. L'extrasystole
se transforme en systole complète, le rythme du cœur repread
sa régularité normale ; pas toujours cependant. Il est des pouls
lents permanents, d'origine myocardique, qui sont souvent
retardés en plus par des extrasystoles intercalées. Ces dernières
peuvent se réduire par la prescription digitalique, mais le pouls
reste lent tout de même. De 24 à 25 battements, il montera
à 34 ou 35 et c'est tout. Dans de pareilles formes, le ralentissement extrasystolique se sera ajouté au ralentissement vrai.
Ce dernier n'est point influencé par la médication digitalique.
En général, il est même influencé fâcheusement : d'où la nécessité d'une grande prudence.

4° *Le pouls alternant extrasystolique.* — Il existe un faux
pouls alternant, comme un faux pouls lent. Le premier est
une sorte de pouls bigéminé par extrasystoles régulières et
mieux frappées que dans le pouls bigéminé ; chaque battement
radial faible succède à un battement normal. Le pouls alternant extrasystolique est parfois fort difficile à distinguer du
pouls alternant vrai. Nous en reparlerons à l'occasion de ce
dernier. En tout état de cause et malgré le pronostic plutôt
sombre du pouls alternant vrai, le médecin saura attendre,

prescrira de la digitaline à faible dose, si toutefois la digitaline n'avait pas été imprudemment prescrite auparavant, et se
gardera d'effrayer la famille.

5. L'arythmie extrasystolique arythmique. — Cela,
c'est le grand trouble cardiaque accusé par les malades et ils
le ressentent avec une angoisse d'autant plus pénible qu'il ne
correspond à aucune lésion organique. En général, plus le
malade a peur, moins c'est grave. Néanmoins, ne procédons
point à un examen rapide. Une affection valvulaire du cœur,
une myocardite commençante, un cœur rénal pourraient être
en jeu. Ecartons toutes ces causes d'erreur avant de conclure
à des troubles sans importance.

I. — ARYTHMIES EXTRASYSTOLIQUES ORGANIQUES

1° L'arythmie extrasystolique dans les *lésions valvulaires* s'observe tout d'abord dans le *rétrécissement mitral* avec
alternatives d'accélération et de ralentissement du pouls (arythmie perpétuelle). Nous la croisons encore dans l'*insuffisance
aortique*, quand celle-ci s'accompagne de troubles dyspeptiques, et il suffit maintes fois, avons-nous vu, de guérir ces
derniers pour voir l'arythmie prendre fin. Seulement l'arythmie extrasystolique peut aussi se manifester comme un des
premiers signes du fléchissement myocardique. Traitons donc
l'estomac par les poudres bismuthées s'il existe de l'hypersthénie gastrique concomitante ; mais n'hésitons point à prescrire concurremment, et tout de suite, la digitaline, dans le
rétrécissement mitral arythmique (5 gouttes de la solution de
digitaline cristallisée à 1/1000, 3 jours de suite par semaine).
Dans l'insuffisance aortique, nous pourrons parfois attendre une
quinzaine avant de recourir à la digitaline. L'embolie, en effet,
est un accident moins fréquent dans l'insuffisance aortique que
dans le rétrécissement mitral à forme arythmique. Il faut la
digitaline tout de suite dans cette forme de rétrécissement

mitral pour conjurer dans la mesure du possible l'imminence de l'accident.

L'arythmie extrasystolique dans *l'insuffisance mitrale* doit éveiller l'attention. Cette dernière maladie se complique en effet moins fréquemment de troubles dyspeptiques. De ce fait, l'extrasystole d'origine gastrique est moins répandue. Un insuffisant mitral qui présente des faux pas du cœur, doit être examiné de près. Son foie est-il tuméfié? Existe-t-il de l'œdème dans les bases bronchiques? Les urines sont-elles albumineuses ? Constate-t-on de l'œdème prétibial? Tous ces signes sont en faveur d'une hyposystolie commençante. Ordonnons le repos au lit, le régime lacto-hybrique de réduction, la digitaline à très faibles doses (1/10 milligr.) subcontinues, la théobromine. Tous les troubles prendront rapidement fin, et les faux pas vont disparaître.

2° *Dans les lésions myocardiques*, l'arythmie extra-systolique entre dans le syndrome de l'arythmie complète et figure à titre plus ou moins isolé comme signe avertisseur du fléchisment myocardique.

Dans tous ces cas, digitaline : 1/10 de milligr., trois à huit jours de suite. Interrompre 3 à 4 jours ; reprendre ensuite. En cas de fléchissement certain des cavités droites, repos au lit, régime hydro-lacté de réduction et théobromine en plus (2 cachets de 50 centigr.).

3° Le *cœur rénal* de la néphrite interstitielle connaît également ces faux pas d'origine cardiaque. Même traitement que celui que nous venons d'indiquer. L'hypertension artérielle permanente (au-dessus de 26 maxima), le dosage de l'urée sanguine (au-dessus de 80 centigr. à 1 gr. à titre permanent) apprendront en plus s'il est nécessaire de soumettre le sujet au régime hydrique absolu, et de lui imposer une soustraction sanguine de 200 à 300 grammes.

II. — ARYTHMIES EXTRASYSTOLIQUES FONCTIONNELLES

Indépendante de toute lésion cardiaque ou rénale, cette forme ne saurait être admise qu'après élimination de toutes les possibilités organiques. En pareil cas, l'excitation qui produit l'extrasystole, part des centres nerveux ou des branches du sympathique gastro-intestinal.

1° Extrasystoles d'origine toxique et nerveuse. — L'extrasystole apparaitra parfois comme un symptôme d'une maladie cérébrale grave (méningites, hémorragie cérébrale.) Le médecin ne s'en occupe pas, toute son attention étant dirigée vers la maladie causale. Des fatigues, des veilles, peuvent être en jeu, des intoxications chloroformiques opératoires, ou bien des intoxications alimentaires (café, thé) ou bien des intoxications tabagiques. La suppression de la cause sera le premier traitement. Nombre de fumeurs guérissent avec la fin de leur habitude. Parfois, le médecin échouera. Chez certains sujets, l'impression désagréable causée par la première extra-systole aura gravé dans le cerveau une image mentale, qui ne s'efface pas, et cette image mentale ainsi constituée, continuera à provoquer le trouble arythmique redouté. Les malades extrasystoliques sont transformés en obsédés. Ils ne songent qu'à leur arythmie, attendent avec terreur les faux pas que précipite leur angoisse. En pareil cas, les paroles affirmatives du médecin remontent le malade. Il faut détourner l'attention du sujet, lui imposer des marches à heure fixe, des disciplines qui détournent sa sensibilité et la dirigent vers l'exécution des tâches commandées. *L'hydrothérapie tiède*, la *valériane*, les *bromures* soulagent. Les médicaments cardiaques (spartéine, strophantus) font du mal, car ils enfoncent le malade dans l'idée d'une affection organique, et c'est cette idée qui l'affole et qu'il convient d'extirper à tout prix.

Ces obsédés cardiaques étant souvent des fatigués, le choix

de sa médication sera commandé par le souvenir de l'épuisement concomitant. Des injections sous-cutanées reconstituan-
tes, le séjour à la montagne seront indiqués en pareil cas. Le
traitement de ces malades nécessite une grande patience ;
ils souffrent, reviennent à la charge et, passé la cinquantaine,
se remettent difficilement tout à fait. Les périodes d'accalmie
sont souvent traversées de rechutes et c'est une grande misère
pour ces malheureux.

Il peut arriver à la longue qu'un obsédé cardiaque finisse
par devenir un cardiaque vrai. Une femme de confrère qui
pendant dix-huit ans avait couru tous les cardiologues de
Paris — se plaignant de tachycardie et d'Extrasystoles —
fit de l'insuffisance cardiaque à la longue et y succomba.

2° Extrasystoles d'origine gastro-intestinale.— Le
plus souvent il s'agit d'hypersthéniques stomacaux d'aérophages, de constipés. L'excitation gastro-intestinale se transmet au cœur et produit de l'extrasystole. La premier condition
pour guérir est de ne point superposer une excitation alimentaire ou médicamenteuse à cette excitation préalable. Donc
manger lentement ; peu boire, de façon à ne point distendre
l'estomac. Infusions chaudes à titre de boisson. Pas de grosses
viandes. Se contenter de poisson bouilli, maigre de jambon,
œufs brouillés, pâles, purées, cuisine au beurre, fruits cuits,
(pas de saccharine), potages maigres, rester sur son appétit
et peu manger le soir. Pas d'eaux gazeuses, de bicarbonate de
soude, d'eaux de Vichy. Par contre : *sous-nitrate de bismuth*
à hautes doses (10 grammes du Codex de 1884, à jeun) ou
kaolin : 15 matins de suite. Combattre la constipation par des
graines de psyllium (une cuillerée à soupe aux repas) ou les
poudres magnéso-bismuthées :

Magnésie hydratée......................	70 grammes.
Sous-nitrate de bismuth.................	20 —
Sucre pulvérisé........................	

M. Une cuillerée à dessert au coucher ; et quand le bismuth sera terminé,
au bout de 15 jours, à jeun dans 1/2 verre d'eau.

Pas de bromures à ces sujets qui digèrent mal.A la rigueur
des préparations de valériane qui sont mieux tolérées. Elles
sont en général inutiles. Ces malades qni sont des nerveux
excités, dormant mal, ont de bonnes nuits au bout des premiers jours où ils prennent leur préparations bismuthées et
leur caractère, qui s'agaçait aisément reconquiert son équilibre.

Des saisons *hydrothérapiques* : tièdes aux fatigués, froides
aux sujets plus vigoureux, des séjours à PLOMBIÈRES, NÉRIS
compléteront la médication, ROYAT, SAINT-NECTAIRE rendront des services aux nerveux qui manquent d'appétit.

3° Les arythmies complètes. — L'arythmie complète
est une forme d'arythmie que traversent des extrasystoles.
Mais ces dernières coupent un rythme cardiaque qui ne reste
point normal dans l'intervalle comme dans l'arythmie extrasystolique. L'arythmie complète, outre les extrasystoles
est caractérisée par des phases de tachycardie(120 à 130 battements par minute) et de ralentissement. Cette association
d'accélération, de ralentissement et d'extrasystoles, c'est elle
qui constitue l'arythmie complète. Elle est due à une lésion
plus ou moins accusée de l'oreillette qui n'est plus capable
de se contracter, mais est animée d'ondulations minimes
et rapides (350 à 500 par minute). C'est ce qu'on appelle la
fibrillation de l'oreillette. Cette arythmie s'exagère par un
exercice modéré, tandis que l'arythmie extrasystolique s'atténue ou disparaît sous l'influence d'une marche ou d'un effort
qui produirait une accélération du pouls.

Le pronostic de l'arythmie complète est subordonné à la
cause qui la produit. On la rencontre chez les obèses, dans les
cœurs syphilitiques, dans certaines myocardites, le rétrécissement mitral, le cœur rénal. C'est dire qu'en certains cas, un
traitement causal pourra être institué.

Longtemps parfois, le malade ne ressent aucun trouble ;
mais tôt ou tard, une insuffisance ventriculaire vient s'ajouter
à l'insuffisance de la contraction auriculaire. C'est cette éven-

tualité qu'il s'agit de déjouer par l'institution du *traitement préventif*.

Au traitement causal et préventif s'ajoutera le traitement de l'insuffisance ventriculaire, quand celle-ci sera constituée.

1° *Traitement causal et préventif.* — Il faut faire maigrir les obèses et opposer aux syphilitiques le traitement mercuriel.

Le régime d'amaigrissement des obèses consistera à supprimer de leur alimentation les hydrocarbones ; pain, sucre, farineux, pâtes et graisses. Feuilles de laitue en guise de pain, œufs à la coque, au premier déjeuner ; aux repas de midi et du soir : poisson bouilli, viandes grillées ou rôties, sans jus ni sauce, ou viandes froides dégraissées (gigot, veau, volaille) environ 150 à 200 gr. de viande par jour, légumes verts cuits (chicorée, laitues, épinards, haricots verts, artichauts, asperges) ; peu de beurre et peu de sel, pas d'huille. Un fruit peu sucré après les repas. Pas de potages. Un verre de vin blanc mêlé d'eau au repas. Un verre d'eau chaude au premier déjeuner, à 4 heures et au coucher.

Si l'obèse est cardio-rénal, régime lacté (1 litre de lait), légumes verts, riz et potages maigres aux légumes. Dans ce dernier, l'amaigrissement sera surtout obtenu par la suppression du pain et la restriction, plutôt que la suppression des hydro-carbones.

Le régime d'amaigrissement donnera une perte de poids plus abondante la première semaine, que les semaines suivantes. En moyenne, le sujet perd 100 à 150 grammes par jour. Aussitôt que la marche sera plus libre, le régime se relâchera de sa sévérité. Le médecin ne s'entêtera point à descendre à un poids fixé par la taille du sujet ; des amaigrissement trop considérables ont leurs inconvénients (1). Deux à quatre mois de régime suffisent en général.

Le traitement médicamenteux surajouté consistera en *théo-*

1. Ch. Flessinger, *Les accidents provoqués par les crises d'amaigrissement chez les cardiaques* (Académie de Médecine, octobre 1914).

bromine (2 cachets de 50 centigr. par jour) ; dans l'espèce,
elle a pour effet d'éliminer l'eau salée interposée entre les vési-
cules adipeuses. La *digitaline* sera ordonnée à titre préventif
(5 gouttes de la solution cristallisée à 1/1000, 3 jours par
semaine. Interrompre 4 jours. Reprendre 3 jours). Laxatifs en
cas de constipation.

L'arythmie complète, n'est parfois qu'une des variétés du
cœur syphilitique. La réaction de Wassermann est d'ordinaire
ultra-positive. Le traitement mercuriel sera entrepris : injections intra-musculaires de benzoate de Hg à 2 centigrammes, 10 à 12 jours par mois (2).

Digitaline, comme précédemment à titre préventif. Alimentation légère avec peu de viandes pendant le traitement mercuriel.

Pour toutes les autres formes d'arythmie complète le traitement causal ne saura être institué. Les myocardites, le rétrécissement mitral arythmique, le cœur rénal, recevront la digitaline à titre préventif (5 gouttes, 3 jours par semaine). Le
cœur sénile est fréquemment une forme de myocardite auriculaire à type d'arythmie complète. Le traitement préventif
digitalique assure des améliorations prolongées et des survies
étonnantes. Au cœur rénal, on adjoindra le plus souvent la
théobromine (2 cachets de 50 centigr. dans les intervalles
digitaliques, et aussi les laxatifs une à 2 fois par semaines
pilules aloétiques par exemple).

2º *Traitement de l'arythmie complète compliquée.* — Nous
ne pouvons dire : traitement curatif, puisque la guérison de
l'arythmie perpétuelle, en tant que trouble du rythme, dépasse la portée habituelle de notre effort. C'est là une vérité
sur laquelle Huchard a jadis insisté. Toutefois, le traitement
causal a pouvoir de réduire fortement l'irrégularité du rythme
et le traitement digitalique, dans les cas où le traitement causal
ne peut-être appliqué, réalise à lui seul bien des améliorations.

1. **Ch. Fiessinger,** *L'artériosclérose du cœur et la syphilis* (Académie de
Médecine, 1911).

La durée du traitement digitalique était de trois jours par semaine, en moyenne, avons-nous dit. Cette limite est trop courte, si un état dyspnéique se superpose au trouble du rythme. Dyspnée, en effet, veut dire — sauf dans le rétrécissement mitral, où la difficulté de la respiration peut être due à la lésion mitrale, même bien compensée — dyspnée veut dire insuffisance ventriculaire droite surajoutée. L'arythmie complète par elle même, n'entraîne que peu de troubles respiratoires ; quand ceux-ci se montrent, un certain fléchissement du ventricule droit est à craindre. En pareil cas, repos *au lit* dix jours, régime de *réduction lacto-hydrique, digitaline* à doses faibles et prolongées, coupées par de très courts intervalles ; soit 5 gouttes de digitaline cristallisée, à 1/1000, dix jours, interrompre trois jours, reprendre dix jours, ainsi de suite. L'emploi concomitant de la *théobromine* (2 cachets de 50 centigrammes par jour) favorisera la résorption des œdèmes liés aux stases veineuses.

Nous avons parlé de cette médication bien souvent. Ses succès ne sont guère en défaut. Dans les deux jours d'intervalle, on pourra donner 2 pilules d'*extrait de strophantus* (1 milligramme), ou un quart de millig. d'ouabaïne par voie stomacale ou intra-musculaire.

Quant aux désordres d'ordre rénal qui peuvent accompagner l'arythmie complète (cardiopathie artiérelle à forme arythmique de Huchard), leur traitement est subordonné au degré de l'atteinte qui a frappé le rein. Digitaline comme avant, théobromine en plus. Laxatifs, émissions sanguines. Régimes hydrique, hydrolacté, végétarien, déchloruré, suivant l'altération plus ou moins prononcée de l'organe de filtration.

III. — LE POULS ALTERNANT

Nous avons vu qu'il existe un faux pouls alternant, sorte de pouls bigéminé par extrasystoles régulières. Il importe de ne pas confondre, et si le diagnostic pour le praticien est parfois malaisé, en tout cas de ne point porter du premier coup un pronostic grave. Le pouls alternant extrasystolique est en effet d'une signification souvent bénigne et le pouls alternant vrai indique d'ordinaire une dégénérescence myocardique accusée, une insuffisance ventriculaire gauche sérieuse.

Dans le pouls alternant vrai, une succession faible succède à une pulsation forte ; il se produit une alternance régulière de deux pulsations inégales. C'est la même chose alors que le pouls alternant extrasystolique? Pas tout à fait. Quelques nuances cliniques opèrent la différenciation. Tout d'abord les antécédents. Dans le pouls alternant vrai, le sujet était malade depuis longtemps ; de plus, la pulsation faible est plus rapprochée de la suivante que de la précédente. Il en va autrement du pouls alternant extrasystolique où l'extrasystole (pulsation faible) est plus rapprochée de la systole précédente que de la suivante. Ensuite, et alors que la digitaline n'avait pas été préalablement ordonnée à doses trop répétées, le traitement toni-cardiaque, digitaline à faibles doses, a souvent raison de l'extrasystole, qu'il fait disparaître, tandis que le pouls alternant vrai est plus rebelle. Nous ne parlons point des tracés graphiques, de pratique trop compliquée.

Si bien que le praticien, en cas de doute, n'aura qu'une ressource : se réfugier dans un optimisme prudent. Se rappelant au surplus que même dans le pouls alternant vrai, des survies de longs mois ont été enregistrées, sa confiance a chance de ne point recevoir de démenti immédiat.

Le pouls alternant a été observé à la fois dans les infections graves (fièvre typhoïde, diphtérie, pneumonie, influenza, rhumatisme articulaire aigu) et cela est moins grave, un faux pouls alternant pouvant fort bien prendre pied également dans ces infections diverses. Le pouls alternant se rencontre aussi dans les endocardites chroniques, rarement dans les lésions mitrales, plus souvent dans l'aortite syphilitique où le ventricule gauche est plus rapidement défaillant. Nous l'avons observé à la suite des crises d'œdème aigu du poumon. Nous le croiserons encore dans les cœurs rénaux, les myocardites syphilitiques, les myocardites simples, parfois aussi dans la tachycardie paroxystique.

Comme traitement, *d'abord ce qu'il ne faut pas* faire. Il convient de renoncer au chloral, que recommande Mackenzie et qui, ou ne soulage pas à doses faibles, ou épuise encore davantage la contractilité cardiaque, lorsqu'il est ordonné à doses actives. Méfions-nous également des hautes doses digitaliques préconisées par d'autres. Plus le cœur est fortement touché, plus il faut l'aborder avec des doses médicamenteuses faibles. L'alternance du pouls indiquant une lésion sérieuse, jamais la digitaline ne devra être prescrite à des doses qui dépasseraient en une fois un dixième de milligramme.

Ce *qu'il faut faire,* c'est ordonner la digitaline à ces doses de 1/10 de milligramme, suivant notre méthode habituelle.

La *théobromine* (2 cachets de 50 centigrammes), trouvera son emploi les dix premiers jours, ainsi que le repos au lit et le régime hydrolacté de réduction. La dyspnée disparaîtra avec ce régime, mais bien que le malade respire mieux, l'alternance de son pouls persiste pour l'ordinaire.

Si le Wassermann fournit une réaction positive, une fois le cœur amélioré (au bout d'une quinzaine environ) on pourra tenter le traitement mercuriel (injections intra-musculaires de *biiodure* ou de *benzoate* de Hg : 1 à 2 centigrammes tous les deux jours). Dix à douze injections plusieurs mois de suite, le traitement digitalique étant concurremment institué. Le traitement bismuthé réussit également. Quant au traitement arsenical, nous y avons renoncé vu les accidents toxiques qu'il peut opérer à doses actives.

On comprend qu'un myocarde altéré qui baigne dans des humeurs viciées, se remette malaisément. L'altération du myocarde combattue par la digitaline, ne suffit pas. Il faut épurer l'organisme. Le traitement spécifique répondra à cette seconde indication.

IV. — LES POULS LENTS PERMANENTS

Précédemment nous avons déjà croisé les pouls lents permanents qui sont dus à la dissociation des contractions de l'oreillette et du ventricule. On sait que le rythme normal du cœur est lié à la transmission régulière de l'excitation contractile qui de l'oreillette va au ventricule. Cette transmission plus difficile est interrompue de temps à autre et c'est la dissociation auriculo-ventriculaire incomplète ou le *blocage incomplet* du cœur. Ou bien la transmission est supprimée totalement et c'est la dissociation auriculo-ventriculaire complète ou *blocage complet du cœur.*

Cette dissociation est *fonctionnelle* et subordonnée à une excitation ou à un fonctionnement anormal du pneumogastrique : troubles nerveux, lésions bulbaires, imprégnations toxiques, ou bien elle est *lésionnelle* et liée à une lésion du faisceau de His, lequel est chargé de transmettre l'excitation de l'oreillette au ventricule. Disons tout de suite qu'en pratique il est fort malaisé de distinguer ces deux sortes de pouls lents.

Même avec l'aide des tracés graphiques, il est parfois difficile de se reconnaître. Le défaut de conductibilité du faisceau de His peut en effet dépendre d'une sorte d'alternance dans la conductibilité (1). Après avoir conduit une excitation, le faisceau demeure inhibé, incapable pour un certain temps de remplir son rôle de transmission. Ce mécanisme explique la dissociation fonctionnelle. En pareil cas, ou le cœur reste lent quand même et toujours, ou bien, il reprend bientôt sa capacité d'accélération. Si, au contraire, le pouls lent tient à une lésion directe du faisceau de His (déficit circulatoire par artérite), le ralentissement n'est en général susceptible de guérison que si la cause du déficit circulatoire est, elle-même, ouverte à une

---

1. R. Lutembacher, *Bradycardie orthostatique. Intermittence de conduction du faisceau de His* (Arch. Méd. Cœur, avril 1919).

possibilité de régression (traitement mercuriel, par exemple, dans l'artérite syphilitique).

A ces dissociations fonctionnelles et lésionnelles, un troisième type peut être adjoint. Il a son importance pratique. C'est le pouls lent permanent compliqué d'extrasystoles.

Nous allons passer en revue le traitement de ces différentes formes.

1° Pouls lent permanent d'origine fonctionnelle. — Deux types peuvent se rencontrer suivant que la lenteur persiste, ou que par périodes l'accélération normale est rétablie.

1° La *lenteur persistante* ne permet guère de diagnostic différentiel. Du moins dans les premières semaines ; la durée est une présomption en faveur de la lésion organique. En effet la symptomatologie est la même, la lenteur du pouls est identique (20 à 30 battements par minute). Les crises syncopales et épileptiformes se rencontrent comme dans les pouls lents d'origine lésionnelle. Parfois la tension artérielle est plus élevée dans les pouls lents d'origine cardiaque. Encore ne convient-il pas d'accorder une trop grande importance à ce signe différentiel. La tension artérielle chez un sujet âgé alors même qu'il ne présente qu'un pouls lent d'origine fonctionnelle peut être aussi élevée que chez un autre où l'origine cardiaque est évidente. Les moyens proposés pour discerner la différence des pouls lents ne jouissent d'aucune vertu éclairante. L'injection d'atropine, qui est toxique et doit être évitée (1 à 2 milligrammes), l'inhalation de nitrite d'amyle (Josué) la compression du globe oculaire se rejoignent dans l'inutilité de leur emploi. Sous leur action le pouls ne varie pas. Parfois l'évolution du mal renseigne. C'est l'histoire d'un malade que nous avons contée il y a quelques années. Nous l'avions vu en ville avec le Dr Jamain et le Pr L. Rénon. Ce sujet âgé de 73 ans, présente une série de crises syncopales et épileptiformes. Le pouls a 65 battements. Léger athérome aortique. T. art. 20-10 (au Pachon). Wassermann négatif. Urines normales. Quarante-huit heures après ces crises, le pouls descend à 30 et 28 battements et reste finalement au chiffre de 34. Le pouls lent permanent est constitué ; très vraisemblablement d'origine bulbaire, puisque les crises syncopales et épileptiformes ont précédé le ralentissement du pouls. Si le malade présente des crises épileptiformes, le pouls se ralentit encore avant la crise. Un intervalle de quelques secondes peut séparer un battement d'un autre ; pendant la crise le pouls s'accélère. Il monte à 40, 50, 60 battements.

Si rares soient semblables faits, il convient de ne point hésiter pour la médication : une *émission sanguine* composée de quelques ventouses scarifiées sur les reins, ou de 4 sangsues derrière les oreilles réaliseront la première partie du programme. Repos absolu. Pas de saignée abondante crainte de syncope. Une *vessie de glace* sera maintenue sur la tête, son oubli, chez un malade qui a des crises épileptoïdes risquant d'être interprété à mal par l'entourage. Régime *lacto hydrique. lacté*, les premiers jours. La théobromine, la digitaline ne sont d'aucun secours. Si les crises épileptiformes se répètent, les légères doses de *morphine* (2 à 3 milligr.), jointes au *sulfate d'atropine* (1/15 à 1/10 de milligr.), répétées en injections hypodermiques toutes les 3 heures, ont pouvoir d'amender les crises. L'*huile camphrée* (une injection 3 fois par jour), sera utile également. Les préparations bromurées, de quinine demeurent d'une inefficacité absolue.

2° *L'intermittence dans la lenteur* est un fait beaucoup plus fréquent. Un malade a par exemple 36 battements à la minute. De temps à autre pendant quelques jours, le pouls remonte à la normale, 60 à 70 battements. Une fatigue, une mauvaise digestion, une émotion suffisent à ramener le cœur à 36 battements, et des syncopes peuvent s'observer lors du changement de rythme. Le traitement antidyspeptique, le repos, et, si le malade digère bien, la théobromine pure ou unie à de faibles doses de caféine, ont vite fait de réparer le dommage.

Théobromine .... 0 gr. 50
Caféine................................ 0 gr. 05
Pour 1 cachet n° 30, 2 par jour.

Et si le malade digère mal, les cachets suivants qui stimulent la contractilité de l'estomac :

> Bicarbonate de soude.................. 20 centigr.
> Craie préparée .... 30 —
> Pour 1 cachet n° 30 ; 1 après les 3 repas.

Cette *intermittence dans la lenteur* n'est point forcément un signe de pouls lent permanent fonctionnel. Elle se retrouve dans le pouls lent permanent de nature lésionnelle. Dans ce dernier cas, il se produit une véritable claudication intermittente du cœur. Le muscle est mal nourri, une lésion d'artérite envahit les artérioles de la cloison. Tout de suite songeons à la syphilis, et si le malade a eu la syphilis jadis, n'hésitons pas à entreprendre ce traitement spécifique. Le Wassermann, dans ces cas d'altération lésionnelle infime est souvent négatif.

2° Pouls lent permanent d'origine lésionnelle. — Comme pour les autres catégories de pouls lent, la syphilis est souvent dépistée à l'origine. Tout de suite, le traitement spécifique en pareil cas. Des guérisons surprenantes peuvent se produire.

En dehors du traitement syphilitique causal, qui, comme nous l'avons vu, peut réaliser des miracles (1), deux autres médicaments sont très appréciés des malades : la théobromine et la trinitrine. Ces sujets ont, souvent, une tension artérielle élevée. Parfois, les reins sont légèrement touchés. La *théobromine* favorise la diurèse et semble même assouplir les contractions trop sèches du cœur ; les malades s'en trouvent très soulagés. Quant à la *trinitrine,* elle diminue la tension pénible des battements dans la tête, la sensation de choc désagréable dans la poitrine. Les deux médications pourront être alternées ; cinq jours : 2 cachets de 0 gr. 50 de théobromine, et les cinq jours suivants, une cuillerée à dessert de la solution de trinitrine, 2 à 4 fois par jour.

1. Page 105.

Solution alc. trinitrine 1/100........... XL gouttes.
Eau distillée......................... 200 grammes.

(HUCHARD.)

Surtout, pendant les premiers temps, le *repos au lit* sera maintenu. Peu à peu, par la suite, et si le cœur ne bat point au-dessous de 22 ou 20 battements, l'accoutumance se produit, l'adaptation s'opère, les syncopes sont moins à craindre. Régime lacté, une huitaine, puis lacto-végétarien hypochloruré avec très peu de viande à midi. Un peu de vin vieux (100 grammes) est toléré sans inconvénient. Un cautère à la pâte de Vienne appliqué sur le cœur ou sur une épaule, en éliminant par la suppuration des substances toxiques pourra parfois rendre des services.

Il importe de rassurer de pareils malades. Ils deviennent aisément anxieux, se tâtent le pouls, et, quand il est très lent, se demandent avec terreur si la pulsation suviante se produira encore. Recommandons simplement l'absence d'effort, un repos d'au moins une heure après les repas, l'usage de boissons peu abondantes.

En cas d'insomnie, les préparations de *valériane*, de *teinture de cratœgus* sont tout indiquées.

Prévenons, en termes voilés, la famille du danger ; mais ne parlons pas de mort subite.

3° Pouls lent permanent avec extrasystoles. — Le pouls est très lent ; mais des faux pas, parfois des bruits lointains, faibles et courts, sont entendus par intervales (systoles en écho de Huchard). En pareil cas, la *digitaline*, contre indiquée dans les autres types de pouls lent, sera prescrite avec avantage : mais à condition d'être ordonnée à doses très faibles : soit 4 gouttes de la solution de digitaline cristallisée à 1/1000, quatre jours. Interrompre quatre jours. Reprendre quatre jours, ainsi de suite. Les contractions incomplètes s'espacent et se transforment en contractions complètes. Un malade, que jadis nous avons soigné avec le P⁏ Ballet, a vu son pouls, qui battait de 12 à 18 fois par minute, remonter à 34 et 36, sous l'effet de cette médication.

Quant aux médicaments ordonnés précédemment, ils gardent leur emploi : à savoir, la *théobromine* et la *trinitrine*, par périodes alternées, comme nous l'avons dit tout à l'heure.

La *caféine* réussit mal, en général, dans les pouls lents permanents d'origine cardiaque ; à faible dose, elle rend service dans les pouls lents permanents de nature fonctionnelle. Les autres toni-cardiaques : spartéine, strophantus, ne jouissent d'aucun effet appréciable.

IV. — Les insuffisances myocardiques

Les asystolies ou insuffisances myocardiques reconnaissent une triple cause. Tantôt il s'agit : 1º de troubles d'innervation cardiaque ; 2º de lésions de la musculature cardiaque ; 3º d'obstacles périphériques. Les deux premières causes sont les plus importantes. La troisième n'intervient que lorsqu'elle est favorisée par l'aide de l'une des autres. Un cœur ne cède guère devant un obstacle lorsque le cœur est sain. Seulement sa résistance fléchit lorsque les centres d'innervation sont touchés ou que sa musculature subit un commencement d'altération. Sans l'obstacle périphérique, l'énergie de l'impulsion cardiaque était suffisante. Devant l'obstacle périphérique, le moteur décèle son altération latente jusque-là.

Il en résulte que le praticien aura à traiter par devers soi trois sortes d'asystolies : 1º l'asystolie d'origine nerveuse ; 2º l'asystolie cardiaque ; 3º l'asystolie d'origine périphérique.

1º *Asystolie d'origine nerveuse.* — L'influence du système nerveux sur le cœur si heureusement mise en lumière par de Cyon, est établie par maints exemples cliniques. Une émotion agréable a puissance parfois à elle seule de remettre d'aplomb un cœur qui commençait à vaciller. M. Merklen nous a jadis conté l'anecdote suivante : Il connaissait un missionnaire qui, atteint de tous les signes d'une défaillance grave du cœur (oppression, gros foie, jambes enflées, etc.), et souffrant depuis des mois, guérit complètement à la suite de la conversion au catholicisme qu'il fit d'un paysan chinois. Celui-ci avait dit au missionnaire : Donne-moi ton corps, je te donnerai mon âme. Le marché fut conclu, le missionnaire avala une drogue quelconque sans effet thérapeutique, le Chinois reçut le baptême et la guérison suivit. Les médecins ne sauraient trop se rappeler cette action des émotions sur le cœur. Il y a quelques années, nous avons eu à traiter en ville un mari jaloux. Le malheureux atteint de myocardite faisait de l'asystolie à la suite de chaque scène conjugale et celles-ci se répétaient plusieurs fois par semaine. Une vie douce, une parole réconfortante, des impressions agréables peuvent beaucoup pour fortifier un cœur affaibli. L'action morale du médecin exerce des effets très salutaires sur les cardiaques. La guerre actuelle nous a montré les effets des stimulants d'un sentiment fort ; le patriotisme, a permis à des cardiaques aux armées de réaliser des miracles.

Les *émotions déprimantes* favorisent sans doute l'encombrement des toxines de la nutrition, l'organisme en est saturé ; le cœur chavire. L'asystolie d'origine émotive ne prend pas pied sur un cœur sain ; il faut que l'organe soit déjà malade. Quand il est touché, toute secousse morale vive peut amener une aggravation brusque. Chez les femmes, en particulier à l'époque de la ménopause, il semble que l'état nerveux suffise à produire des troubles d'insuffisance cardiaque. Le myocarde se laisse distendre, on observe des signes d'asystolie et cependans les malades sont susceptibles de se remettre pour de longues années (26 ans chez une malade asystolique en 1889 et qui est morte d'un cancer utérin en 1916). D'autre part, les obsédés finissent parfois par faire les accidents cardiaques qu'ils redoutaient. L'arythmie, les palpitations supportées par de longues années avec terreur peuvent entraîner des lésions véritables.

Au lieu d'être atteints par les émotions morales, les centres d'innervation cardiaque peuvent être irrigués par des *substances toxiques*, celles-ci provenant *d'actes nutritifs viciés, de poisons* (tabac), ou encore de *maladies infectieuses*. Parmi les premières, nous rangerons l'asystolie qui fait si souvent suite à certaines formes de *tachycardie paroxystique*. Celle-ci reconnaît en effet deux causes : 1° une cause nerveuse ; 2° une cause organique comme nous le verrons au chapitre consacré à cette maladie.

L'asystolie nerveuse par substances toxiques physiologiques se rencontre dans le goitre *exophtalmique*. Le plus souvent on pourra l'éviter en soignant la maladie causale. Le goitre exophtalmique produit par une déviation de la sécrétion thyroïdienne, se trouve parfaitement de l'emploi des *courants faradiques* : une électrode à la nuque, l'autre promenée sur le goitre, 10 minutes de temps.

On emploie encore le sérum d'animaux à qui on a enlevé la glande thyroïde, comme nous le verrons plus loin.

Dans le même groupe, rentre l'*asystolie surrénale*, si tant est que celle-ci-existe réellement. A l'autopsie de ces sujets, on trouve un cœur hypertrophié et une atrophie ou des lésions des capsules surrénales. Ce qui est plus intéressant, c'est la fréquence de la tuberculose pulmonaire chez de semblables malades. (JOSUÉ et BELLOIR).

L'adrénaline et les extraits surrénaux assureraient des résultats thérapeutiques heureux.

Parmi les asystolies d'origine nerveuse, nous pouvons encore ranger celles qui surviennent au moment de la *ménopause*. La pathogénie est complexe. L'excitation du grand sympathique, l'hypertension artérielle qui résulte de la pléthore vasculaire, l'obésité possible, la suppression de la sécrétion ovarienne, voilà autant de causes. A la digitaline prescrite si nécessaire à très faibles doses on pourra adjoindre l'*ovarine* (0,20 à 0,40 par jour). Les malades obèses devront maigrir. Et toutes presque toujours iront mieux. Rappelons en effet cette donnée

clinique. A l'époque de la ménopause, les accidents cardiaques affectent parfois une apparence de gravité qu'ils ne comportent pas dans le cas où l'action de la ménopause est hors
de doute ; le pronostic est souvent favorable.

Signalons encore au passage les *asystolies nerveuses post-
opératoires*. En pareil cas, on doit redouter des symptômes de
collapsus cardiaque et de syncope qui soi t combattus par
les agents classiques (caféine, injections de sérum, etc.).
Suite d'accouchement normal, des accidents de même ordre
se produisent. Le Dr Thoyier Rozat, nous a mandé ar près d'une
accouchée qui sans hémorragie et sans complication d'aucune
sorte faisait un pouls à 160, avait les extrémités refroidies et
semblait agonisante. Le lendemain tout était rentré dans
l'ordre.

Les *substances toxiques microbiennes* ont également pouvoir de produire des troubles asystoliques. En général, ceux-
ci n'aboutissent pas à l'asystolie franche. Dans les maladies
infectieuses aiguës, le sujet est couché, ne bouge pas. L'œdème
des membres inférieurs se produit rarement ; le plus souvent
on observe simplement une accélération et une arythmie des
battements avec stase pulmonaire (grippe, fièvre typhoïde,
diphtérie, etc.). En pareil cas, le cœur est souvent touché en
même temps que les centres d'innervation cardiaque. On constate des sortes de myocardites parcellaires qui suffisent à
rendre compte des accidents. Mais parfois on ne constate aucune lésion, les troubles d'hypotonie artérielle semblent
seuls en cause (Dumas), ou encore le syndrome qualifié myocardie par Mr LAUBRY et qui est fort grave, bien que les lésions
myocardiques soient absentes. Dans les formes semblables
à côté de la digitaline (1 /10 milligr.) prescrite quelques jours,
agissent les cardio-toniques plus faibles associés à des toniques
nervins : *sulfate de spartéine* (0,02 à 0,05) ; *caféine* (0,05 à 0,10)
huile camphrée (1 p. 10) ; huile éthéro-camphrée (moitié
d'huile et moitié d'éther), sulfate de strychnine en injections
hypodermiques. L'association suivante est classique :

Sulfate de spartéine .... 0 gr. 25
— de strychnine................. 0 gr. 01
Eau distillée et bouillie.............. 10 grammes.

Une injection de 1 centimètre cube matin et soir. Dans le milieu du jour une injection d'huile camphrée.

Dans certaines formes de *tuberculose pulmonaire*, et particulièrement dans la *phtisie fibreuse*, on observe des signes d'asystolie très accusés avec dilatation du cœur droit et insuffisance triscupidienne. Seulement, cette asystolie n'est pas d'origine nerveuse. L'action de la toxine tuberculeuse sur le système nevreux n'y joue qu'un rôle assez effacé. Ce qui domine cette asystolie, c'est la présence de lésions myocardiques fréquentes et aussi l'importance des obstacles circulatoires : emphyséme, sclérose pulmonaire, adhérences pleurales.

2º *Les asystolies cardiaques.* — Cliniquement on peut distinguer les insuffisances myocardiques sans dyspnée et celles avec dyspnée. Sans dyspnée, il s'agit d'une insuffisance auriculaire ; avec dyspnée d'insuffisance ventriculaire. Que cette dyspnée soit douloureuse, c'est le ventricule gauche qui est d'ordinaire touché ; qu'il s'agisse d'une simple dyspnée d'effort, c'est le ventricule droit qui est atteint. Les troubles arythmiques se produisent moins du fait de l'insuffisance ventriculaire qui se contente d'accélérer le pouls, que du fait de l'insuffisance auriculaire, due à une altération habituelle de l'oreillette droite. Comment traiter ces différentes formes ? Tant que les ventricules ne sont pas atteints, la médication reste avant tout préventive, il s'agit d'empêcher les ventricules de se prendre.

Quand les ventricules sont touchés, la médication devient curative. De là les différences qui signalent les traitements opposés aux différentes variétés. Ajoutons que, maintes fois, les différentes insuffisances s'associent pour réaliser le tableau de l'asystolie totale.

I. — Traitement symptomatique

Nous étudierons tour à tour le traitement symptomatique et le traitement causal.

1° *Insuffisance auriculaire.*—Elle se traduit avant tout par le rythme de l'arythmie complète, c'est-à-dire un mélange de phases de tachycardie et d'arythmie, traversées par des périodes de ralentissement et coupées d'extrasystoles. Le malade n'est point incommodé ; il n'a qu'une notion très vague de ses troubles dont il ne souffre pas comme dans les extrasystoles d'origine nerveuse. Il n'est point dyspnéique et dort bien.

On ne réduira guère cette arythmie, c'est pourquoi la médication curative dirigée contre elle agit peu ; seulement comme l'insuffisance ventriculaire peut se produire à la longue, on empêchera l'insuffisance ventriculaire de doubler l'insuffisance auriculaire. Dans ce but la *digitaline* sera ordonnée à titre *préventif et systématique* = 1/10 de milligramme de digitaline crist., soit 5 gouttes de la solution à 1/1000, 3 jours de suite par semaine. Interrompre 4 jours. Reprendre 3 jours, ainsi de suite. Eviter les efforts, le surmenage. Nourriture habituelle, sans excès. Comme boisson, vin mêlé d'eau aux repas. Le café est permis, s'il ne donne pas de palpitations, car il faut toujours compter avec la possibilité d'un état nerveux superposé au trouble organique.

2° *Insuffisance ventriculaire droite.* — Ici un régime diététique plus sévère intervient, associé à doses non pas plus élevées, mais plus prolongées de digitaline. Le malade offre le tableau de l'asystolie classique avec dyspnée d'effort, foie gros, œdème prétibial, œdème des bronches, urines albumineuses, souffle systolique tricuspidien, gonflement des jugulaires. Le régime diététique est celui que nous avons formulé il y a vingt ans. *Régime de réduction lacto-hydrique*, 3 à 10 jours (pas plus de 800 gr. de liquide les premiers jours, par verres à bordeaux toutes les heures), *digitaline* à doses faibles et prolongées,coupées par de très courts intervalles : soit 5 gouttes de la solution de *digitaline crist.* 1/1000, 10 jours. Interrompre 2 à 3 jours. Reprendre 10 jours, ainsi de suite. Parfois et les premiers jours 5 gouttes matin et soir. Cachets de *Théobromine* (ou Théosalvose, ou Santhéose, ou Théosol) = 2 par jour à 0 gr. 50 un mois). En même temps, *repos au lit* 10 jours, et 5 à 10 jours dans la chambre.

Le succès dans la médication comme nous l'avons dit ailleurs dépend : 1º *De la nature du mal.* Le résultat est plus durable dans certaines myocardites et dans les lésions mitrales que dans les lésions aortiques et dans les cœurs rénaux. 2º *De l'ancienneté du mal.* Plus le cœur aura subi de dilatations répétées, plus il aura de peine à se remettre et cela est également plus vrai des lésions aortiques et des cœurs rénaux où les dilatations sont plus graves que chez les mitraux où pendant longtemps le retour est possible à un état normal définitivement conservé. 3º *De la médication antérieurement employée.* Les hautes doses de digitaline (au-dessus de 10 gouttes) fréquemment prescrites épuisent la contractilité du myocarde et empêchent d'ordinaire les faibles doses d'exercer leur action curative à longue distance, maintes fois indéfinie.

3º *Insuffisance ventriculaire gauche.*— Ici le tableau clinique est un peu différent.Souvent les cœurs rénaux avec hypertension artérielle, insuffisance aortique sont en jeu. Parfois, les myocardites chroniques et l'angine de poitrine. D'autres fois, simplement la lithiase biliaire. Les symptômes sont avant tout le bruit de galop exceptionnel dans l'insuffisance ventriculaire droite. Le galop cardiaque est le signe avertisseur de l'insuffisance ventriculaire gauche. Après lui, en paraissent deux autres : la douleur rétro-sternale à forme angineuse avec dyspnée et le souffle systolique mitral. Le cœur est accéléré dès le début (86 à 100 battements). Des crises d'œdème aigu du poumon peuvent survenir alors que n'existe aucune hypertension artérielle concomitante.

Le traitement de ces variétés varie au gré du signe prédominant. Deux médications sont utiles dans toutes : la digitaline et la théobromine.

Dans le bruit de galop, la digitaline sera ordonnée aux doses de 5 gouttes de la solution à 1/1000, 10 jours de suite ; interrompre 2 jours, reprendre 10 jours. L'insuffisance aortique, vu le reflux de l'ondée sanguine, le cœur rénal vu l'hypertension artérielle réclament la plus grande attention dans la poursuite du traitement. Une suspension digitalique qui dépasse quelques jours risque de tout compromettre et de rendre inopérantes les prises digitaliques qui seront prescrites après un trop long intervalle (plus de 5 à 8 jours). Quant au risque de produire de l'hypertension artérielle grâce au traitement digitalique à petites doses, c'est là une vue que nous avons montrée fausse il y a longtemps.

La *théobromine* sera prescrite comme auparavant (2 cachets de 50 centigrammes par jour). De même, régime hydrique et hydro-lacté de réduction, avec repos au lit s'il existe une insuffisance fonctionnelle mitrale ou des signes concomitants de dilatation des cavités droites.

Que la douleur angineuse se produise avec hypertension et sans galop cardiaque, la dose de *digitaline* pourra être réduite : 5 gouttes et 3 jours de suite par semaine, concurremment avec la théobromine (2 cachets de 50 centigrammes quelques semaines de suite). Les *nitrites* (trinitrine, nitrite d'amyle) sont surtout actifs contre la douleur elle-même : à titre préventif, leur efficacité est douteuse.

Mais au moment de la douleur, une inhalation d'une ampoule de *nitrite d'amyle* ou l'ingestion de quelques *gouttes de trinitrine* (3 à 4 gouttes de la solution à 1/100 agissent comme des sédatifs merveilleux. Les petites injections de morphine (3 milligrammes toutes les 2 heures), réussissent surtout dans les crises subintrantes d'angine de poitrine, associées au pareil cas à la *vessie de glace* sur le cœur, au repos au lit et au régime hydro-lacté de réduction.

Dans les cas de *souffle mitral*, et surtout d'*œdème aigu* du poumon, une médication domine toutes les autres : une *émission sanguine* de 200 grammes à 300 grammes.

Une légère injection *de caféine* (0 gr. 05) en soutenant le cœur immédiatement sera également pratiquée, la digitaline faisant en effet attendre son action trop longtemps. L'*ouabaïne* en piqûres intra-musculaires (1/4 milligr.) est un peu douloureuse, mais réussit également. De même une piqûre avec 2 à 3 milligr. de *morphine*.

4° Quant à l'*insuffisance à la fois des ventricules gauches et droits*, les règles de médication sont celles des insuffisances droites avec le repos au lit, le régime de réduction et la médication que nous avons indiqués. Les différences se feront jour au gré des divers symptômes dont nous avons précédemment donné le traitement. Il est à noter toutefois que les douleurs angineuses cèdent le plus souvent une fois que le cœur est dilaté. C'est un fait que Huchard avait signalé autrefois et auquel sont opposés de rares démentis. Dans la dilatation des deux ventricules, le praticien aura donc rarement à songer à la médication anti-angineuse.

II. — TRAITEMENT CAUSAL.

A larges traits, nous venons de dessiner le tableau des insuffisances myocardiques indiquant les grandes lignes de la médication. Il nous reste à parler du traitement causal qui viendra se superposer à celui que nous avons précédemment formulé.

Reprenons les cadres où nous avons disposé les diverses sortes d'insuffisance myocardique : 1° l'insuffisance auriculaire ; 2° l'insuffisance du ventricule droit ; 3° l'insuffisance du ventricule gauche ; 4° l'insuffisance totale.

I. *Insuffisance auriculaire.* — Celle-ci qui se révèle comme nous l'avons vu, par le rythme de l'arythmie perpétuelle, s'observe dans plusieurs conditions : 1° les *cœurs atteints de lésions valvulaires.* Il s'agit, en général, de mitraux en état d'adaptation, voire de fléchissement myocardique. Il est difficile d'atteindre la cause. Le traitement digitalique sera institué à peu près seul avec le régime requis ; 2° les *cœurs gras* ; 3° les *cœurs rénaux* ; 4° les *cœurs syphilitiques* ; 5° les *cœurs séniles.*

2° *Les cœurs gras.* — A la digitaline, on adjoindra en pareil cas la théobromine, celle-ci favorisant la déchloruration de l'individu et le vidant des réserves d'eau salée où baignent ses cellules adipeuses : 2 cachets de 50 centigrammes, un mois.

Le régime alimentaire comprendra la réduction des hydrocarbones : pas plus de 80 grammes de pain par jour. Aux repas : 60 grammes à 100 grammes de viande froide dégraissée ou de viande grillée ou rôtie : sans jus ni sauces. Pas de potages, de farineux, de pâtes, de sucre. Légumes verts. Salades cuites. Epinards. Haricots verts, à l'eau avec peu de beurre et peu de sel. Un fruit, pomme ou poire ou orange après les repas. Aux repas de midi et du soir, un verre de vin blanc (100 gr.) mêlé d'eau (100 gr.). Du café sans sucre est permis à midi. Au premier déjeuner : deux œufs à la coque, un verre d'eau chaude (200 gr.).

Au coucher : un verre d'eau chaude.

L'amaigrissement est d'environ 300 grammes par jour les premiers jours et ensuite de 150 grammes. On continue deux à six mois.

L'arythmie, si elle ne cède pas complètement devient au bout de peu de temps moins accusée ; lorsque le malade aura maigri de 15 à 30 livres, de nombreux battements réguliers pourront s'entendre sans qu'un faux pas en coupe le rythme normal.

Les insuffisances auriculaires des obèses, si elles ne sont point soignées à temps, finissent toujours par s'accompagner d'insuffisance ventriculaire. Si celle-ci s'est produite, attention ! Le sujet, bien que guéri, demeure exposé à un accident terrible : une mort subite survenant deux, quatre, dix ans après et alors que le malade ne songeait plus à son cœur depuis longtemps.

3° *Les cœurs rénaux.* — L'arythmie est plus rare dans les cœurs rénaux. Le galop cardiaque est la signature du cœur rénal. Quand il existe une arythmie concomitante, cette particularité se retrouve le plus souvent chez des obèses à cœur gras devenus rénaux par la suite. Le traitement de cette arythmie consistera simplement à adjoindre la digitaline à la théobromine et au régime lacto-végétarien usuel.

4° *Les cœurs syphilitiques.* — Dans une communication à l'Académie de médecine (1911), nous montrions que l'arythmie complète, c'est-à-dire l'insuffisance auriculaire, était fréquemment d'origine syphilitique. Tout sujet atteint d'un rythme de cet ordre, s'il n'est ni obèse, ni rénal, ni âgé, court chance d'être un syphilitique. La clarté d'une réaction de Wassermann ouvrira la voie. Quand la syphilis est en jeu, celle-ci est souvent supra-positive. Nous ne l'avons point trouvée en défaut quand les signes cliniques marquaient l'orientation dans un pareil sens. Des auteurs se montrent moins absolus : à nos lecteurs nous donnons simplement les résultats d'une pratique personnelle et déjà longue. Au surplus, cette réaction positive ne cède que lentement. Il faut trois à quatre années de traitement pour la rendre négative. Le mercure est la médication de choix. Aucun accident et les malades se remettent. Après le mercure, le bismuth inoffensif, également. Les arsenicaux aux doses actives, sont davantage à redouter.

Comme pour les cœurs gras, l'arythmie interrompt ses périodes d'accélération et de ralentissement pour ne plus se traduire que par quelques faux de temps à autre.

D'ordinaire, nous pratiquons un an de suite 10 à 12 injections mensuelles de benzoate de Hg à 2 centigrammes (intra-musculaires) ; au bout de un an, 10 à 12 injections tous les 2 mois. Ainsi de suite, 2 à 3 ans. Se contenter ensuite de deux séries par an pendant 4 à 5 ans. Digitaline (1/10 milligr.) 3 à 4 jours par semaine, théobromine : 5 jours environ sur 10, deux cachets de 50 centigrammes.

En général, pendant le traitement mercuriel, nous supprimons viandes et bouillons gras.

5° *Les cœurs séniles.* — Ici, c'est le triomphe de la digitaline alternée ou non avec le strophantus (1/10 de milligramme de digitaline 3 jours de suite par semaine : 4 jours, 2 pilules d'extrait de strophantus à un milligramme). Pendant des années, les malades vont bien et ne se plaignent point de leur cœur. Le cœur sénile, bien moins que les cœurs liés à des altérations d'un autre ordre, est exposé à une évolution progressive. Il s'arrête en cours de route et c'est aussi heureux pour le médecin que pour le malade. Parfois la maladie se rencontre en dehors des causes que nous venons de spécifier. Un *traumatisme* peut être en jeu ; tel à un homme de 32 ans qui par suite d'un effort violent ressentit une violente douleur rétrosternale. L'arythmie complète s'installa les jours suivants et il la garde depuis quinze ans.

II. *Insuffisance ventriculaire droite.* — Celle-ci fait suite à des lésions valvulaires ou myocardiques. Parfois un simple trouble fonctionnel s'inscrit à l'origine. LAUBRY et WALSER ont donné à ce trouble caractérisé par des symptômes graves le nom de myocardie (1). L'obésité, le cœur rénal, la syphilis, le cœur sénile peuvent entraîner l'insuffisance ventriculaire droite. Le régime hydrolacté de réduction, avec digitaline et théobromine sera institué avant que le médecin s'adresse à la cause, quand celle-ci est réductible : obésité ou syphilis. Le traitement de l'*obésité* toutefois, en présence

1. Jean Walser, *La myocardie* (travail du service de M. Laubry, 1925. Doin.

d'un cœur qui a fléchi, consistera plus dans la *réduction des aliments* que dans la prescription des albuminoïdes. Ceux-ci, en particulier les viandes, sont d'ordinaire mal supportées. L'alimentation reprise, le poisson, les œufs, les légumes verts composeront le fond du régime. Dans *la syphilis*, le traitement mercuriel ne sera entrepris qu'après que les ventricules étant revenus sur eux-mêmes, les systoles auront reconquis une puissance de contraction suffisante. En dépit de la gravité apparente, de surprenantes améliorations peuvent être obtenues, avec l'appoint du traitement digitalique à doses faibles et subcontinues.

Dans la myocardies (LAUBRY) l'évolution semble inexorable et survient dans la plupart des cas — Les bruits du cœur sont sourds et rapides, il y a des extrasystoles, un pouls alternant, une pression artérielle basse — Dans les formes associées, le traitement antisyphilitique, anti-rhumatismal, parfois la médication thyroïdienne ont donné des résultats.

Contre l'élément rénal et la sénilité, nous sommes naturellement plus dépourvus. Traitement lacto-végétarien et digitalique pour le premier et pour la sénilité, une fois les œdèmes résorbés, même médication végétarienne et digitalique. Mais l'insuffisance ventriculaire liée à la sénilité est d'un pronostic lointain plus favorablement assuré que l'insuffisance ventriculaire d'origine rénale.

Dans les insuffisances ventriculaires droites, une place doit être réservée, à celles qui suivent les *myocardites aiguës*. Ici le tableau clinique est un peu différent. L'insuffisance auriculaire avec arythmie s'adjoint à l'insuffisance ventriculaire droite. Seulement celle-ci ne produit guère d'œdème des membres inférieurs, le malade restant couché du fait de l'affection aigue qui le terrasse. Les troubles du rythme cardiaque avec congestion du foie, œdème des bases, dyspnée, urines albumineuses sont les grands avertisseurs.

La digitaline agit moins bien. Il faut intervenir et vite. Les injections d'huile *éthéro-camphrée, de caféine* (0 gr.05) 1 à 2 par jour, surtout l'application d'une *vessie de glace* sur le cœur sont les grands facteurs de la guérison. L'*adrénaline* sera ordonnée concurremment (30 à 40 gouttes par jour de la solution à 1/1000), la *spartéine* en injections sous-cutanées (0,03) matin et soir, se montrera également efficace.

Vis-à-vis du traitement causal, usons de réserve ! Il ne sera institué qu'en toute sécurité : sérum antidiphtérique par exemple dans la *diphtérie* (20 à 60 cc.), mais déjà dans le *paludisme*, il conviendra de se méfier de la quinine à haute dose et le *salicylate de soude* sera suspendu dans la myocardite rhumatismale. Tous ces remèdes risquent d'épuiser une contractilité myocardique déjà compromise.

En général dans la plupart des maladies infectieuses, la thérapeutique causale étant mal connue, on se contentera du traitement symptomatique institué avec prudence. Petites doses médicamenteuses toujours et si l'on donnait des bains froids à 25° comme dans la fièvre typhoïde, continuer quand même, mais bouger le malade avec précaution et élever le degré thermique (à 35°) jusqu'à disparition des accidents cardiaques.

III. *Insuffisance ventriculaire gauche.* — Le traitement spécifique, du jour où le cœur gauche est dilaté, réussit mal ; il est mal supporté et nous ne l'avons jamais vu réussir, la médication étant entreprise trop tard. La syphilis rénale avec hypertension fait de même le plus souvent suite à une aortite de même nature. Si celle-ci est traitée à temps, les reins reste épargnés en général. Du jour où il sont pris, leur atteinte annonce une aortique qui n'avait pas été soignée et les accidents sont si graves qu'il faut se contenter — sauf rares exceptions — de s'en tenir aux symptômes.

IV. Quant à *l'insuffisance cardiaque totale*, elle ne soulève pas de problème qui n'ait été abordé dans les insuffisanses partielles. Toujours le régime hydrolacté de réductions, la digitaline à 1/10 de milligrammes, la théobromine en même temps. Si ensuite les cavités droites ont surtout été prises, qu'il existe de l'arythmie auriculaire et si le sujet a eu la syphilis, songer au traitement mercuriel et faire maigrir s'il s'agissait d'un obèse.

3° *L'asystolie d'origine périphérique.* — Nous avons dit que cette asystolie existe rarement quand le cœur est parfaitement sain. Toutefois, il peut se faire que le cœur ne suffise pas à sa tâche. S'il défaille devant elle, c'est qu'un obstacle s'est mis en travers de son effort. Réduisons l'obstacle. Le cœur, même s'il est touché quelque peu, pourra faire face à son travail, sans manifestation nouvelle de fatigue. Ces obstacles sont de divers ordres et tout d'abord l'*œdème dur* des membres inférieurs, la *surcharge graisseuse du cœur* ou au moins un certain degré d'embonpoint du sujet, la *présence du liquide dans les cavités séreuses* (plèvre, péritoine). Faisons disparaître l'œdème dur à l'aide de mouchetures (5 à 6 mouchetures par jambe, après antisepsie soigneuse, onctions consécutives de vaseline stérilisée pour éviter la macération de l'épiderme), faisons maigrir le sujet, vidons son épanchement thoracique ou abdominal (l'épanchement thoracique étonne souvent par une abondance que l'examen objectif n'avait pas laissé soupçonner), nous pourrons obtenir des résultats qui touchent au merveilleux. La digitale, impuissante, tant que l'obstacle n'était pas réduit, à tonifier le cœur, parviendra à cette fin, du jour où le cœur ne sera pas préalablement épuisé à combattre une résistance périphérique contre laquelle il luttait sans résultat. Nous avons guéri en les faisant maigrir nombre d'obèses qui, à un moment donné, avait offert des phénomènes inquiétants : hypertension artérielle, galop cardiaque, oppression vive. A titre prophylactique, nous leur continuons pendant des mois l'administration de la digitaline à très faibles doses 1/10 de milligramme, 5 jours de suite. Interrompre 5 jours et reprendre). Ils vont bien, leur cœur n'a plus tendance à être forcé, tous les symptômes morbides ont disparu.

L'obstacle au cours du sang peut parfois être irréductible :
c'est ce qui arrive dans les vices de conformation. Les *bossus*
ont un champ respiratoire restreint ; le cœur se fatigue à lutter contre l'obstacle. L'asystolie des bossus est soulagée par
la saignée qui amène une rapide déplétion du système veineux. La digitaline à doses très faibles maintient un certain
degré de tonicité de la fibre cardiaque, mais les hautes doses
du remède sont complètement interdites. Il ne faut jamais exci
ter fortement un organe que des conditions physiologiques
incurables empêchent de relever tout à fait.

Jadis et sous l'influence des idées de M. Potain, on avait
décrit une *asystolie d'origine gastrique.* Si la maladie existe,
nous ne l'avons jamais vue. Il nous est arrivé de traiter maintes
fois en ville des malades classés sous cette rubrique. C'étaient
des asystoliques qui digéraient mal du fait de leur asystolie
qui congestionnait leur foie et amoindrissait leur fonctionnement gastrique. Ou encore, c'était tout simplement des
sujets atteints d'un embarras gastrique, suite d'un écart
de régime. Après 2 ou 3 jours de régime alimentaire sévère
et d'un laxatif quotidien, aidé de poudres absorbantes, le
tube digestif se remettait. Mais le cœur restait malade, et
le traitement cardiaque ou cardio-rénal s'imposait. Ce qui
existe, ce sont les accidents d'insuffisance du cœur gauche,
liées à la lithiase biliaire (1). Des crises angineuses, de la tachyarythmie, des crises d'œdème du poumon se produisent,
bien que la tension artérielle reste basse. Ces malades se prolongent de très longues années. Deux d'entre eux ont été
heureusement opérées l'une par Mr Walter, l'autre par
M. Gosset (Cholécystostomie chez l'une et drainage du cho-
lédoque chez l'autre).

1. Ch. Fiessinger, *Les insuffisances ventriculaires gauches et les crises
hépatiques (J. des Pratic.,* 7 nov. 1923 et 25 mars 1925).

V. — Le souffle systolique mitral.

Le souffle systolique mitral, disent les classiques, est vibrant, rude, en jet de vapeur, quand il est dû à une insuffisance d'origine endocardique, et lié à une lésion valvulaire directe ; il est doux, profond et susceptible de disparition quand il est de nature fonctionnelle et produit, les valvules étant saines, par la dilatation de la cavité ventriculaire gauche. L'assertion en général est exacte, bien que sujette à des exceptions qui déroutent singulièrement le diagnostic. Dans notre travail sur les myocardites *atténuées* et *curables*, nous avons cité l'exemple d'un jeune homme réformé du service militaire pour une insuffisance mitrale d'origine endocardique ; il présentait en effet un souffle mitral en jet de vapeur qui persista très longtemps et disparut ensuite au bout de quelques années, à la suite d'un repos prolongé au lit, avec régime de réduction et digitaline à doses subcontinues. En réalité, il s'agissait d'une myocardite atténuée avec dilatation du cœur gauche et insuffisance mitrale fonctionnelle.

Ne nous basons donc pas sur les caractères du souffle pour opérer la distinction et attachons surtout de l'importance à la permanence du souffle lui-même. Un souffle organique ne varie guère, un souffle fonctionnel parait, se dissipe, se fait entendre à nouveau.

1° Souffle mitral organique. — Le souffle persiste ; il y a chances pour qu'il soit organique. En nous attachant d'une part aux antécédents, de l'autre aux signes concomitants, cherchons maintenant à quel type appartient le souffle ainsi constaté. Une atteinte antérieure de rhumatisme articulaire aigu, de grippe, d'amygdalite grave, laisse présager un souffle d'origine endocardique ; la présence d'un souffle systolique de l'aorte ferait pencher en faveur d'une insuffisance mitrale des artério-scléreux (Huchard), s'il ne semblait pas que nombre de sujets rentrant dans ce dernier cadre ne sont pas plutôt des sujets atteints d'insuffisance mitrale ancienne, d'origine infectieuse, et devenus athéromateux sur le tard. Enfin si le souffle s'est produit à la suite d'un effort, on peut songer à une rupture valvulaire, celle-ci portant plus fréquemment sur les cordages tendineux que sur les muscles papillaires eux-mêmes.

I. *Insuffisance mitrale d'origine endocardique* ne réclame aucun traitement médicamenteux tant que le cœur n'a pas fléchi ; Un régime diététique normal, une hygiène surveillée permettront au sujet d'atteindre l'âge le plus reculé. Est-il soumis à des fatigues excessives, comme il est arrivé à des officiers et aux soldats en temps de guerre ? On pourra conseiller à titre préventif l'emploi de V gouttes de la solution alcaline de digitaline cristallisée à 1/1000, deux jours de suite par semaine.

II. *L'insuffisance mitrale des artério-scléreux* (Huchard) serait due à la propagation mitrale des lésions athéromateuses de l'orifice de l'aorte (Huchard). Le fait est possible, encore qu'exceptionnel. Le souffle systolique mitral associé à un souffle systolique de l'aorte d'origine athéromateuse, traduit plutôt l'existence d'une double lésion associée que d'une seule s'étant portée sur des orifices différents. Le souffle mitral est ancien et d'origine endocardique, le souffle aortique s'y étant superposé avec les lésions athéromateuses sur le tard, ou bien le souffle mitral est de nature fonctionnelle et dû à un fléchissement myocardique survenu chez un athéromateux.

Dans les trois éventualités, le traitement est quelque peu différent. Quand le souffle mitral s'ajoute à une lésion athéromateuse de l'aorte, une question primordiale se pose. Le rein est-il participant ou non à la lésion? Si oui, c'est le traitement rénal avec la théobromine et le régime lacto-végétarien si souvent recommandé par Huchard

Le rein filtre-t-il normalement ? La médication, comme dans les cas d'athérome localisé et de lésion mitrale bien compensée, demeure diététique et soumise aux conditions d'hygiène habituelles.

Si maintenant le souffle mitral superposé est doux, aspiratif, variable, une dilatation ventriculaire est associée sur laquelle nous reviendrons tout à l'heure.

III. *L'insuffisance mitrale par rupture de l'appareil valvulaire* s'observe à la suite d'un effort chez un sujet dont la tension artérielle est d'ordinaire élevée. Une douleur vive surgit avec dyspnée et tendances syncopales. Les deux valvules du cœur sujettes à se rompre étant la valvule de l'aorte et de la mitrale, tout en donnant l'histoire de la seconde, nous dirons quelques mots de celle de la première.

Le traumatisme qui produit la rupture valvulaire de l'aorte ou de la mitrale, apparait communément à la suite d'un effort soudain, que l'action locale de l'effort soit ou non préparée par une altération de la valvule intéressée. Une course rapide, suite de la grippe, peut produire une rupture des valvules aortiques, comme nous en avons jadis constaté un exemple ; les deux cas que nous avons enregistrés de rupture de la valvule mitrale ont trait à deux cardio-rénaux avec hypertension artérielle. Une course avait également donné le signal de l'accident.

Du côté de la *mitrale*, la lésion consiste essentiellement en déchirures des piliers ou en rupture des cordages tendineux ; les voiles membraneux échappent pour l'ordinaire. Pour les *sigmoïdes aortiques*, la valvule droite et la valvule postérieure sont les plus fréquemment altérées, soient qu'elles offrent une déchirure ou soient arrachées à leur insertion.

La nature de la maladie se révèle avant tout par la brusquerie dans l'apparition des signes physiques. Il n'existaient pas la veille ; les voilà installés aujourd'hui et avec une sorte d'éclat tapageur qui fait défaut dans les lésions valvulaires non traumatiques. Le *souffle diastolique aortique* est musical, rude, perceptible à distance ; le *souffle systolique mitral* est en jet de vapeur et déchire l'oreille. Une douleur vive dans la région du cœur, accompagnée ou non de tendances syncopales, ouvre la scène clinique, d'autres fois, et nous avons vu la chose pour une dame de 70 ans, que nous traitions en ville avec le Dr Guillain (de Paris), le début est pour ainsi dire latent, au milieu des signes dyspnéiques liés à un état cardio-rénal antérieur. La veille, le cœur était sain ; le lendemain matin, un souffle systolique en jet de vapeur se propageait de la pointe du cœur vers le dos et il persista sans atténuation jusqu'à la mort survenue trois ans plus tard.

Après l'orage des premières heures, le tableau s'apaise assez rapidement et les malades peuvent reprendre leurs occupations pour de longues années. Il arrive même que des rénaux hypertendus, sujets à des crises angineuses, voient l'intensité de leurs douleurs diminuer, du jour où la valvule mitrale est rompue.

Une longue survie est possible ; au bout de treize ans, un jeune homme qui s'était rompu les valvules aortiques accomplissait sans peine son travail d'ouvrier en peignes ; des survies plus longues ont été enregistrées. L'échéance fatale reculée très loin semble rare, moins du fait de la lésion traumatique elle-même que de l'état de l'appareil cardio-vasculaire préalable. La rupture s'effectuant sur un organe déjà plus ou moins touché, la gravité provient de la valeur de l'altération antérieure.

Le *traitement est simple* : le repos au lit après l'accident, vessie de glace sur la région précordiale, *régime hydro-lacté* de réduction quelques jours, injection *de morphine* pour calmer la douleur (une injection de 3 à 4 milligrammes toutes les trois heures jusqu'à sédation). Au bout de six à huit jours, reprise graduelle de l'alimentation et d'occupations qui ne nécessitent point un effort musculaire notable. Les cardiotoniques n'ont guère à intervenir que du jour où le myocarde fléchira et cette échéance peut tarder fort longtemps, comme nous venons de le voir.

La *question médico-légale* a trait dans l'espèce au problème des accidents du travail. Dans quelle mesure l'effort accompli au cours d'un travail est-il responsable et quelle part accorder à l'état antérieur du sujet ?

Les diverses jurisprudences sont d'accord pour conférer une valeur absolue à l'accident lui-même, puisque, avant son atteinte, aucune entrave ne s'opposait à l'exercice de l'activité professionnelle. En Allemagne les rentes d'invalidité pour cardiopathies traumatiques varient de 50 à 70 % ; la victime est réduite à l'état d'infirme. La guérison est impossible et des accidents plus sérieux ne peuvent que se produire par la suite.

En dépit de la sévérité des tribunaux, le souci de la vérité exige du médecin une sérieuse enquête sur les commémoratifs. Tout d'abord le sujet a-t-il eu la syphilis ? Venait-il d'être atteint d'une maladie infectieuse aiguë ? Présentait-il les signes d'une endocardite antérieure ? Quel est le degré de sa tension artérielle ? Avait-il eu des crises d'urémie ?

Une maladie aiguë antérieure qui touche l'endocarde, laisse le cœur en meilleure résistance qu'une affection chronique d'origine rénale. Si l'effort accompli dans la convalescence d'une grippe produit la rupture d'une valvule, le dommage subi est beaucoup plus grave que celui dont aurait droit de se plaindre un cardio-rénal.

2° Le souffle mitral fonctionnel, au contraire du souffle mitral organique qui ne réclame pas de digitale tant que le myocarde résiste, a au contraire besoin de la médication digitalique immédiate, car ce souffle annonce une *dilatation du ventricule gauche*.

On a, il est vrai, décrit une insuffisance mitrale *fonctionnelle d'origine spasmodique,* qui se produirait à la suite d'émotions, chez les hystériques ou les névropathes.

Nous n'avons rien observé de pareil. Sans doute s'agit-il, dans l'espèce, de bruits extra-cardiaques, le souffle étant plutôt post-systolique (Huchard) que systolique, et ne se propa-

geant ni vers l'aisselle ni vers le dos. Aucun traitement n'est,
du reste, opposable à cette forme de souffle.

Le *souffle fonctionnel* s'observe dans les dilatations ventriculaires gauches, celles-ci surtout fréquentes dans les
cœurs rénaux, les myocardites chroniques, la symphyse du
péricarde, l'insuffisance aortique, l'œdème aigu du poumon où
il disparait souvent en quelques heures. Il a été signalé dans
l'angine de poitrine. Cette dernière maladie se produisant
dans diverses conditions : cœurs rénaux, myocardites, etc.,
et amenant, quand elle se prolonge, une fatigue du myocarde, il est naturel que, les cavités ventriculaires gauches
se dilatant, un souffle systolique mitral puisse être perçu.

Dans tous les cas où le souffle est entendu, aucun doute. Il
faut : le *repos au lit*, 15 jours ; le régime *lacto-hydrique* de
réduction, 8 à 10 jours (pas plus de 800 à 1200 cc. de liquide
dans les 24 heures) ; une application de 6 ventouses scarifiées
sur la région cardiaque suivie de l'application d'une vessie de
glace. En plus digitaline, suivant la méthode habituelle et
dans les jours d'intervalle, ouabaïne (1/4 de milligr. en
injection intra-musculaire) ou pilules d'*Extrait de Strophantus* (2 à 1 milligr.)

VI. — Le souffle systolique de l'aorte.

Le souffle systolique de l'aorte se rencontre dans trois conditions déterminées : 1° le rétrécissement aortique ; 2° l'épaississement de la valvule sans dilatation de l'aorte ; 3° l'aortite
chronique avec dilatation du vaisseau.

Ajoutons le souffle extracardiaque *post-systolique* (Huchard)
et non pas systolique, de la région aortique, dont le timbre
aspiratif et la mutabilité, joints à son apparition non pas pendant, mais un peu après la systole permettent d'établir la
nature. Si les médecins n'hésitent guère en sa présence, il
n'en va pas de même du souffle systolique, plus rude et permanent qui dissimule une lésion plus ou moins accentuée.

Chez les sujets jeunes, on prononce le nom de rétrécissement; chez les sujets âgés, d'aortite chronique.

Il n'est guère laissé de place pour le souffle dû au simple épaississement rugueux de la valvule et qui de tous est peut-être le plus fréquent.

Un mot sur chacun d'eux :

1° Le souffle du rétrécissement aortique vrai compte comme une rareté à l'état isolé ; d'ordinaire il est associé à une insuffisance aortique et ce sont les signes de cette dernière maladie qui tiennent le premier plan. Quand il est isolé, le rétrécissement s'accompagne à la palpation d'un frémissement cataire, le souffle est râpeux, granuleux (Huchard), pouls petit. Ce rétrécissement est congénital à titre exceptionnel, ou fait suite à un rhumatisme articulaire aigu. Aucun traitement spécial à cette forme qui se réclame du régime diététique habituel des affections cardiaques : c'est-à-dire petits repas, boissons restreintes, exercice modéré. La médication digitatique n'intervient que du jour où le myocarde a fléchi, éventualité qui dans le rétrécissement aortique rhumatismal peut être reculée à très longue échéance.

2° Le souffle des épaississements valvulaires sans dilatation de l'aorte. — Chez des sujets encore jeunes, des femmes de trente-cinq à quarante ans, ayant tendance à l'embonpoint, on observe ce souffle parfois rude et râpeux, pouvant se renforcer au niveau de la pointe et faire croire à une insuffisance mitrale surajoutée laquelle n'existe pas. Aucune gravité n'est attachée à ces souffles. Un dépôt athéromateux localisé produit ce signe morbide qui ne s'accompagne d'aucun trouble fonctionnel. Entre soixante et soixante-cinq ans, il apparaît sur une aorte peu touchée par ailleurs. Normale dans l'âge adulte, la tension artérielle, à soixante-cinq ans, est celle de tout sujet à cet âge. Si la dyspnée se surajoute au souffle, il convient d'en chercher la cause ailleurs, dans des troubles digestifs concomitants chez des sujets jeunes, ou dans une insuffisance cardio-rénale, à partir d'un certain âge. Pour le souffle lui-même aucun traitement ; les iodures, en dehors de la syphilis, restent à l'état de médication théorique. Le vice de nutrition qui a produit l'épaississement valvulaire sera plutôt corrigé par l'emploi de laxatifs et la prescription d'un régime alimentaire moins substantiel. On fera maigrir les obèses jusqu'à disparition de la dyspnée.

3° Le souffle avec aortite chronique et dilatation de l'aorte. — Entre cette forme et la précédente prennent rang tous les intermédiaires, soit que la précédente demeure à l'état pur et sans aucun des signes qui caractérisent le type actuel, soit qu'il existe concurremment l'un ou l'autre de ces signes. Ils sont au nombre de deux principaux : la *dilatation de l'aorte* qui se traduit par la surélévation de *l'artère sous-clavière droite* et le *retentissement clangoreux* à éclat métallique du second bruit aortique. Nous ajouterions l'*image radioscopique* si les dessins fournis par cette dernière n'étaient parfois l'objet de confusions regrettables.

L'*insuffisance aortique* avec souffle diastolique est exceptionnellement une complication de l'aortite athéromateuse, si tant est qu'elle y fasse réellement suite ; dans les 3/4 des cas où elle s'observe, elle se rattache à une *aortite syphilitique*, laquelle avant la réaction de Wassermann, a été trop longtemps méconnue au détriment des malades. Comme complications possibles du souffle systolique de l'aorte, il en est trois auxquelles il faudra toujours songer : 1° la première a trait à un *anévrysme de l'aorte*. Les souffles systoliques à timbre rude chez les syphilitiques devront toujours être observés avec méfiance et suivis de près quant à l'évolution ultérieure.

Les deux autres complications qui accompagnent l'aortite chronique sont l'*angine de poitrine* et l'*insuffisance rénale* avec l'hypertension artérielle habituelle.

L'*angine de poitrine* qui se juxtapose au souffle systolique de l'aorte peut être d'origine syphilitique. C'est la première notion à vérifier, le traitement spécifique ayant pouvoir de faire rapidement rétrocéder les accidents. Les autres causes sont d'accès thérapeutique inégalement abordable. La douleur fait suite à une névralgie, que celle-ci soit d'origine émotive, digestive, rénale, hypertensive, myocardique ; on trouve la raison de sa fixité dans une véritable inflammation, une périaortite surajoutée. Les traitements seront commandés par les variétés causales. Le système des petits repas (un plat toutes les deux heures, des boissons modérées) et le repos au lit réussissent dans toutes ces formes. La *théobromine* trouve son emploi dans les origines rénales, la *digitaline* dans les débuts de distension myocardique. Quant il existe une *périaortite*, cette dernière se produit surtout à un âge avancé, et tenace, permanente, en tant que douleur, s'exaspère en crises paroxystiques que les médications habituelles soulagent imparfaitement. Les injections hypodermiques de *morphine* (2 à 3 milligrammes toutes les 3 ou 4 heures) apparaissent en pareil cas comme la médication de choix.

Quand elle est *d'origine rénale*, la névralgie angineuse cède tout de suite à l'institution du régime hydrolacté avec repos absolu au lit. Même si l'aortite ne se compliquait pas de manifestations douloureuses, elle peut, en cas d'insuffisance rénale, provoquer des crises dyspnéiques qui se calment par la même médication, renforcée, si nécessaire, par la pratique d'une émission sanguine.

Toutes ces indications, le médecin saura y satisfaire sans difficultés. La seule précaution qu'il lui conviendra de prendre aura trait au pronostic même du souffle systolique de l'aorte, Qu'il se garde du premier coup de conclure à un rétrécissement ou à une aortite chronique. Ce peut être un simple épaississement valvulaire, sans importance clinique et qui apparaissant dans un âge encore jeune, n'empêche nullement la vie de se poursuivre sans incidents et jusqu'à des limites normales.

VII. — Le souffle diastolique de l'aorte.

Le souffle diastolique de l'aorte donne lieu à des indications thérapeutiques variables suivant la cause d'abord et la résistance du muscle cardiaque.

Le traitement causal répond à la nature même du souffle. Est-il 1° d'origine endocardique, 2° d'origine athéromateuse, 3° d'origine syphilitique, 4° appartient-il bien à l'aorte ou bien ne s'agit-il que d'un rétrécissement mitral, qui ne se manifeste guère que par le roulement diastolique, que l'on rapporte à tort à l'orifice aortique ? Dans toutes ces formes le traitement est différent. 5° Il ne se rejoint dans l'adoption d'une médication unique qu'à l'heure où faiblit le muscle cardiaque. A ce moment la digitaline s'impose.

1° *Souffle diastolique d'origine endocardique.* — Dans nos pays, le rhumatisme articulaire aigu est la grande cause. Viennent ensuite la grippe et la pneumonie. Le paludisme est souvent déjoué à l'origine ; pour notre part nous n'avons jamais vu de paludéens purs atteints d'insuffisance aortique. Tous ils avaient eu la syphilis.

Joignons les ruptures valvulaires qui se produisent le plus souvent à la suite d'un effort chez un hypertendu. Le souffle en pareil cas est toujours plus intense, vibrant, souvent musical. Si le sujet avait préalablement des crises angineuses, il est souvent amélioré à la suite de sa rupture valvulaire. Jadis Huchard avait déjà montré cette conclusion thérapeutique.

Des auteurs ont décrit le souffle diastolique fonctionnel. Il est exceptionnel.

En général pour tous ces souffles, aucun traitement. Le régime diététique suffit aux rhumatisants ; en plus, gargarismes antiseptiques trois fois par jour pour éviter l'angine rhumatismale ; pas de localités humides et froides ; le malade évitera les efforts musculaires. La bicyclette est mal tolérée ; les soldats qui sont partis au front avec une insuffisance aortique ont en général fait des insuffisances myocardiques rapides.

2° *Souffle diastolique d'origine athéromateuse.* — Ce souffle est exceptionnel ; l'athérome de l'aorte fait un souffle systolique, non diastolique. Quand le souffle diastolique existe, il faut toujours songer à la syphilis. Le Wassermann est en général positif. Acceptons pour certains vieillards cette étiquette de souffle diastolique athéromateux. Quand la syphilis n'est pas en cause, ce souffle est d'ordinaire plus bref et plus lointain, mais rien n'est assuré à cet égard. Les *iodures* à faible dose, les laxatifs sont la meilleure médication. Ajoutons la théobromine en cas de troubles rénaux. Soit 10 jours environ 25 à 30 centigr. d'iodure de potassium par jour, les 10 jours. suivants, 50 centigr. de théobromine au repas de midi et du soir. Et tous les matins, une cuillerée à café de sel de *Seignette* ou de *sulfate de soude.* Diététique lacto-végétarienne en général. En cas de crises angineuses : *trinitrine,* III à VI gouttes de la solution à 1/100, peu boire, repas fréquents et peu abondants. Un cautère sur l'épaule, dans les douleurs tenaces, rend souvent de grands services.

3° *Souffle diastolique d'origine syphilitique.* — Ici, c'est la grande cause du souffle diastolique de la quarantaine ou de la cinquantaine. Le traitement spécifique sera aussitôt entrepris. Il faut plusieurs années pour changer un Wassermann positif en négatif. Le traitement de choix consiste dans les injections intra-veineuses de cyanure de Hg (un centigr.) ou intra-musculaires de benzoate de Hg à 2 centigr. : 10 à 12 piqûres par mois, un an de suite et ensuite tous les 2 mois et cela trois à quatre ans.

Il arrive que les malades se révoltent contre la répétition d'un si grand nombre de piqûres. Les suppositoires avec 6 à 8 centigr. d'onguent napolitain pour 3 gr. de beurre de cacao pourront être utilisés, 10 par mois, un tous les 2 jours

soit alternativement un mois de piqûres et un mois de suppositoires.

Peu à peu l'aortite s'arrête, les crises angineuses, s'il en
existait, disparaissent et les anévrysmes ne se produisent pas.
Le rôle du médecin doit toujours être d'amener la guérison
aux moindres risques. Les médications neuves n'ont droit
de remplacer les anciennes qu'à condition de se montrer
supérieures d'action et toujours d'une innocuité parfaite ; ce
n'est point le cas des injections arsenicales à hautes doses,
dans les aortites syphilitiques.

4° *Souffle diastolique du rétrécissement mitral.* — La confusion
est facile ; on croit à une insuffisance aortique et il s'agit d'un
rétrécissement mitral. Le roulement diastolique du rétrécissement mitral est rarement soufflant ; il rappelle plutôt une
sorte de ronflement et s'accompagne d'un frémissement vibra-
toire au niveau de la pointe du cœur. Si le diagnostic de
rétrécissement mitral est posé, la digitaline aux doses de
V gouttes de la solution à 1/1000 trois à quatre jours par
semaine combattra avantageusement la dyspnée.

5° *Période de fléchissement myocardique.* — Le cœur gauche
fléchit : tachycardie, galop cardiaque, crises angineuses,
voire crises d'œdème aigu du poumon. Ou le cœur droit fléchit,
avec son cortège d'œdèmes viscéraux ou cutanés, son gros
foie, ses urines albumineuses. Les malades sont dyspnéiques
et ne peuvent dormir. En pareil cas, traitement des insuffisances
myocardiques.

VIII. — Les dédoublements des bruits du cœur et le bruit de galop.

Tour à tour nous étudierons les dédoublements du premier
bruit et ceux du second bruit.

On sait que ces dédoublements sont dus au manque de synchronisme dans les claquements des valvules. Valvules auriculo-ventriculaires gauche et droite pour le premier bruit ; sigmoïdes de l'aorte et sigmoïdes pulmonaires pour le second bruit. Les changements de pression dans les cavités cardiaques, changements liés au mécanisme normal de la respiration, sont la cause essentielle de ces dédoublements qui peuvent être physiologiques ou tributaires de lésions valvulaires ou myocardiques.

1° *Dédoublement du premier bruit.* — Chez les *sujets normaux*, particulièrement les nerveux et les femmes, le dédoublement du premier bruit atteint une grande fréquence. Supposons maintenant une *tachycardie* concomitante. Le rythme du galop est simulé à s'y méprendre. Nous savons que les classiques enseignent que le galop est un bruit à timbre sourd, un choc sensible à la palpation, que l'écart dans le galop qui sépare le bruit surajouté du bruit normal est plus marqué et qu'il existe d'autres distinctions plus subtiles encore. En fait, l'auscultation la plus attentive risque de ne pas fournir la clef du problème. D'autres éléments d'information doivent prendre place.

En premier lieu, l'*âge* du malade. Chez les femmes qui approchent de la cinquantaine, on pourrait croire à un cœur rénal. Si l'on objecte que le ventricule gauche n'est point hypertrophié, nous pourrons répondre que ce n'est point là une raison. Maintes fois l'hypertrophie du cœur est peu accentuée dans la néphrite interstitielle et sa constatation est délicate. Une autre source de renseignements fournit une lumière plus nette, nous voulons dire l'état de la *tension artérielle*.

Seulement ne nous laissons pas induire en erreur. La tension maxima peut être surélevée du fait de la fatigue, de l'émotion, du travail digestif. Si elle marque 22 à 24 ne concluons pas trop vite. Prenons la tension minima. Si elle dépasse 12 à 13, méfions-nous. C'est un chiffre élevé et moins soumis comme le maxima, aux fluctuations nerveuses du sujet. Quant à l'albumine n'insistons pas. Des nerveux en présentent, qui digèrent mal, et des rénaux maintes fois en sont atteints. Le dosage de l'urée dans le sang fournira des résultats plus décisifs.

On comprend combien différera le traitement suivant les conclusions adoptées. Une nerveuse sera soumise à un traitement hydrothérapique et une rénale au régime lacto-végétarien.

D'autres fois le dédoublement du premier bruit expose à une erreur de diagnostic : dans l'espèce il s'agit d'un *rétrécissement mitral*. Auscultons avec soin. Nous nous apercevons que le dédoublement occupe le second bruit et non le premier.

Les dédoublements tourmentent peu les malades ; ils ne les perçoivent point. C'est le médecin qui est inquiet. Le traitement consiste à rassurer tout le monde, à prescrire des préparations de *valériane*, à veiller au bon équilibre des fonctions digestives, à combattre la *constipation*, à ordonner, comme nous venons de le dire, l'*hydrothérapie* par douches tièdes à jet brisé de 33° à 35°2 à 3 minutes de durée, si la femme est affaiblie ; tièdes, suivies d'un jet frais (18° à 20°) de quelques secondes de durée, si la résistance est meilleure ; froides de 12° à 15°, d'une durée de quelques secondes, si une bonne santé s'allie à une nervosité exagérée. Les eaux de *Divonne* ont 5°. Nombre de nerveux en reviennent remontés.

2° *Dédoublement du second bruit.* — Si le dédoublement du premier bruit est le plus souvent normal, le dédoublement du second bruit est d'ordinaire pathologique. Néanmoins il se rencontre aussi chez des sujets sains, moins rarement peut être que ne le pensait Huchard, mais assez fréquemment pour ne pas susciter tout de suite l'idée de la maladie organique qui produit ce rythme dans les conditions habituelles: nous voulons dire le *rétrécissement mitral*.

Dans le rétrécissement mitral accompagné d'un dédoublement du second bruit, on constate en plus de la dyspnée, un timbre éclatant du premier bruit à la pointe, voire un roulement présystolique.

La dyspnée du rétrécissement mitral appelle une double médication, le *traitement digitalique* systématique préconisé par Hirtz et Huchard. Ce traitement offre l'avantage d'allonger la pause diastolique et de permettre de ce fait une réplétion plus complète du ventricule, qui se laisse distendre lentement du fait du rétrécissement valvulaire ; on administre un dixième de milligramme de digitaline cristallisée 3 à 4 jours par semaine et la dyspnée cède rapidement.

Seulement, il n'y a point que l'élément cardiaque. Le facteur stomacal joue un grand rôle dans la dyspnée, tout d'abord parce que les rétrécis mitraux souffrent souvent de troubles dyspeptiques et ensuite parce que digérant même bien, la réplétion alimentaire de l'estomac refoule par en haut le diaphragme et gêne de ce fait le travail du cœur. La première condition qui s'impose est de ne tolérer que peu de liquide aux repas (un demi-verre d'eau par exemple) et d'ordonner les boissons aux heures intermédiaires : 1 verre d'eau chaude par exemple à 10 heures, à 4 heures et au coucher.

Eviter les aliments indigestes : pain, graisses, fritures, pâtisseries, crudités, viandes trop denses.

Si la dyspnée persiste, à l'occasion administrer la digitaline par voie hypodermique.

On a encore décrit le dédoublement du second bruit dans la convalescence des *maladies infectieuses*, la *symphyse du péricarde* (Potain), si tant est que ce dernier diagnostic ne soit pas souvent porté à faux, dans l'*hypertension artérielle* (Cuffer et Bonneau). Certaines *myocardites* chez des sujets âgés se traduisent à la fois par des extrasystoles et un dédoublement du second bruit. Chez d'autres sujets, on ne constate parfois que des signes d'*aortite chronique*.

Le traitement dans ces différentes formes est celui de la maladie causale. La *digitaline* à faibles doses : V gouttes de la solution à 1/1000, 5 à 10 jours, interrompre 2 à 3 jours, reprise 5 jours, est en général la médication de choix.

Nous n'insisterons en terminant que sur la cause d'erreur signalée au début : le dédoublement du premier bruit avec la tachyardie chez des nerveux. De grâce, ne prononçons pas le mot d'artério-sclérose et n'effrayons pas à tort les malades. Voilà une faute de pronostic qu'il importe de ne pas commettre.

IX. — Le bruit de galop

Les discussions sur le bruit de galop rappellent les controverses scholastiques du moyen âge. Chacun parle, expose ses arguments et affirme que la seule théorie admissible est la sienne. Pour nos lecteurs, un renseignement suffit : *le bruit de galop est un signe d'insuffisance myocardique.* Les classiques décrivent un bruit de galop gauche et un bruit de galop droit(1). Ces distinctions n'intéressent que peu le praticien.

En fait et pour le médecin, une seule question se pose : Le galop est-il le signe d'un fléchissement du cœur lié à une maladie *passagère* ou *durable* ? La maladie passagère, c'est surtout une infection générale (*scarlatine, pneumonie, fièvre typhoïde, rhumatisme articulaire aigu*) ou encore la *tachycardie paroxystique*. La maladie *durable*, c'est avant tout la *néphrite interstitielle*, la *myocardite chronique*, les insuffisances cardiaques et surtout celles qui accompagnent les *affections aortiques*, la *symphyse* du *péricarde* ; dans la *péricardite aiguë*, par suite de l'affaiblissement dans la tonicité du myocarde, le symptôme peut être passagèrement observé.

Au point de vue pratique, le traitement est dissemblable dans ces deux formes. Aux bruits de galop passagers, c'est-à-dire liés à une maladie infectieuse aiguë ou à la tachycardie paroxystique, convient la digitale à faibles doses et administrée peu longtemps. Aux bruits de galop durables tributaires d'une maladie chronique,il faut la digitale à faibles doses toujours, mais prolongée avec de courtes intermittences pendant toute la vie du sujet.

1° Bruits de galop liés à une maladie passagère. — Ces bruits de galop dépendant en général des toxines infectieuses portées sur le myocarde, et de l'hypotension concomitante (DUMAS), c'est le traitement de la maladie causale qui sera poursuivi

1. Ch. Laubry et Pezzi, *Les rythmes de galop,* 1926.

et celui de l'hypotension artérielle. Pour la fièvre typhoïde ou telle autre maladie infectieuse, on continuera les bains toutes les 3 heures, tant que la température rectale atteint 39°. Seulement la température du bain sera légèrement élevée (30° à 35°) de manière à éviter les accidents de collapsus et la syncope. Si maintenant le cœur défaille et s'affaiblit de plus, on suspendra naturellement, mais l'interruption est exceptionnelle chez les typhiques baignés au début et aussitôt que le diagnostic est nettement posé (du 5e au 8e jour).

Les autres médications et la diététique opposables au bruit de galop infectieux sont celles de la myocardite aiguë : *vessie de glace sur le cœur, injections d'huile camphrée, caféine* à faible dose (0,05) régime *lacto-hydrique* avec quelques cuillerées de vin de Champagne. La *digitale*, en tant que médicament cardiaque, retrouve tous ses droits ; dans la myocardite aigue, sans bruit de galop, on pouvait hésiter sur la nécessité immédiate de son emploi. Lorsqu'un bruit de galop coexiste, aucun doute. La *digitaline* à faibles doses : V gouttes de la solution à 1/1000, 7 à 8 jours de suite, interrompre 3 à 4 jours. Reprendre 7 à 8 jours. Ainsi de suite de 10 à 20 jours, suivant la durée de persistance du galop.

En dehors de la fièvre typhoïde, le *sérum antidiphtérique* (30 à 40 centimètres cubes) sera employé dans la diphtérie, les injections de *collargol* dans les états septicémiques (6 à 10 centimètres cubes de la solution à 1/100, en injections hypodermiques, voire intra-veineuses), ou bien les *ferments métalliques* plus actifs il semble (10 centimètres cubes en injections intramusculaires ou 5 centimètres cubes en injections intraveineuses tous les jours). Les injections de *collobiase d'or* sont très actives (1/2 à 1 centimètre cube), mais provoquent souvent des frissons et un collapsus inquiétants.

Si le malade ne prenait pas de bains, on ne commencera pas ces derniers à ce moment ; au contraire, le repos absolu lui sera commandé. Quelques *gouttes d'adrénaline* (solut, à 1/1000, X à XX gouttes) pourront être ordonnées comme cardiotonique et hypertenseur dans les intervalles de la médication digitalique.

2° *Bruits de galop liés à une maladie durable.* — En général, il s'agit d'une *néphrite interstitielle*. Mais qu'une simple *myocardite chronique* soit en jeu, sans lésion rénale ou une défaillance du myocarde chez les *aortiques* ou une *symphyse du péricarde*, le traitement est le même et s'inspire d'un principe primordial ; la maladie qui provoque le galop étant durable, le galop lui-même a tendance à se prolonger. La défaillance myocardique qu'il accuse doit donc être combattue sans relâche, et par la seule médication active : à savoir la *digitaline à très faibles doses subcontinues.* Jamais il ne faut suspendre entièrement. Le désordre cardiaque même en apparence dissipé, ne tarderait pas à reparaître. Il faut de faibles doses de digitaline, car la fibre musculaire hypertrophiée dans la néphrite interstitielle est de qualité mauvaise. Elle s'est hypertrophiée à un âge avancé, a une tendance continue à se laisser distendre. D'autant que l'hypertension artérielle à peu près constante et souvent très élevée, en augmentant les résistances périphériques, aggrave de ce fait le travail du cœur.

La dose de 1/10 de milligramme de digitaline cristallisée est la préférable : soit V gouttes de la solution à 1/1000 : V gouttes 10 jours de suite à 10 heures du matin dans une cuillerée d'eau, parfois V gouttes matin et soir les 3, 4, 5 premiers jours de la série, interrompre 2 à 3 jours.

Reprendre 10 jours. Ainsi de suite. Si ensuite le galop a disparu tout à fait, s'il ne se réveille pas à la marche, si les battements du cœur se contentent d'avoir cet éclat parcheminé et un peu sec qui dénote la perte de l'élasticité normale, on pourra réduire à 5 jours la durée de l'administration médicamenteuse, espacer les intervalles de la médication à 3 jours. Mais ne jamais dépasser ce dernier intervalle. Tant de fois et depuis si longtemps nous avons démontré que la digitaline ainsi administrée n'augmente pas la tension artérielle et qu'aucun risque n'est à redouter, que nous ne reviendrons plus sur cette vérité clinique, si longtemps obscurcie au grand détriment des malades.

Si le cœur était *dilaté*, qu'il existe un gros foie, de l'œdème malléolaire, des râles humides aux bases, le malade sera soumis en plus au régime diététique de réduction lacto-hydrique 10 jours et au repos au lit 3 semaines à 1 mois ; la *théobromine* sera prescrite aux doses de 50 centigrammes, deux fois par jour pendant 1 mois environ, pour favoriser la disparition des œdèmes.

Si le cœur n'est point dilaté, que le galop ne s'accompagne pas d'un fléchissement notable du myocarde, il suffit de 10 jours de régime lacté (1 litre de lait par jour) avec 10 jours de repos au lit. La *théobromine* sera prescrite dans les intervalles digitaliques. On pourra de même recourir à l'*iodure de caféine* (eupnine), une petite cuillerée à café dans un peu d'eau, qui exerce une action antidyspnéique remarquable et qu'il nous arrive même d'ordonner avec la digitaline, si le malade demeure oppressé (la digitaline le matin, l'eupnine à 4 heures).

Dans la *myocardite chronique*, chez les *aortiques*, dans la symphyse du *péricarde*, le traitement est le même et la dilatation du cœur, qui est souvent surajoutée, se réclamera de la même médication.

Une règle diététique qui sera poursuivie pendant des longues années de survie qu'on est en droit d'attendre avec un tel traitement, cette règle s'appliquera surtout à ne pas tolérer de grandes quantités de boisson : 1 litre et demi est un maximum qui ne sera pas dépassé.

Les viandes ne seront permises qu'après disparition du galop et en petite quantité (50 à 60 gr. de poisson ou de volaille à midi). Le maigre de jambon bien que salé est souvent mieux toléré que les côtelettes grillées d'une fibre musculaire plus dense, partant qui augmente davantage le travail gastrique (au repas de midi). Des pâtes, purées, légumes verts (au beurre), fruits cuits, crèmes cuites composeront la base de l'alimentation. On se méfiera des bouillons gras, des conserves, des crustacés, de la charcuterie (sauf le maigre de jambon), des viandes marinées, toutes substances riches en chlorures et en substances azotées toxiques. Une quantité de 5 à 6 grammes de sel sera, d'ordinaire, bien tolérée, après la disparition des œdèmes, et le galop s'étant dissipé, le chiffre normal de sel sera d'ordinaire rétabli sans inconvénient. La recherche de l'urée sanguine permettra d'énoncer des chiffres plus précis.

IX. — La respiration de Cheyne-Stokes.

La respiration de Cheyne-Stokes ne comporte plus ce pronostic sinistre d'autrefois.

Elle se rencontre dans les affections les plus diverses, cérébrales, cardiaques, rénales, certaines toxi-infections, intoxications. On sait en quoi consiste ce rythme respiratoire : une série de mouvements respiratoires d'abord petits et superficiels, puis plus amples et plus rapides. Une diminution progressive dans l'amplitude et la rapidité de ces mouvements se poursuit ensuite, jusqu'à une pause respiratoire complète accompagnée de somnolence légère ou de torpeur.

Ce rythme respiratoire, lié à une irritation des centres nerveux, s'observe avec des lésions cérébrales ou en dehors de toute altération organique. Les lésions cérébrales consistent en hémorragies, foyers de ramollissement cérébral qui peuvent atteindre la protubérance et le bulbe, s'accompagner de lésions de dégénérescence des pneumogastriques, tumeurs du cerveau et du cervelet, affections aiguës des méninges.

Quand il n'existe pas de lésions, un double élément mécanique et toxique semble en jeu. Sans doute, s'agit-il, en cas d'affection cardiaque, d'un certain degré d'œdème des centres nerveux, mais accompagné d'une excitation par substances toxiques. Huchard, en effet, a insisté sur ce fait que dans l'asystolie des cardiopathies rhumatismales, le Cheyne-Stokes est bien plus rare que dans les néphrites interstitielles accompagnées d'une lésion cardiaque. L'asystolie des enfants ignore ce rythme respiratoire. Si le Cheyne-Stokes provenait d'une simple action mécanique produite par l'œdème cérébral il devrait être aussi fréquent dans les cardiopathies rhumatismales. Ce qui n'est pas observé. Cependant, à n'en pas douter, l'action mécanique exerce son rôle. De même que dans les affections rénales chroniques. l'urémie peut apparaître seulement quand le cœur fléchit (urémie d'origine cardiaque), ainsi la respiration de Cheyne-Stokes, commandée par la maladie rénale, peut ne se montrer qu'à cette période ultime où le cœur ne laisse distendre. Cette constatation revêt en pratique une importance considérable ; elle permet, en réduisant la distension cardiaque, de guérir le trouble respiratoire.

Il en résulte des différences notables dans le pronostic de la respiration de Cheyne-Stokes suivant la cause qui le produit. Nous étudierons ce rythme respiratoire : 1º dans les affections rénales ; 2º les affections cardiaques ; 3º les affections cérébrales ; 4º les toxi-infections et les intoxications.

1º La *forme la plus grave* est celle qui est liée à la maladie *rénale chronique* non compliquée d'insuffisance cardiaque. On combat le trouble par le traitement de l'urémie rénale : *émissions sanguines, régime lacto-hydrique*. Seulement, comme le Cheyne-Stokes est d'ordinaire un accident ultime de l'urémie rénale, les médications demeurent impuissantes. Les *injections de morphine* (1 à 3 milligrammes), d'*héroïne* (1/2 à 2 milligrammes), donnent les meilleurs résultats, comme traitement palliatif. Les injections de sérum de chèvre (Teissier) extrait de la veine rénale ne nous ont procuré aucun mieux. Dans les *maladies rénales aiguës*, le pronostic est moins grave, car les forces du malade ne sont pas encore à bout et les émissions sanguines abondantes ont chance de réussite. Seulement le Cheyne-Stokes est bien moins fréquent que dans les formes chroniques.

2º Une des variétés beaucoup *moins graves*, est celle qui subordonne les troubles de l'insuffisance rénale à ceux de l'insuffisance cardiaque. Le sujet a un cœur très dilaté, plus ou moins arythmique, son foie est gros, les urines renferment de l'albumine en plus grande quantité (de 30 à 40 centigrammes, le chiffre monte à 1 gramme et 2 grammes et au-dessus), les jambes sont enflées. L'azotémie est considérable (1 gr. à 2 gr. d'urée sanguine). L'insomnie est opiniâtre, l'agitation parfois extrême, la diurèse fait défaut. Chez plusieurs de nos malades, la quantité d'urine des 24 heures ne dépassait pas 300 grammes. Dans de pareilles formes où la distension cardiaque se surajoute à la lésion rénale, des résurrections peuvent être obtenues. Le double traitement dont nous avons maintes fois parlé : *réduction de liquides* par la *diète hydrique* ou *lactohydrique* et digitaline cristallisée, à *doses infinitésimales* et *prolongées* (1/10 de milligramme, soit V gouttes de la solution à 1/1000, 10 jours de suite, interrompre 2 à 3 jours et reprendre 10 jours), l'association de cette double médication est susceptible de réaliser des miracles. Merklen avait jadis accusé la digitaline de produire de la dyspnée périodique ; aux doses très faibles et dans les conditions où elle est requise, rien n'est à craindre. L'adjonction de la *théobromine* ne sera opérée qu'à partir du 2ᵉ ou 3ᵉ jour, quand l'anurie a cédé ; la médication du premier jour, en irritant le rein qui ne fonctionne plus, risque de produire la déchéance immédiate de l'organe.

Ces méthodes thérapeutiques chez de pareils malades assurent des survies remarquables : variant de 15 mois à 4 ans et davantage.

La *morphine* peut être utilisée en injection sous-cutanée comme dans le Cheyne-Stokes d'origine rénale simple. Seulement on redoublera de précautions. Un cœur distendu supporte malaisément les hypnotiques à haute dose. On se contentera d'une dose de 1 à 2 milligrammes de *morphine*, 1/2 à 1 milligramme d'*héroïne*. Encore la dose de 1 milligramme de morphine peut-elle faire tomber un malade dans une somnolence profonde comme nous l'avons observé chez plusieurs sujets. Aux doses de 5 à 6 milligrammes donnés du coup, le remède devient dangereux. Avec 1 centigramme, la mort a pu suivre quelques heures plus tard.

Cette dose de 1 *à* 2 *milligrammes* est sans danger. Elle calme le malade, régularise la respiration. Il est rare qu'il faille y recourir plus d'une fois dans les 24 heures. Ajoutons que la morphine ne calme pas seulement la dyspnée : elle apaise l'excitabilité parfois extrême du malade. Celle-ci peut être telle qu'elle rejette à l'arrière-plan tous les autres phénomènes. Un jour, nous vîmes arriver chez nous un malade âgé de 72 ans, et souffrant soi-disant d'une maladie nerveuse que la valériane et les bromures ne parvenaient pas à apaiser. C'était, en réalité, un cardio-rénal atteint d'un rythme de Cheyne-Stokes. Il ne dormait pas les nuits, refusait de se coucher, ne décolérait pas le jour ; 5 jours après sa visite à notre cabinet, il mourait subitement. En dehors de la morphine, les autres moyens adjuvants : *sirop d'éther, inhalations* ou *injections d'oxygène*, ne jouissent, en regard des médications précédentes, que d'une action très précaire.

A partir du 8e au 10e jour, le malade remplacera son régime lacto-hybrique par une nourriture plus substantielle : une bouillie au lait sucré (250 grammes de lait dans la bouillie, matin, midi et soir), un verre de lait en plus à 10 heures et 4 heures (250 grammes), puis peu à peu en plus, à midi, riz au lait, crèmes cuites, pommes de terre cuites à l'eau, sans sel, fruits cuits, un œuf à la coque. En résumé, le régime alimentaire tel que nous l'employons chez les cardiaques.

Il va sans dire qu'en cas d'épanchements pleuraux, ascitiques, œdème dur des extrémités, le praticien devra provoquer leur évacuation par les moyens habituels. On sait, en effet, combien la présence d'un de ces obstacles peut entraver l'impulsion du muscle cardiaque.

La continuation de la prescription digitalique empêche le cœur de se dilater à nouveau ; le régime de réduction (lacto-

hydrique), renouvelé une à deux fois par semaine, maintient
l'intégrité de la dépuration urinaire.

3° Dans les *maladies cérébrales*, le Cheyne-Stokes offre une
gravité très inégale au hasard de la maladie organique en jeu.
Quand elle est peu étendue, la guérison peut s'ensuivre, hémorragie cérébrale, traumatisme cranien.

Quand la lésion est étendue ou est d'ordre aigu, la mort est
d'ordinaire rapide. Le médecin pourra avoir recours aux *injec-*
tions d'huile camphrée (1/10 d'huile éthéro-camphrée, éther
et huile d'olive à parties égales). La *ponction lombaire* ne
semble guère indiquée. Ou la lésion est minime et la ponction
lombaire est inutile, ou la lésion est étendue et la ponction
lombaire demeure inefficace.

4° Les *toxi-infections* et les *intoxications* ne livrent place
à aucune considération spéciale. Il faut traiter la maladie initiale, supprimer l'agent toxique. Le Cheyne-Stokes a été ren-
contré dans la fièvre typhoïde, la diphtérie, la grippe (Huchard),
la variole, le choléra, la pneumonie. En pareil cas, deux des
facteurs dont nous avons parlé précédemment : d'une part
l'affaiblissement cardiaque, de l'autre la toxi-infection com-
binent leur action. Le pronostic est grave ; néanmoins des
cas de guérison ont été constatés (fièvre typhoïde, Dunin).

Le traitement sera à la fois *toni-cardiaque* (injections d'huile
camphrée, digitaline) et éliminateur par la voie rénale (*diuré-*
tiques). On ne donnera pas trop de liquides, crainte de distension cardiaque. Dans la diphtérie on pratiquera des injections
de sérum antidiphtérique à hautes doses.

CHAPITRE IV

I. — Les affections congénitales du cœur.

Cliniquement, le médecin n'a qu'à s'occuper de deux affections congénitales du cœur : 1° la *maladie de Roger*, liée à l'inocclusion du septum interventriculaire; 2° le *rétrécissement de l'artère pulmonaire.*

La *maladie de Roger* se traduit par l'existence d'un souffle systolique râpeux, occupant la partie moyenne de la région précordiale ; ce souffle est si intense qu'il se propage à la base, à la pointe, dans la région dorsale et peut même être entendu à distance. La cyanose est exceptionnelle, la dyspnée absente et la survie très longue. Une femme de trente ans, que nous avons vue avec le D\u1d63 J. Weil, avait eu une grossesse sans le moindre trouble cardiaque ; quelques années plus tard elle succomba à une néphrite chronique avec anasarque. Un fils de médecin a fait son service militaire sans accidents

Le *rétrécissement de l'artère pulmonaire* se distingue par un frémissement cataire et un souffle systolique dans le deuxième espace intercostal gauche. En outre, la cyanose (maladie bleue) est habituelle et la dyspnée précoce. Nous laissons de côté les *formes incomplètes* : celles où l'un des symptômes, cyanose ou souffle font défaut, et les *cyanoses tardives* où la cyanose ne paraît qu'à un âge très avancé, par suite de l'augmentation de pression dans l'oreillette droite qui refoule, à travers un trou de Botal incomplètement fermé, le sang de l'oreillette droite dans l'oreillette gauche.

C'est dire que nous ne parlerons pas de la *persistance du trou de Botal*, qui, en tant que lésion isolée, ne donne, le plus souvent, lieu à aucun souffle ni de la *persistance du canal artériel* qui serait révélé par la présence d'un souffle intense à la partie postérieure du thorax et à gauche de la colonne vertébrale. Ces lésions congénitales sont, du reste, souvent associées les unes aux autres et l'interprétation des signes cliniques laisse toujours prise à quelque doute.

Du fait d'une simple cyanose, n'allons, par exemple, point conclure à un rétrécissement de l'artère pulmonaire. Les crises d'asthme, liées ou non à une hypertrophie du thymus, les accès d'éclampsie, les déviations rachitiques, la tuberculose pulmonaire, les diarrhées cholériformes peuvent donner lieu à la cyanose. Les cardiopathies acquises à la période d'asystolie la produisent également. Et puis il peut s'agir de tout autre chose : d'une cyanose avec grosse rate, polyglobulie, comme dans les cyanoses congénitales ; mais la maladie est l'expression d'un trouble de l'hématopoïèse, survient tardivement entre 40 et 50 ans et entraîne la mort en quelques années.

On connaît la fréquence de l'*hérédo-syphilis* et de la *tuberculose* dans l'étiologie des maladies congénitales du cœur. Il existe donc, au moins pour l'hérédo-syphilis, un *traitement prophylactique* qui consiste à soumettre la mère au traitement mercuriel durant la conception. Il sera plus difficile maintes fois d'éviter la *contagion tuberculeuse* et tous les soins hygiéniques n'y parviendront pas toujours. Le *traitement curatif* vise non la lésion naturellement incurable, mais les symptômes fonctionnels.

Ceux-ci sont à peu près nuls pour la *maladie de Roger*, puisque les malades ne s'en aperçoivent pas. Le myocarde viendrait-il à fléchir, nous entrerions dans le traitement habituel de l'insuffisance cardiaque.

Dans le *rétrécissement de l'artère pulmonaire* avec *cyanose*, on évitera avant tout le refroidissement. La broncho-pneumonie et la tuberculose pulmonaire sont une double complication à redouter ; on en avisera la famille en phrases enveloppées, d'autant que, dans les formes complètes, il est rare que la vie dépasse la quinzième ou vingtième année.

Il nous a semblé que les crises d'asthme fébrile simulant la broncho-pneumonie, caractérisées par une dyspnée vive, de la fièvre à 39°, des sibilances généralisées et se jugeant en 4 à 5 jours par le retour à la normale étaient assez fréquentes, en dehors de toute défaillance du myocarde, chez les enfants atteints d'affections congénitales du cœur.

En pareil cas, la complication est beaucoup moins sérieuse. En tout état de cause, gardons-nous de pronostics absolus, surtout dans le sens fâcheux. Dire à une famille dont le nouveau-né a un rétrécissement de l'artère pulmonaire qu'il aura de la peine à vivre est s'exposer à se voir immédiatement suppléé par un confrère plus optimiste, ou qui voile avec plus d'habileté la vérité du lendemain.

Les paroxysmes dyspnéiques seront évités dans la mesure du possible, si le médecin pare, chez le nourrisson, à toutes les causes d'agitation et de cris (maillot peu serré, alimentation au sein, éviter les troubles dyspeptiques).

Se produit-il des *hémoptysies*, des *épistaxis*, des *hémorragies gingivales*, le *repos absolu*, une potion avec un peu d'*opium*, voire une *injection de morphine* (1/6 à 1/5 de milligr., au-dessous d'un an, 1/3 milligr., à un an) calmeront les accidents.

Plus tard, pas de fatigues, pas d'internat. Se garer des maladies infectieuses (rougeole, coqueluche, bronchite) isoler par conséquent l'enfant des agglomérations urbaines.

Pas d'efforts, des mouvements mesurés, une marche lente, des exercices respiratoires, — une inspiration profonde suivie d'expiration prolongée, — toutes les 100 ou 150 mètres de promenade ; les inspirations devront être faites par le nez et à la bonne saison ; de façon à éviter l'impression d'un air trop froid sur les bronches.

Le moindre *mouvement fébrile* sera combattu par le repos au lit et l'emploi de boissons tièdes. Des *bains tièdes* à 36° ou 37° seront ordonnés dans les broncho-pneumonies, et, toutes les trois heures, tant que la température atteint 39°, cataplasmes sinapisés chauds autour du thorax dans les crises d'asthme, lait mêlé d'eau comme boisson. Potion avec de faibles doses d'iodure de potassium (0 gr. 10 à 0 gr. 25). On se méfiera des bains froids. En cas de dyspnée, les injections d'*huile camphrée* seront pratiquées ou encore les *injections de morphine* à très faibles doses (au-dessous de 1 milligr.) et répétées 2 et 3 fois dans le jour.

Les *crises asystoliques* qui apparaissent se recommandent de la thérapeutique habituelle. Les doses de digitaline cristallisée de V gouttes, chez l'adulte, seront réduites à I ou II gouttes et données de la même manière : 5 à 10 jours de suite avec interruption de 2 à 5 jours et recommencer ainsi de longs mois.

Dans certains cas, en dehors même des troubles asystoliques, il peut exister une *albuminurie orthostatique* liée, sans doute, à un certain degré de congestion veineuse des viscères abdominaux qui s'exagère dans la station debout (Parkes, Weber). Le repos, une alimentation peu irritante, de l'eau comme boisson, à la rigueur, une saison à Saint-Nectaire, si les parents insistent, tel sera le conseil formulé.

Le *mariage* sera permis à un sujet atteint de la maladie de Roger qui n'a jamais présenté de troubles d'insuffisance cardiaque. Dans le cas de rétrécissement de l'artère pulmonaire, la question n'a guère lieu de se poser, les malades étant, le plus souvent, dans un état de santé précaire, si déjà le mal ne les a pas emportés.

II. — Les endocardites aiguës.

Pratiquement les endocardites aiguës se divisent en endo-cardites rhumatismales, infectieuses, infectantes.

1° *Endocardites rhumatismales.* — Pour en prévenir l'apparition, le traitement par le salicylate de soude est indispensable. Trois règles commandent l'administration du remède :

a) Il sera donné par *voie stomacale à hautes doses* de 6 à 15 et 20 grammes par jour et associé à une dose égale de bicarbonate de soude. Dans les formes d'intensité moyenne une dose de 8 à 10 grammes est suffisante. Augmenter de 2 à 4 grammes si la fièvre ne cède pas. A un enfant de 2 ans commencer par 2 grammes et augmenter de 0 gr. 75 par année d'âge. Diminuer lentement quand la courbe fébrile baisse.

b) Les *doses seront fractionnées* : le remède s'élimine vite. Il faut renouveler la dose pour continuer l'imprégnation de l'organisme. C'est pourquoi l'administration *nocturne* du remède est indispensable. Pendant que le malade dort, le rhumatisme veille, disait Huchard. Donc la dose journalière sera divisée en trois : la première à prendre dans la matinée, la seconde dans l'après-midi, la troisième dans la nuit. Nous la faisons absorber dans une certaine quantité de liquide, une tasse de tisane de frêne, par exemple, à boire par petites gorgées, dans l'intervalle de 3 heures le jour et d'une heure la nuit. La dilution du remède en favorise la tolérance stomacale, la déglutition lente en prolonge le séjour dans l'organisme ;

c) Il faut continuer la *médication* après la disparition des douleurs articulaires. Si la dose de 6 grammes a suffi pour enrayer la maladie, nous poursuivrons une dose de 4 grammes pendant 10 jours encore et de 2 grammes 10 autres jours.

En cas d'intolérance stomacale, le remède sera donné en partie en lavement (2 grammes de salicylate pour la nuit) et une partie de la dose curative sera fournie par le *salicylate de méthyle* en applications externes (12 gr. environ, car 12 gr. de salicylate de méthyle correspondent à 6 gr. de salicylate ce qui joint à la dose de 2 gr. prise par lavement, complète la dose totale de 8 gr. nécessaire).

Le salicylate est le seul remède préventif ; une fois le rhumatisme constitué, c'est aussi le seul remède curatif au cours de l'endocardite, tant que le myocarde ne fléchit pas.

Une fois que des extrasystoles paraissent, si à plus forte raison le foie se congestionne, que des râles apparaissent aux bases du poumon et de l'albumine dans les urines, il faut interrompre le salicylate. Trois autres médications interviennent à ce moment ; la *digitale* dans tous les cas : V gouttes de la solution de digitaline cristallisée à 1/1000 10 jours. Interrompre 2 à 3 jours. Reprendre 10 jours.

Et en plus, si le pouls faiblit, de la *glace sur le cœur.*

Les injections *d'huile camphrée* pourront être pratiquées concurremment (toutes les 2 ou 3 heures 1 centimètre cube), à la rigueur une injection de caféine à faible dose (0 gr. 10 dans les 24 heures).

La diététique sera simple : en cas de fièvre, régime hydrolacté : 1 litre de lait, 1 litre de tisane. S'il n'y a point de fièvre, 1 litre 1/2 de lait et 1 ou 2 potages au lait. Repos au lit dans le premier cas et repos dans la chambre si le mouvement fébrile fait défaut. Il est rare d'être acculé à la pratique d'une *émission sanguine* considérable. Mais des ventouses scarifiées (4 à 5) amenderont l'état d'angoisse.

On les appliquera au-dessous du cœur, de manière à laisser de la place pour la vessie de glace.

Il existe dans le rhumatisme une forme d'*endocardite lente* qui prolonge la fièvre pendant trois à cinq mois. On croit à une endocardite infectante. En huit jours le salicylate de soude guérit ces malades qui semblaient perdus. L'un d'eux qui venait nous voir d'Oran se croyait paludéen. Atteint d'une insuffisance aortique ancienne, il avait absorbé depuis trois mois de hautes doses de quinines. Le repos au lit, le régime lacté, 8 grammes de salicylate par jour.

En une huitaine la guérison était complète. Chez deux autres malades où le diagnostic d'endocardite infectante avait été porté, le succès fut aussi rapide.

« Nous avons une médication de l'endocardite avec peu de remèdes », disait Huchard.

2° *Endocardites infectieuses*. — En dehors du rhumatisme articulaire aigu, la nature même de l'endocardite offre une prise flottante à la thérapeutique. Toutefois le *salicylate de soude*, voire l'*antipyrine* convient encore dans la *chorée*. L'endocardite de la *grippe* et de l'*amygdalite*, de la *pneumonie*, des *fièvres éruptives* ne réclame guère de traitement causal, pour la raison que ce traitement causal n'existe pas. Le salicylate de soude est remplacé par la *quinine* (0 gr. 30 à 0 gr 60 par jour) ; le traitement cardiaque est le même. Aucune médication causale dans l'*endocardite tuberculeuse*. Dans le *paludisme*, on pourrait dire que la *quinine* garantit contre l'endocardite si cette complication n'était pas exceptionnelle au point d'être mise en doute (Laveran. Ou bien l'endocardite est antérieure au paludisme, ou bien d'autres causes concomitantes l'ont produite. Même rareté dans la *diphtérie*, le sérum antidiphtérique interviendra, le cas échéant, à hautes doses (60 à 80 centimètres cubes).

Les infections *gonoccociques, diplococciques, streptococciques, staphylococciques* seront combattues par les vaccins de Wright. Des résultats favorables ont été obtenus. Les échecs par contre sont nombreux, soit dans l'endocardite gonococcique, soit dans les endocardites d'un autre ordre traitées par les vaccins correspondants. Le vaccin *antistreptococcique* n'a rien donné ou peu dans l'endocardite ulcéreuse (Fette, Thomson). Les injections de culture pure de pneumocoques ont plutôt semblé nocives. On pourra essayer la méthode sans toutefois trop y compter. Quant au sérum *antistreptococcique* ou *staphylococcique*, des guérisons leur ont été attribuées ; mais rien de net n'a été obtenu. Les succès n'ont pas répondu à l'attente primitive.

3° *Endocardites infectantes.* — Toute endocardite, la plus bénigne, est infectieuse et peut devenir infectante ; l'ancienne dénomination d'endocardite infectante spécifie les formes graves ; entre les unes et les autres prennent rang tous les intermédiaires ; néanmoins le germe causal par sa nature seule, a tendance à imprimer une forme plus grave à la marche de la maladie. C'est ainsi que l'endocardite infectante quand sa forme est prolongée, semble plutôt due à l'action fréquente du streptocoque. La maladie se produit sur une lésion valvulaire antérieure, et le diagnostic du début est forcément hésitant ou atteint des valvules préalablement saines. Un souffle mitral ou aortique paraît au bout de quelques jours.

D'autres fois, on ne perçoit que de la dyspnée, de la fièvre, de l'arythmie extrasystolique. L'endocardite infectante respecte les valvules ; elle n'est que pariétale (1).

La variabilité dans le tableau morbide — formes aiguës, subaiguës, prolongées — est une des raisons susceptibles de jeter quelque doute sur la valeur des médications proposées. Nombre d'endocardites guérissent au bout de trois à quatre semaines ; le salicylate de soude dans les endocardites rhumatismales qui se prolongent a pouvoir d'amener des guérisons rapides. Il ne faut jamais prononcer le nom d'endocardite infectante à streptocoques avant d'avoir tenté l'efficacité de la médication salicylée.

Outre le salicylate de soude, toutes les médications sont précaires (collargol, *ferments métalliques*) ou amènent des accidents (*collobiase d'or*). Dans les précédentes éditions de ce livre, nous avons dit nos échecs avec observations à l'appui.

1. Ch. Fiessinger, *L'endocardite infectante pariétale* (*J. des Prat.*, 28 juin 1924).

En Amérique CAPPS (de Chicago) obtient des résultats magnifiques avec des injections intra-veineuses de cacody-late de soude aux doses progressives de 6 centigrammes à 26 centigrammes répétées tous les jours. Il faut sept semaines à 4 mois de traitement. Sur 8 malades ainsi traités, 4 guérirent définitivement. Combien ce résultat serait. beau s'il était constaté ailleurs qu'à Chicago !

Il ne faut pas compter, dans les endocardites infectantes, sur le bon état général du malade pour écarter l'idée d'une affection extrêmement grave. Que l'endocardite infectante atteigne un cœur préalablement sain ou touché déjà dans une de ses valvules, la marche de la maladie est la même. Souvent une température de 38° à 38°4, de petits frissonnements et c'est tout. Cela dure ainsi des semaines et des semaines. Puis tout à coup le cœur défaille rapidement ou bien ce sont des embolies qui se montrent (rate, reins, poumon, artères mésentériques). A quelques heures d'intervalle, comme nous l'avons vu, chez une jeune femme atteinte de lésion mitrale ancienne, les embolies se succèdent et entraînent la mort, alors que la veille encore, pour des médecins éminents, le diagnostic demeurait obscur.

L'hémoculture, chez les malades de cet autre, est le plus souvent négative. Si elle est positive, la préparation d'un vaccin sera dénué de toute valeur ; au contraire, l'injection d'un auto vaccin dans les veines risque de produire une aggravation immédiate.

En dehors du traitement cardio-tonique habituel et du repos au lit avec régime lacto-végétarien, il n'y a rien à faire.

4° *Suites lointaines des Endocardites aiguës.* — La période aiguë est passée ; un souffle valvulaire à l'orifice aortique ou mitral persiste comme signature de l'endocardite antérieure. La lésion à l'origine ne peut être déclarée totalement incurable ; des enfants guérissent encore au bout de 1 à 2 ans. Il faut donc faire quelque chose. La double mé-

dication proposée par Huchard, l'*iodure* et les *eaux miné-
rales*, conserve tous ses droits.

Le premier de ces remèdes est bin toutefois de posséder
les propriétés qui lui étaient attribuées. Rien ne démontre
que les iodures soient vaso-dilatateurs, qu'ils diminuent la
viscosité sanguine, qu'ils abaissent la tension artérielle. Seulement leur action excitante sur la leucocytose peut les
rendre utiles lors de la résorption des accidents inflammatoires et c'est à ce titre qu'ils peuvent être prescrits. On
ordonnera donc pendant 18 mois à 2 ans environ et 10 à
15 jours par mois une dose de 25 à 30 centigrammes d'iodure
par jour.

Iodure de potassium .... 3 grammes.
Eau distillée......................... 200 —

Une cuillerée à dessert avant le repas du midi et du soir. Si l'iodure est
mal toléré par l'estomac, on pourra ajouter à la solution précédente 6 gr.
de bicarbonate de soude.

Le traitement thermal trouve dans *Bourbon-Lancy* une station de choix. Seulement il faut attendre avant d'y envoyer
un malade que les manifestations articulaires soient bien
éteintes, et qu'une poussée d'endocardite ne soit pas en évolution. A cet égard, méfions-nous des souffles extra-cardiaques mésosystoliques ou méso-diastoliques qui peuvent
naître au niveau de la région précordiale moyenne. Rien
de fixe dans leur présence ; superficiels, à timbre doux, aspiratif, ils semblent disparaître à certains moments et se montrent un instant après. Ces souffles, comme nous l'avons vu,
pour plusieurs malades, peuvent annoncer l'apparition d'une
endocardite mitrale ou aortique, 10, 20 jours à l'avance.
On éloigne tout d'abord l'idée d'une lésion valvulaire et
voici bientôt le souffle systolique en jet de vapeur de la mitrale ou le souffle diastolique de l'aorte qui ne laisse aucun
doute. Le souffle extra-cardiaque n'était qu'un prélude.
Les accidents graves se préparaient derrière lui. Attendons
donc en cas de souffle extra-cardiaque. En général une durée

de 3 à 4 mois devra séparer la cessation de la crise aigue de l'envoi à la station.

Le but du traitement thermal est de remonter l'état général, de tonifier le myocarde, de calmer l'éréthisme cardiaque, de prémunir contre le retour d'une attaque rhumatismale possible. D'autres stations — sédatives par leurs bains carbo-gazeux — réclament également ces malades : *Royat, Châteauneuf, Saint-Nectaire, Saint-Alban.*

Comme agent préventif des attaques rhumatismales ultérieures, il est toutefois un moyen plus simple encore que l'envoi à une station hydro-minérale : l'habitude de *gargarismes antiseptiques* répétés plusieurs fois par jour. L'endocardite suit en effet le rhumatisme articulaire aigu et celui-ci succède souvent à un léger mal de gorge : la porte d'entrée du germe morbide est fixée dans une infection amygdalienne habituelle. Empêchons l'apparition de celle-ci.

Au même titre que la grippe et la plupart des infections qui pénètrent par les voies respiratoires, les velléités rhumatismales seront déjouées. Il faut trois, quatre gargarismes par jour : eau oxygénée avec 10 parties d'eau de Vichy, eau naphtolée, thymolée.

Nous formulons :

Thymol	3 grammes.
Teinture de vanille....................	20 —
Alcool	100 —

Us. ext. — X gouttes dans un demi-verre d'eau pour gargarismes, 4 fois par jour.

C'est inoffensif et constitue une bonne habitude hygiénique à prendre et à poursuivre sans oubli d'un seul jour. Comment agissent maintenant les gargarismes ? L'antisepsie qu'ils réalisent est incomplète et toute de surface. Leur rôle contre l'infection semble toutefois hors de doute. Dès 1890, lors de la grande épidémie de grippe, nous avons vu seuls demeurer indemnes dans les familles les sujets qui se gargarisaient avec de l'eau boriquée ; ces faits ont été enregistrés par d'autres médecins et le regretté Laborde en avait plus tard entretenu l'Académie de Médecine. Le chiffre de trois à quatre gargarismes lui semblait indispensable pour réaliser un rôle prophylactique et l'expérience lui donne raison. Lors de l'épidémie de 1918, l'emploi des gargarismes préventifs n'a toutefois pas empêché un certain nombre de malades de contracter la grippe.

III. — Les endocardites chroniques.

Les endocardites chroniques — qu'elles atteignent l'orifice aortique ou mitral — ne retiennent guère l'attention du médecin que du jour où le cœur commence à fléchir et nous entrons dans le traitement de l'asystolie et des doses faibles et discontinues de digitaline ou bien, le cœur ne fléchissant pas, lorsque des complications d'un autre ordre se surajoutent à la maladie première. Une exception toutefois pour l'insuffisance aortique et le rétrécissement mitral.

Toutes deux s'accompagnent de *palpitations* lorsque le cœur demeure résistant ; toutes deux se doublent au surplus de *troubles dyspeptiques fréquents*. Ces derniers paraissent même alors que le cœur n'a pas fléchi et les préparations bismuthées sont la meilleure médication à leur opposer. Nous reviendrons sur ce sujet dans le chapitre que nous consacrons à la dyspepsie des cardiaques.

Quant aux palpitations, traitons-les par l'hygiène générale, l'institution des petits repas, la réduction des boissons (800 gr. à 1 litre par jour, tout compris).

Les préparations de *valériane*, d'*éther*, de *cratœgus*, rendent service.

Dans l'insuffisance aortique, l'emploi des *opiacés*. II gouttes de *laudanum* deux à trois fois par jour au moment d'un repas calment également la dyspnée. Mais de grâce ne craignons pas d'administrer la digitaline au moindre signe du fléchissement myocardique (râles dans les bases du poumon, gros foie, œdème prétibial) comme nous l'avons vu plus haut ; au contraire de l'opinion classique qui ménage la digitaline, c'est l'insuffisance aortique qui en réclame, du jour où le cœur a cédé, les doses les plus longtemps poursuivies.

En dehors des troubles dyspeptiques, la *dyspnée* est fréquente dans les deux maladies alors que le myocarde n'a pas fléchi. Les sédatifs nervins (bromures) réussiront dans l'insuffisance aortique, si le malade digère bien. La *digitaline* réussit dans le rétrécissement mitral. C'est la maladie dyspnéisante et embolisante comme disait Huchard. Contre la dyspnée : digitaline à titre systématique. Elle a pour but d'allonger la diastole et de permettre de ce fait une réplétion plus complète du ventricule. Le médecin administrera V gouttes de la solution de digitaline cristallisée à 1/1000 3 à 4 jours de suite par semaine : à continuer des mois.

Le *rétrécissement mitral* produit aisément des crachements de sang soit par congestion simple des bronches et cela n'est point grave : le repos au lit, le régime lacté, la digitaline seront mis en œuvre avec succès. Ou bien une embolie se produit avec infarctus pulmonaire, point de côté, fièvre. C'est plus sérieux. Nous parlerons de cet accident au chapitre de la bronchite des cardiaques.

IV. — Les péricardites.

Aussitôt que le bruit de frottement permet de songer à la production d'une péricardite commençante, le praticien se demande avec angoisse si un épanchement va se former et si la paracentèse devra être pratiquée. En général, la maladie cédera sans le secours d'une ponction toujours impressionnante, bien que sans danger. Seulement, si le présent est sauvegardé, l'avenir demeure voilé, surtout chez les sujets jeunes. Une soudure des feuillets du péricarde se produit aisément

et ce sont les accidents de la symphyse du péricarde qui se
produiront plus tard avec la ténacité des troubles asystéli-
ques qui l'accompagnent.

Donc, devant le tableau d'une péricardite aiguë, dyspnée, bruit de frottement ou augmentation de la matité cardiaque et disparition du choc de la pointe, devant un semblable tableau réservons l'avenir et ne disons pas : cela ne
sera rien. La guérison est acquise sur le moment — surtout
dans la *péricardite rhumatismale*, la moins grave de toutes, et
la symphyse cardiaque se prépare insidieusement, pas toujours,
mais dans l'enfance généralement.

D'ailleurs il n'y a point que la péricardite elle-même : il
faut compter avec l'état général. Les *maladies infectieuses*,
autres que le rhumatisme, la pneumonie particulièrement,
se compliquent aisément de péricardite et celle-ci est *suppurée*. Du coup il faut veiller davantage et la ponction devient nécessaire.

Il est au moins une condition où toute thérapeutique agressive risque d'être prise en mauvaise part. C'est la *péricardite
brightique*, car la complication est grave et il ne s'agit pas de
laisser mettre la mort du sujet sur l'intervention du médecin. Chez un cardio-rénal, du jour au lendemain et sans qu'aucune imprudence ait été produite, sans aucune modification
de régime, la dyspnée augmente brutalement. On ausculte
le cœur ; un frottement péricardique se découvre. Prévenons la famille. Dans la huitaine, la mort risque de s'ensuivre.
Toutefois, quand la complication se produit à une période
peu avancée de la maladie et lorsque le cœur n'a que peu
ou point fléchi, la guérison est possible, avec une aggravation plus marquée des accidents cardiaques. Un médecin
des hôpitaux de Paris que nous traitions en 1906 a fait sa
péricardite en février. Depuis de longs mois, le cœur était
atteint de galop cardiaque ; néanmoins la mort ne s'est produite qu'au mois d'août, 7 mois plus tard.

Les classiques consacrent un chapitre aux *péricardiques hémorragiques.* Elles font suite au scorbut, se produisent dans la péricardite tuberculeuse. Il est parfois donné de prévoir la nature de l'épanchement à la rapidité de sa formation ; cela est rare. Tenons-nous aux péricardites habituelles, à celles qui croisent journellement la route du praticien.

C'est dire que nous ne nous occuperons pas de la *péricardite postérieure,* affection rare, de diagnostic difficile et qui n'est le plus souvent qu'une trouvaille d'autopsie (Cassaet).

Comme types morbides familiers, quatre se dessinent à la rencontre du praticien : 1° la péricardite rhumatismale ; 2° la péricardite pneumoccccique ; 3° la péricardite tuberculeuse ; 4° la péricardite brightique. Nous terminerons par quelques mots sur les péricardites chroniques et le traitement chirurgical qui leur est opposé.

1° La *péricardite rhumatismale* peut passer ainsi que l'endocardite, inaperçue à qui n'ausculte pas un cœur avec soin tous les jours. Huchard avait raison d'accorder une grande importance aux soi-disant douleurs de croissance des enfants, aux douleurs vagues d'une cheville mises sur le compte d'un faux pas ou de la fatigue. Ces manifestations douloureuses très atténuées peuvent dissimuler une atteinte rhumatismale qui se porte sur l'endocarde ou le péricarde. Au médecin d'avertir la famille et de démontrer pour une quinzaine la nécessité de visites répétées au moins toutes les 48 heures.

Quand un bruit de frottement apparaît, ce bruit de cuir neuf au niveau de la base du cœur et à gauche, bruit qui ne se propage pas, lorsqu'un pareil bruit est entendu, la conduite s'impose : continuer le *salicylate de soude,* comme nous l'avons dit pour l'endocardite rhumatismale, à savoir : une dose de 6 à 10 grammes partagée entre la matinée, l'après-midi et la nuit. Le salicylate de soude possède une action préventive et curative. Il ne sera interrompu qu'en cas de troubles cardiaques (arythmie, extrasystoles), dont l'apparition semblera indiquer une atteinte myocardique. En pareil cas, ce sera à la digitaline d'entrer en œuvre.

En tout état de cause, des *ventouses scarifiées* (5 à 6) sur la région précordiale, calmeront la dyspnée et l'éréthisme cardiaque. On réservera une place sur la ligne mamelonnaire, pour l'application d'une *vessie de glace* qui suivra l'émission sanguine.

En cas de *douleurs* : les injections de 1 à 2 milligrammes de *morphine* répétées toutes les 3 heures ; contre la *tachycardie* ou l'*arythmie* : les très faibles doses de *digitaline cristallisée* (V gouttes de la solution alcaline à 1/1000, 10 jours, interrompre 3 à 4 jours reprendre 10 jours), recouvrent toute la valeur de leur emploi. Chez les enfants, les doses seront réduites à I et II gouttes par jour.

Le régime diététique sera celui dont nous avons maintes fois parlé : 1.000 à 1.200 grammes de lait mêlé d'eau pour la proportion graduelle de un quart, un tiers, moitié, deux tiers de lait, au gré de l'amélioration constatée. Si le malade est très dyspnéique, aucun inconvénient ne s'attache à la prolongation du régime lacto-hydrique avec un tiers ou moitié de lait : 6, 8 et 10 jours.

C'est surtout quand un épanchement péricardique est constitué qu'il convient de redoubler de prudence. Une dyspnée intense sera combattue par une *saignée générale* et celle-ci peut retarder indéfiniment l'opération.

La paracentèse ne devient indispensable que du fait de l'orthopnée et de la cyanose qui s'installe ; le médecin ne se laissera pas arrêter par une frayeur vaine. Toutefois, il attendra le résultat du traitement salicylé avant de recourir à la ponction. Parfois l'orthopnée cède et la résurrection s'opère en quelques heures, comme nous l'avons vu auprès d'une jeune fille avec le Dr Avezou.

La ponction sous-xiphoïdienne de Marfan permet d'atteindre le péricarde sans dommage. Il suffit d'user d'une aiguille très fine, celle qu'on emploie, par exemple, pour la ponction lombaire. Viendrait-elle, en l'absence du liquide, à atteindre le ventricule droit, cette blessure du cœur ne serait nullement redoutable. Chez plusieurs malades, pareil accident est survenu ; ils n'en ont point présenté le moindre inconvénient.

D'autre part, la finesse de l'aiguille n'est point un obstacle à la sortie du liquide, ce dernier fût-il constitué par du pus. Le pus des péricardites, même pneumococciques, est toujours fluide, battu qu'il est par les mouvements incessants du ventricule.

La ponction se pratique immédiatement au-dessous de l'appendice xiphoïde, sur la ligne médiane. L'instrument est dirigé obliquement de bas en haut, et, après 2 à 3 centimètres de trajet, il pénètre dans le péricarde. Aucun vaisseau ne peut être atteint, il n'y a pas de plèvre et le péritoine est loin. Ajoutons que le diaphragme est refoulé en bas par l'épanchement.

M. Blechmann a pratiqué cette opération jusqu'à 17 fois chez un enfant de 5 ans qui présentait une péricardite purulente à pneumocoques.

L'amélioration qui suit chaque intervention est considérable et la guérison, — surtout dans la péricardite rhumatismale — demeure la règle.

2º Aussitôt qu'il y a pus, la situation s'aggrave. Les *vaccins de Wright*, les *ferments métalliques* ont réussi dans un cas de *péricardite gonococcique* (A. Robin et N. Fiessinger). Mais cette complication est exceptionnelle. En général, il s'agit d'une *péricardite pneumococcique*, la plus fréquente après la péricardite rhumatismale (30 péricardites sur 500 pneumonies environ). Le pronostic est grave, quand les symptômes péricardiques s'allient vers le dixième ou douzième jour de la pneumonie à un état général mauvais ou à une dyspnée persistante. Il y a en effet à redouter la purulence de l'épanchement et les ponctions ne suffisent pas pour amener la guérison. L'enfant sur qui M. Blechmann pratiqua ses dix-sept ponctions mourut au bout de six mois. Les injections modificatrices, naphtol camphré, huile gomenolée qui suivent l'évacuation ne semblent point retarder d'une manière évidente la reproduction de l'épanchement. Lorsque le pus se reproduit, un chirurgien pourra recourir à l'ouverture large du péricarde suivie du drainage de la cavité. La résection des 5e, 6e, 7e cartilages costaux est souvent nécessaire. Cette *péricardotomie* amènerait la guérison dans la moitié des cas. Malheureusement on compte encore trop de morts et subites. Un tel risque suffit pour arrêter la main du praticien le mieux disposé.

Ajoutons que l'exsudat pneumococcique peut rester fibrineux. En pareil cas, la dyspnée est moindre et la paracentèse moins nécessaire, mais des accidents de symphyse cardiaque sont à redouter. En 1900, nous pratiquâmes, par l'ancien procédé de Rendu, la ponction du péricarde chez un jeune homme de 20 ans, le 14e jour d'une pneumonie. Nous retirâmes 150 grammes de pus. Le malade alla mieux et l'épanchement ne sembla pas se renouveler. Le malade ne succomba pas moins trois mois plus tard à des accidents asystoliques de symphyse cardiaque.

3° La *péricardite tuberculeuse*, qu'elle soit ou non constituée par un épanchement, demeure souvent latente, soit que la collection siège en arrière du cœur, soit qu'une lame pulmonaire soit interposée entre le cœur et la paroi sterno-costale, soit encore que les signes physiques et fonctionnels soient perdus au milieu d'accidents de tuberculose généralisée. Elle guérit souvent spontanément. D'autres fois, une intervention devient nécessaire. Elle consiste en ponction évacuatrice suivie d'injection de gaz (air ou azote) en quantité égale à la moitié du liquide évacué (C. Lian et G. Corneau) ou en péricardotomie sans drainage (JACOB). Cette dernière intervention, pratiquée d'une manière précoce, semble préférable. Elle est unique et assure des résultats précieux (1) (Rieux). D'autres fois, l'évolution a paru enrayée par la ponction suivie d'une injection de lipiodol (5 cmc.) (V. Fiessinger et Lemaire).

Il est une forme assez fréquente individualisée par Hutinel sous le nom de *cirrhose cardio-tuberculeuse*. En pareil cas, un foie énorme, la tachycardie, la cyanose sont les trois signes qui permettent en l'absence de rhumatisme et de maladie infectieuse aigue, de songer à de la péricardite tuberculeuse. Le myocarde a fléchi rapidement et l'asystolie s'est faite surtout du côté du foie qui peut emplir une partie de l'abdomen.

Les hydropisies qui se produisent en pareil cas, sont en partie d'origine hépatique et nécessitent l'application réitérée de *ventouses scarifiées* sur le foie lui-même.

Un fait sur lequel nous avons insisté autrefois est la longue durée de la maladie. Que le médecin ne se hâte pas d'annoncer une issue fatale. La maladie peut se prolonger des années. La fin est d'autant plus reculée que le foie — sorte de soupape de sûreté vis-à-vis des cavités cardiaques qui se laissent distendre — que le foie est lui-même plus gros.

Le repos, une alimentation réduite, la digitaline à très faibles doses subcontinues (1/10 de millig.) pour ramener non pas un myocarde sur lui-même, mais pour maintenir une certaine tonicité dans ses contractions, voilà pour le traitement.

Les épanchements ascitique, pleural seront évacués. Mais tout cela est précaire de résultats ; bien que longue la maladie demeure fort grave. La péricardotomie sans drainage (Jacob) pourrait être conseillée à l'occasion, l'opération semblant en général bien supportée.

4° Sur la *péricardite brightique*, dont la nature infectieuse semble hors de doute, la gravité est attachée, comme nous l'avons dit, à la date où survient l'infection. Au début des

---

1. Rieux, *La péricardite tuberculeuse avec épanchement et son traitement* (*J. des Praticiens*, 27 mars 1926).

maladies cardio-rénales, la guérison peut s'ensuivre. Chez un sujet qui a déjà présenté du Cheyne-Stokes et dont les accidents dyspnéiques datent de longs mois, la mort risque fort de se produire dans les 8 jours. La quantité d'urée sanguine est parfois considérable en pareil cas ; chez un malade, elle montait à 4 gr. 2 dans le sang et à 6 gr. 40 dans le liquide péricardique (De MASSARY et CHATELIN).

Une application de *ventouses scarifiées* sur la région cardiaque, des injections répétées d'*huile camphrée*, la *digitaline cristallisée* (1/10 de milligr., 8 à 10 jours de suite) sont les médications à adjoindre au régime lacto-hydrique rigoureusement institué.

5° Lorsque la *péricardite chronique* est constituée, le praticien se trouve en présence de cette entité morbide qu'on appelle la symphyse cardiaque. Son importance est telle que nous lui avons consacré un chapitre spécial.

V. — La symphyse cardiaque.

La symphyse cardiaque est une maladie à symptomatologie obscure ; avant la radiographie, il n'y avait guère que l'association de trois symptômes qui missent sur la voie : la cyanose des lèvres, la tachycardie, le gros foie.

Depuis la radioscopie, un signe de premier ordre permet de voir clair : la perte ou du moins la diminution du déplacement vertical que subit normalement le cœur dans le passage de l'attitude horizontale à l'attitude verticale.

Encore pour trouver ce dernier signe, convient-il que l'attention soit dirigée vers la possibilité d'un diagnostic de cet ordre. Les cas de symphyse cardiaque latente ne sont pas très rares. Des lésions très avancées et presque totales peuvent se révéler comme trouvailles d'autopsie, alors que, de son vivant, le sujet n'avait présenté aucun trouble cardiaque.

Tellement que les signes attribués à la maladie, en dehors

des enseignements fournis par la radiographie, ou manquent de précision, ou sont inconstants, ou font totalement défaut.

I. — SIGNES QUI MANQUENT DE PRÉCISION. — Ce sont ceux dont l'association fréquente seule permet l'orientation clinique : la *cyanose des lèvres*, la *tachycardie* et le *gros foie*. Ils indiquent une crise d'asystolie avec dilatation des cavités droites et cette dernière survenant chez un sujet jeune crée une forte présomption en faveur de la symphyse constituée. On sait en effet que la péricardite *rhumatismale* ou *choréique* des enfants aboutit aisément à la production de travées fibreuses qui tendent à l'organisation; plus tard, de 17 à 25 ans, la complication adhésive se montre déjà plus rare.

Un enfant devenu asystolique à la suite du rhumatisme a presque forcément une symphyse cardiaque ; en dehors de cette complication, la musculature du myocarde se révèle en effet comme de bonne qualité ; la myocardite chronique n'existe guère et les lésions valvulaires, après des accidents passagers, arrivent à ne plus faire parler d'eux. Sans doute chez les enfants atteints de symphyse cardiaque d'origine rhumatismale une lésion mitrale, plus rarement aortique, est la règle ; une erreur fréquemment commise est de leur attribuer la raison des troubles asystoliques. Généralement, mais non toujours, comme nous le verrons tout à l'heure, la symphyse du péricarde est la grande coupable.

A côté de la symphyse du péricarde d'origine *rhumatismale* ou *choréique*, il convient de réserver une place à la symphyse de *nature tuberculeuse* où les lésions orificielles sont par contre exceptionnelles. Le foie devient gros, tellement que la voussure qu'il provoque peut être prise pour celle d'un kyste hydatique et que des petits malades ont été opérés (Nobécourt). D'autresfois, l'ascite se produisant, le diagnostic de péritonite tuberculeuse avait été porté. Dans d'autres circonstances, on a pu croire à une cirrhose hépatique d'origine syphilitique.

Il y a longtemps que nous avons nous-même insisté sur la

valeur de ce symptôme qu'est le gros foie dans la symphyse cardiaque. Tout à l'heure nous disions que son développement considérable, créant une sorte de soupape de sûreté pour le sang veineux, allège d'autant le travail du cœur et assure une survie plus durable.

A côté de la cyanose des lèvres, de la tachycardie et du gros foie, dont l'ensemble autorise de fortes présomptions, mentionnons ici un signe dont l'importance a peut-être été exagérée : nous voulons dire la *fixité de la pointe du cœur*. Un gros cœur peut être immobilisé dans un péricarde sain et la fixité de la pointe ne signifie pas forcément symphyse concomitante (Potain).

II. — SIGNES INCONSTANTS. — C'est ici qu'intervient toute la symptomatologie qu'assignent les livres classiques : un fait observé par hasard est érigé à la hauteur d'un signe clinique essentiel. Au vrai, bien plus que la signature du péricarde et de la symphyse, c'est l'état du cœur et du médiastin qui est révélé par la particularité clinique.

Les *frottements* indiquent la péricardite chronique et l'absence d'adhérences solides à la place où ils sont entendus. La *disparition* du choc de la pointe se rencontre dans les cœurs mous. La *voussure précordiale* est observée dans bien d'autres maladies, l'insuffisance aortique par exemple avec hypertrophie ventriculaire.

Le *mouvement de roulis* et *l'ondulation de la paroi précordiale* (Jaccoud) s'observent dans les cas de symphyses compliquées d'adhérences antérieures. Il s'agit d'une sorte de reptation qui correspond à la systole et qui s'étend de haut en bas et de droite à gauche. Le phénomène est fort rare.

Le *retrait systolique de la pointe* se limite à la pointe ou s'étend à plusieurs espaces intercostaux voisins. Il n'est nullement symptomatique d'une symphyse où il peut manquer et se rencontre dans des maladies d'un autre ordre. On s'accorde en général à ne lui conférer une valeur qu'à la condition

qu'il occupe plusieurs espaces intercostaux (dépression pleuri-
costale de Jaccoud).

Encore cette conclusion se heurte-t-elle au démenti que lui
apportent les faits ; la dépression pluricostale a été observée sur un enfant mort de rétrécissement mitral avec insuffisance sans symphyse (Weil de Lyon). Nous en dirons autant
de la *dépression épigastrique*, attribuée à l'extension des adhérences péricardiques qui atteignent la partie antérieure du
médiastin et la cage thoracique ; le thorax soulevé à chaque
systole forme une dépression au-dessous des fausses côtes du
côté gauche. Ce signe traduit les efforts d'un cœur qui menace de se distendre ; nous l'avons observé chez un petit garçon de dix ans, atteint d'insuffisance mitrale et dont la guérison ultérieure — il a aujourd'hui vingt-deux ans — semble
écarter l'idée de toute symphyse concomitante.

La dépression, au lieu d'être épigastrique ou pluricostale,
peut occuper *la région postérieure et gauche* du thorax (signe
de Broadbent) ; ce signe modifiable souvent par les mouvements respiratoires perdrait de ce fait de son importance si
sa rareté déjà ne le reléguait dans l'ombre ; ajoutons qu'il a
été observé nettement en dehors de toute symphyse concomitante ; nous en dirons autant du signe de Wenckebach :
absence d'*expansion en avant* de la *partie inférieure du sternum*. Des adhérences fibreuses inextensibles sont à l'origine
de ces signes, curieux sans doute, mais d'ordre clinique très
incertain. Quelle singulière manière, d'autre part, de comprendre la médecine que de la compliquer à plaisir avec le
groupement systématique d'exceptions ! Poussées de force
dans la symptomatologie, elles deviennent un casse-tête
pour le débutant, surchargent la mémoire de noms propres
sans intérêt, troublent la recherche, font douter du diagnostic
quand elles n'existent pas. De grâce, maintenons la rectitude
des grandes lignes et ne nous noyons pas dans la profusion
des détails. Ils ne prennent de valeur que groupés dans la pé-
nombre et en attitude de modestie qui ne fait pas trop parler
d'eux.

Plus importante serait l'*invariabilité de la matité cardia-que*, nous ne disons pas *augmentation*, celle-ci se rencontrant dans nombre d'affections différentes. Ces constatations du reste, pour utiles qu'elles soient, ne donnent jour que sur des résultats imprécis. Huchard insistait maintes fois sur les renseignements fragiles fournis par la percussion dans les affections cardiaques. L'auto-suggestion, vu la subtilité des nuances, y joue un plus grand rôle que dans les maladies du poumon où les signes se détachent sur une plus large surface et avec une netteté plus tranchée. Si la percussion est un élé-ment d'appréciation de premier ordre dans les maladies du poumon, elle n'occupe que le second plan dans les maladies du cœur.

Ceci dit, constatons que l'augmentation de la matité car-diaque est liée à l'hypertrophie et dilatation cardiaque conco-mitantes, que l'invariabilité de la matité cardiaque est déli-cate de constatation, que la recherche en est troublée par les variations de l'aire pulmo-cardiaque,que les indications four-nies par la percussion ne peuvent acquérir de valeur qu'à une condition : la fixité et les adhérences de la lame pulmo-naire gauche qui recouvre le cœur. Complétons donc la per-cussion ou plutôt substituons-lui la forme de renseignements la moins sujette à confusion : nous voulons dire la *radios-copie.*

III. — Signes de probabilité. — La *radioscopie* indique les modifications de forme et de position du cœur quand le sujet déplace son thorax en différentes positions. Nous avons vu en débutant que le signe essentiel est la diminution du *déplacement vertical* que subit normalement le cœur dans le passage de l'attitude horizontale à l'attitude verticale. Au-cune autre lésion, pas même une sclérose étendue de l'appa-reil pleuro-pulmonaire, cette dernière fût-elle accompagnée de fortes adhérences pariétales ou diaphragmatiques,ne serait susceptible de réaliser une manifestation de cet ordre.

A côté du déplacement vertical, il convient de noter en-

core les modifications imprimées par les *déplacements laté-
raux* et *respiratoires*. A l'état normal, dans l'inclinaison laté-
rale gauche, l'axe vertical du cœur s'écarte de la ligne médiane de plusieurs centimètres ; quand il y a symphyse, ce
déplacement se réduit et devient fort limité. Au surplus le
contour de l'ombre cardiaque s'élève dans l'inspiration profonde; il est l'indice d'adhérences péricardo-costales (VAQUEZ
et BORDET).

Nous ne parlerons pas de signes moins importants, tels que
la *diminution des mouvements diaphragmatiques* qui s'observe,
du reste, dans nombre de maladies du poumon.

Le diagnostic étant posé, le médecin, tout d'abord, pré-
viendra la famille du danger possible, mais en se réservant
toujours une porte de sortie. Nous avons vu plus haut des
erreurs commises, de gros foies de symphyse cardiaque pris
pour des kystes hydatiques et opérés comme tels. C'est dire
la prudence qu'il convient de garder.

IV. — Quant au traitement, c'est tout d'abord le traitement
de *l'asystolie* et, pour les audacieux, l'*intervention chirurgicale.*

Le traitement de l'asystolie est bien connu de nos lecteurs :
1° repos au lit ; 2° réduction des liquides ; 3° doses minimes de
digitaline.

Comme il s'agit souvent d'enfants, suivant l'âge, la dose de
liquide sera réduite à 500 à 600 grammes ; toutes les heures,
par exemple, 50 grammes d'eau, puis du lait mêlé d'eau, par
moitié, de deux à cinq jours de suite, puis lait pur. En même
temps, la digitaline cristallisée sera réduite, au lieu de
V gouttes, sol. alc. 1/1000 (dose d'adulte), à III et II gouttes :
soit II gouttes, dix jours ; interrompre trois à quatre jours et
reprendre.

La dose de I goutte a été prescrite avec succès par Nobécourt, qui ajoute toutefois que l'âge et le poids de l'enfant

importent peu. A partir de 8 ans, nous prescrivons II gouttes;
à 12 ans, III gouttes.

Au-dessous de 6 ans, la dose d'une goutte sera préférable.
Toutes les médications accessoires pourront être utilisées
(*vessies de glace sur le cœur, injections d'huile camphrée*), etc.

Quant au traitement chirurgical il sera l'objet des lignes
qui vont suivre.

I. — L'*intervention chirurgicale* dans la symphyse cardiaque
consiste à rompre les adhérences qui gênent le travail du
cœur. Cette intervention s'exerce sur les adhérences exté-
rieures ou internes. La section des adhérences externes, a
trait aux tissus fibreux étendus à la paroi costale ou aux organes du médiastin ; elle s'accompagne d'une résection des
cartilages costaux et de la partie des côtes qui recouvrent le
cœur (opération de Brauer) ; la section des adhérences internes, celles qui relient directement entre eux les feuillets
du péricarde, a été recommandée par Delorme (1). En dépit
du talent que l'auteur a apporté à sa cause, nous ne saurions
conseiller cette dernière intervention.

« On peut commencer à l'entreprendre, dit l'auteur, si les
lésions sont limitées, quitte à s'arrêter si elle est jugée trop
difficile ou compromettante pour le cœur. » Or, comment connaître si les lésions sont limitées ? Des adhérences totales peuvent exister sans qu'aucun signe les révèle à l'extérieur. Une
trouvaille d'autopsie peut montrer une symphyse presque
complète sans que, de son vivant, le sujet ait présenté le
moindre trouble cardiaque (GAUSSEL et VINON). D'autre
part, M. Delorme insiste avec raison sur la nécessité d'une
intervention précoce, pratiquée avant la désagrégation trop
profonde de la fibre musculaire. Mais quel médecin oserait
conseiller une intervention précoce, c'est-à-dire « dès la cessation ou la diminution des phénomènes inflammatoires de

1. Delorme, *Des conséquences de la symphyse cardio-péricardique. Indications et contre-indications d'une intervention directe (Gaz. des Hôp.*, 21 février
1914).

la péricardite non suppurée » ? La péricardite peut guérir sans symphyse apparente et le sujet se porter à merveille. L'opérer à ce moment est se priver des chances d'une guérison spontanée qui peut survenir.

L'opérer quand les signes sont évidents, c'est-à-dire, beaucoup plus tard, c'est d'une part intervenir sur une fibre musculaire fatiguée, et de l'autre se condamner à un retour rapide des adhérences. En tout état de cause, c'est exposer le sujet à un grand risque dont la compensation n'est point assurée par le bénéfice des résultats.

D'ailleurs et tous les signes étant réunis en faveur de l'opération, celle-ci est décidée. On s'aperçoit au cours de l'intervention que la symphyse n'existait pas. Un garçon de 11 ans présente tout le tableau de la symphyse. Outre les signes d'asystolie, greffés sur une lésion mitrale et aortique, son cœur a des mouvements d'ondulation, la pointe est immobile. Des cliniciens de premier ordre portent le diagnostic de symphyse et comme l'asystolie progresse malgré le traitement, on décide de pratiquer l'intervention. L'enfant meurt au début de l'opération, d'une syncope chloroformique. « Or, à l'autopsie, il n'y avait pas trace de symphyse, mais seulement un gros cœur et des lésions des orifices mitral et aortique (1). »

Ajoutons que ce n'était point l'opération de Delorme, plus grave, mais l'intervention de Brauer, c'est-à-dire la résection costale combinée avec la rupture d'adhérences externes que cherchait à pratiquer le chirurgien. Ce fait relaté par Nobécourt nous met en garde. Les auteurs publient les succès ; les insuccès, on en parle moins. Dans ces conditions, il devient plus difficile de se faire une opinion. Une maladie à diagnostic incertain et dont l'intervention chirurgicale soulage quand la maladie existe, mais ne guérit pas, on comprend qu'on y regarde à deux fois.

L'opération de Brauer, la seule dont nous parlerons désormais, ne pèse point d'un poids très lourd dans la balance.

____

1. Nobécourt, *Cardiopathies de l'enfance*, 1914, p. 163.

Pour notre part et jusqu'aujourd'hui, nous ne nous sommes jamais trouvé en présence d'un cas assez net pour oser le faire pratiquer par le chirurgien.

II. — Que si toutes conditions semblent réunies — asystolie commençante avec signes *évidents* de symphyse — le médecin confiant le malade au chirurgien devra avant tout et après avoir exposé les chances douteuses à la famille s'informer du choix de l'anesthésique et opter pour l'anesthésie à l'éther. Tout à l'heure, nous avons signalé une mort par syncope chloroformique chez un jeune garçon, alors que tous les auteurs s'accordent sur l'innocuité du chloroforme administré aux enfants. Bien que nous-mêmes, en pleine asystolie chez un cardio-rénal âgé de 58 ans et atteint d'une embolie de la fémorale avec gangrène du pied, ayons fait pratiquer par le professeur Quénu, l'amputation de la cuisse sous anesthésie chloroformique et que le malade se soit remis, ce sont des expériences qu'il ne convient pas de renouveler. L'éther est l'anesthésique général de choix ; moins toxique, il ne détermine pas les altérations de la cellule hépatique qui s'observent si aisément dans l'intoxication chloroformique (Noel Fiessinger). On emploiera donc l'éther.

Les résultats opératoires publiés, immédiats ou éloignés, se sont montrés souvent assez favorables. Immédiats, après une opération plus ou moins émouvante, le calme renait, la dyspnée cède, la cyanose s'efface, le cœur se ralentit, la diurèse reparoît. Ce mieux peut se poursuivre les mois suivants.

Parfois les occupations peuvent être reprises, comme chez un sujet de MM. Pierre Delbet et Hirtz (1). Ce dernier, garçon de café, asystolique avait subi, en juin 1910, le désossement de la région précordiale. En mars 1911, il travaillait régulièrement quinze à seize heures par jour, marchait, courait, montait les escaliers sans dyspnée, pouvait même se

---

1. Pierre Delbet et Hirtz, *Résultat éloigné d'une cardiolyse* (Acad. Méd., 21 mars 1911).

livrer à des travaux de force. L'auscultation ne relevait aucun bruit anormal ; seules, les contractions cardiaques restaient irrégulières. La tension artérielle et l'élimination urinaire étaient normales.

Summers sur deux opérés compte une survie de quatre ans et une autre d'un an.

Que si maintenant le lecteur désire être fixé sur des règles fermes de conduite, nous croyons que la prudence lui commande une sage réserve.

Le traitement chirurgical de la symphyse cardiaque, même réduit à l'opération de Brauer, seule légitime, ne pourra jamais figurer que comme un traitement d'exception. Il pourra être tenté dans la grande ville où tous les moyens d'exploration sont à portée et où un échec, quand il a lieu, se perd dans le bruit des occupations urbaines. Encore le médein ne saurat-il proposer cette intervention qu'à titre de palliatif et sans rien promettre. En général, l'opération réussit, le malade survit, mais ne guérit pas.

A la campagne, jamais les praticiens ne se risqueront dans une aventure de ce genre. Quand un malade meurt, la malice publique leur impute souvent la responsabilité de l'insuccès. Si une intervention chirurgicale a eu lieu et que l'opéré succombe, aucun doute, c'est la faute du chirurgien. Surtout en matière d'intervention, comme l'opération de Brauer, où le chirurgien, sans doute, trouve toujours devant lui des côtes à réséquer, mais non toujours les adhérences qu'il comptait sectionner, et par la raison majeure que le diagnostic de symphyse avait été porté à faux et que les adhérences n'existaient pas.

VI. — Les myocardites aiguës

La myocardite aiguë n'est pas toujours lésionnelle, il peut s'agir de troubles fonctionnels qui simulent la myocardite et

sont tout aussi graves. M. Ch. Laubry a donné à cette variété le nom de myocardie (1).

Le tableau clinique de ces formes se répète dans les grandes
lignes.

Ce sont d'abord les signes subjectifs : *dyspnée* et *douleurs* :
c'est ensuite la *tachycardie*, un *galop* plus ou moins prononcé
les *extrasystoles*, coupant le rythme rapide des pulsations.
Ajoutons l'*assourdissement des bruits*, la *dilatation du cœur*
avec *gros foie*, *encombrement bronchique* subitement aggravé.
Avec ces derniers renseignements, le doute n'existe plus. La
certitude peut être affirmée.

En cas que ce cortège imposant ne défile pas au complet et
que des lacunes s'y ouvrent, la conduite est bien simple : agir
comme si la myocardite existait. Fixer l'éventualité la plus
grave, de manière à lui barrer le passage, instituer le traitement de la myocardite alors même que le diagnostic pourrait
prêter à discussion est d'une conduite avisée. En second lieu,
et si possible, le médecin persévérera dans le traitement causal : dans la myocardite typhoïdique, les bains, et nous reviendrons sur ce sujet ; dans la myocardite diphtérique, les injections de sérum.

Le salicylate de soude sera passagèrement interrompu dans
le rhumatisme articulaire aigu, car il exerce une action déprimante sur le myocarde. De même la quinine, dans les cas de
dilatation aiguë du cœur d'origine paludique. En raison du
danger des hautes doses, le remède ne sera plus prescrit qu'à
doses modérées.

Dans la médication instituée, un élément sera donc fourni
par la nature de la myocardite, infectieuse tout d'abord et
d'une infection déterminée ensuite ; un autre élément sera
tiré de la lésion cardiaque elle-même.

1° *Traitement de l'élément infectieux.* — La myocardite
est d'une origine infectieuse à peu près constante. Sur les

1. Jean Walser, *La myocardie*. Travail du service de M. Laubry. Th.
Paris, 1925.

myocardites par poisons proprement dits — alcool, plomb, tabac — il y aurait maintes réserves à faire. Myocardite aiguë est en général synonyme d'infection.Un traitement anti-infectieux aura donc été institué quand la complication se sera déclarée. Que des modifications doivent être apportées à ce traitement initial, tout praticien en a l'intuition et ces modifications, de lui-même, il les aura souvent ordonnées dans le sens requis, a savoir une atténuation de la thérapeutique entreprise. Les doses médicamenteuses seront réduites. Se méfier surtout des médicaments antithermiques comme l'*antipyrine* ; ils entravent souvent la sécrétion urinaire et de ce fait retiennent, dans l'organisme, les principes toxiques, dont la présence dans le sang avait déterminé la première altération de la fibre cardiaque. La *quinine* ou le *salicylate de soude*, à hautes doses, épuisent la contractilité du myocarde.On se gardera d'y recourir.

La *diététique* demeurera subordonnée à la température : la quantité de boisson sera réglée par le degré thermique : 2 litres de liquide vers 38°1/2, 2 lit.1/2à 3 litres à 39°1/2.Mais ce liquide sera absorbé par petites quantités, un verre à bordeaux par exemple, toutes les demi-heures, de manière, par une brusque irruption de liquide dans les voies circulatoires, à ne pas augmenter passagèrement le volume de la masse sanguine et avec lui le travail du cœur.

La *balnéation*, si souvent recommandée dans les maladies hyperpyrétiques et organisée systématiquement dans la fièvre typhoïde, se pliera, du fait de la myocardite, à une tactique un peu différente. Les bains seront continués toutes les 3 heures et tant que la température atteint 39°. Seulement si le malade prend des syncopes dans le bain, si son arythmie augmente, le degré thermique sera élevé et le bain donné tiède (à 33° ou 35°).

Ces règles générales se superposeront aux règles particulières tirées de la maladie initiale. Dans la dilatation aiguë du cœur au cours de la fièvre palustre, la *quinine* sera prescrite à faibles doses (0 gr. 40 à 0 gr. 50 dans les 24 heures), le *salicy-late de soude* sera supprimé dans la myocardite rhumatismale, les injections quotidiennes de *sérum de Roux* (60 centimètres cubes) continuées dans la myocardite si rare de la diphtérie.

En raison de l'action possible des capsules surrénales dans le tableau symptomatique, l'*adrénaline* trouve son emploi.

On la prescrit dans les cas d'hypotension et de tachycardie aux doses de V à XX gouttes de la solution à 1/1000, 2 fois par jour. Netter conseille jusqu'à 5 milligrammes, soit C gouttes. Le remède peut être pris par voie stomacale, des injections d'*huile camphrée* étant concurremment pratiquées par la voie hypodermique. Nous ne savons si l'adrénaline en cas de maladie fébrile est supérieure à la *poudre de glandes surré-nales* (cachets de 10 centigr.), laquelle est absorbée en cachets ; la médication surrénale renferme des principes parmi lesquels l'adrénaline compte comme substance active, mais non unique. Toutefois, pour l'action circulatoire et tonique à produire, l'adrénaline possède une action remarquable et suffisante. Netter emploie l'adrénaline dans l'adynamie des diphtéries graves (X à XX gouttes de la solution à 1/1000) et la mortalité a été réduite. La scarlatine, la va. '*,* la fièvre typhoïde se trouvent bien d'une médication anal ·
On peut même employer le *sérum adrénalique* dans les ..
de collapsus (Carnot et Josué), à savoir 1/2 milligramme d'adrénaline pour 100 centimètres cubes de sérum artificiel.

La *poudre d'hypophyse* a été recommandée dans les défaillances myocardiques de la fièvre typhoïde (L. Rénon), de la diphtérie, de la pneumonie (cachets de 10 centigr., trois par jour). Si au bout de 3 jours d'administration d'adrénaline, umieux n'est pas obtenu, la poudre d'hypophyse trouvera son emploi les 3 ou 4 jours consécutifs. On utilise également la *pituitrine* (extrait glandulaire de substance pituitaire, 0 gr. 10 par centimètre cube). On injecte 0 gr. 30 ; de bons résultats auraient été obtenus dans la myocardite diphtérique.

Le traitement causal dans la myocardie de M. Laubry, ne

peut être entrepris puisque l'origine en est obscure. Les toni-cardiaques échouent pour l'ordinaire ; dans les formes asso-ciées, le traitement antisyphilitique ou antirhumatismal a donné quelques succès. Parfois l'opothérapie surrénale ou thyroïdienne a semblé réussir.

2º *Traitement de l'élément cardiaque.* — Il existe deux phases dans la myocardite aiguë : 1º celle de l'éréthisme cardiaque ; 2º celle de baisse dans la pression vasculaire. Souvent, en raison même de l'affaiblissement du sujet, la première phase passe inaperçue. Rien de bruyant dans l'apparition de la complication cardiaque : une gêne précordiale, de l'anxiété plutôt que de la douleur, de la tachycardie avec quelques extrasystoles et c'est tout.

Une médication excellente dans l'espèce et qui ne doit jamais être omise est l'*application d'une vessie de glace* sur la région précordiale : un carré de flanelle sur la peau, par-dessus, une vessie de caoutchouc dans laquelle on introduit une quinzaine de morceaux de glace. Le tout est suspendu à un arceau disposé au-dessus du lit, de manière à ne pas trop peser sur le cœur. La glace est maintenue en place, six. huit dix jours de temps. jusqu'à régularisation du rythme cardiaque. Le typhique ou le scarlatineux baignés quittent leur vessie pour entrer au bain et la reprennent quand ils en sortent.

Si la douleur est vive, il existe un moyen héroïque de la calmer : la *morphine* ou l'*héroïne* mais non aux doses communément prescrites. Mieux vaut employer les doses très faibles et répétées si nécessaire : à savoir une injection de 1 à 2 milligrammes de morphine, de 1/2 à 1 milligramme d'héroïne renouvelées toutes les 3 heures en cas de besoin. Maintes fois nous avons insisté à la fois sur la haute valeur de cette médication et ses dangers si elle était mal employée. Demeurons dans les doses faibles pour éviter les incidents désagréables.

Le *bromure* si communément prescrit déprime trop aisément. La morphine, à dose très faible par ses vertus cardiotoniques lui est supérieure.

Certaines médications dirigées contre l'état infectieux seront poursuivies : telles l'*adrénaline* ou la *poudre d'hypophyse*, à laquelle seront adjointes les injections d'*huile camphrée* à 1/10 ou d'*huile éthéro-camphrée*. Une injection de 1 à 2 centimètres cubes 3 fois par jour. A hautes doses, des accidents par intoxication camphrée ont été observés.

La *caféine*, en cas de grande faiblesse du pouls, sera ordonnée à doses minimes de manière à ne point fouetter le cœur d'une excitation trop vive qui aboutirait à l'épuisement consécutif (deux injections de 5 centigrammes par jour), dans l'intervalle des injections d'huile camphrée.

Si aucun mieux ne se produit, les injections de spartéine, de strychnine trouveront à se placer au lieu de la caféine

```
Sulfate de spartéine.................... 2 centigr. 1/2
Sulfate de strychnine.................. 1 milligr.
Eau distillée......................... 1 cent. cube.
Pour 1 ampoule stérilisée. En injecter une matin et soir.
```

Une autre médication est susceptible de relever passagèrement le pouls : *les injections sous-cutanées d'oxygène* (700 à 800 grammes), mais l'effet favorable ne dure point.

Jusqu'à présent nous n'avons point parlé de la *digitale*. Tout d'abord son action est un peu lente et ne s'affirme qu'au bout de plusieurs heures. Il faut donc user des médications que nous avons dites. Mais s'il existe des extrasystoles ou un galop cardiaque, c'est au tour de la digitale d'intervenir.

Gardons-nous de la prescrire à hautes doses. C'est dangereux. Rappelons-nous que plus un myocarde est touché, plus il convient de l'aborder avec ménagement. Les coups de fouet médicamenteux trop violents auraient vite fait de l'abattre sans espoir de relèvement. Ordonnons la dose de 1/10 de milligramme de digitaline cristallisée, soit V gouttes de la solution à 1/1000, 8 à 10 jours, de suite. Interrompons quelques jours et reprenons ensuite.

Cette méthode nous semble indispensable ; on la prolongera au cours de la convalescence, quand des extrasystoles continuent de traverser la régularité du rythme cardiaque. Les *myocardites atténuées et curables*, dont nous avons donné la description en 1908 et en 1912 (1), nous montrent qu'il convient de se méfier. Des myocardes qui semblent guéris se dilatent par la suite au bout de quelques semaines ou de quelques mois. Il semble bien que, si la digitaline était régulièrement prescrite dans les convalescences des maladies aiguës où le cœur a été touché, pareil accident ne serait point à déplorer.

VII. — Les myocardites chroniques

Ne posons pas un diagnostic de myoardite chronique à la légère. Tout faux pas du cœur (extrasystole) à partir de la quarantaine, est considéré comme synonyme d'artério-sclérose. De simples troubles nerveux, des états anxieux ou dyspeptiques peuvent être en cause. Ne nous pressons pas de conclure à une maladie grave. Avons-nous affaire à un sujet qui sent vivement et digère mal, prenons sa tension artérielle. Si elle est élevée et demeure élevée (tension maxima et minima), une affection rénale pourra sans doute évoluer dans l'ombre. L'absence ou la présence d'albumine n'ajoutent aucune signification au tableau morbide. Un dyspeptique aura maintes fois de l'albumine et le scléreux rénal en sera souvent dépourvu.

Méfions-nous, au surplus, de ce terme d'artério-sclérose. Il renferme, comme nous l'avons démontré, des entités disparates : 1º la néphrite interstitielle ; 2º la syphilis du cœur et de l'aorte ; 3º les myocardites chroniques non syphilitiques ;

---

1. Ch. Fiessinger, *J. des Prat.*, 1908 et Acad. Méd., avril 1912.

4° la sclérose des parois artérielles sans lésions viscérales (athérome) Sachons être précis ; ne demeurons pas dans le vague d'une dénomination nosologique qui englobe des types morbides disparates.

Pour conclure à l'une de ces espèces morbides, il faut plus qu'un signe isolé. Ni la tachycardie, ni l'arythmie, ni la dyspnée, ni même l'élévation de la tension artérielle ne sont suffisantes.

La *tachycardie* peut se produire dans des affections d'un tout autre ordre (maladie de Basedow, période ultime de la cirrhose du foie, pyléphlébites, etc.). L'*arythmie* appartient (arythmie extrasystolique) aux obsessions cardiaques, à des désordres cérébraux, aux troubles dyspeptiques, etc. La *dyspnée* s'observe chez les aérophages, les nerveux atteints de névralgies intercostales qui contractent leur paroi thoracique.

L'*hypertension artérielle* peut s'observer chez tout sujet émotif, fatigué, qui souffre violemment. On attache moins d'importance à la tension maxima qu'à la tension minima, et cette dernière, en effet, est moins modifiable par les circonstances passagères. Néanmoins, même à la tension minima un peu élevée, ne nous hâtons pas de parler d'une hypertension permanente et demandons à revoir le malade.

Tous ces signes ne valent qu'associés les uns aux autres et prolongés au delà d'un certain temps.

Une tachy-arythmie, qui dure vers la cinquantaine, doit être considérée comme suspecte (Huchard); une dyspnée d'effort, indépendante des digestions, sera surveillée de près, une élévation de la tension artérielle qui ne fléchit pas, éveillera l'attention. Un dosage de l'urée sanguine — si le chiffre dépasse 0 gr 50 à 0 gr. 60 orientera également les idées.

Myocardite chronique alors ? Au point de vue clinique, le terme pèche par le flottement de sa signification. Toujours et quand il est possible, il convient de fournir les points de repère pour le pronostic et le traitement.

Or, sous cette rubrique de myocardite chronique, se trouvent confondues plusieurs maladies : 1º le *cœur rénal* ; 2º le *cœur syphilitique* ; 3º le *cœur des obèses* ; 4º les *myocardites atténuées et curables*, dont nous avons donné la première description en 1908 ; 5º les *myocardites par infections* ou *auto-intoxications* diverses, ou simplement par *sénilité*. Toutes ce formes réclament des traitements sensiblement distincts et ressortissent à des pronostics différents.

1º Le cœur rénal. — Le cœur rénal offre différents aspects cliniques. On pourrait distinguer le cœur tachycardique, extrasystolique, le cœur avec arythmie complète (cardiopathie à forme arythmique de Huchard), le cœur avec bruit de galop. Ces différences cliniques ne comportent pas de changements appréciables dans la médication.

De la *digitaline* à faibles doses à tous les malades, avec cette précaution de l'administrer d'autant plus longtemps que certains troubles de rythme ont été constatés. A un cœur tachycardique, on se contentera, par exemple, de donner V gouttes de la solution de digitaline cristallisée, soit 1/10 de milligramme 3 jours de la semaine. S'il existe quelques extra-systoles, signe aussi fréquent d'excitation nerveuse que de fléchissement menaçant du myocarde (mais dans l'espèce et chez les rénaux d'une signification organique habituelle), la digitaline sera continuée 5 jours, interrompue 3 jours, reprise 5 jours. Même traitement dans le cœur avec arythmie complète. La digitale n'a point pour but de réduire une arythmie qui ne cède guère, mais bien d'agir à titre préventif et d'empêcher un fléchissement myocardique qui ne tarderait pas. Lorsqu'un galop est surajouté, la chose est faite, le myocarde est en état d'insuffisance manifeste. Donnons la digitaline : 1/10 de milligramme 10 jours : interrompons 2 à 3 jours. Reprenons 10 jours. Et ainsi de suite de longs mois. Plus tard, le galop ayant disparu, les prises digitaliques, au lieu de se poursuivre pendant 10 jours, pourront être réduites à 5 jours.

Mais n'interrompons jamais la médication. N'oublions pas que l'hypertrophie musculaire du ventricule gauche s'est opérée à un âge avancé (50 ans moyenne), que la qualité de ce tissu tardif laisse à désirer, qu'il se laisse distendre avec la plus grande facilité, que l'interruption digitalique sera suivie de rechutes immédiates et d'autant plus graves que l'excitant indispensable du cœur — à savoir la digitaline — aura été suspendu plus longtemps.

D'autant que la tension artérielle est souvent élevée et que rien ne fatigue un myocarde déjà diminué dans sa résistance comme de lutter contre une hypertension accentuée. Rappelons-nous toutefois qu'il existe des scléroses rénales à hypertension peu élevée.

L'hypertension artérielle existant, redouter l'administration de la digitaline est un de ces préjugés contre lesquels nous nous élevons depuis de longues années. La digitale, surtout à très faibles doses comme nous la recommandons, ne produit pas d'élévation de la tension. Elle rend au myocarde sa contractilité perdue et ne hausse la tension que dans la mesure où cette contractilité est reconquise. L'intervalle entre les tensions maxima et minima s'élargit et démontre ainsi d'une façon péremptoire que l'énergie cardiaque qu'on voulait remonter, a repris, en effet, sa vigueur normale.

Une autre médication rendra les plus grands services : la *théobromine*, tout d'abord parce qu'elle est un agent déchlorurant et ensuite parce qu'elle exerce une légère action tonicardiaque. Aux temps où la digitaline était administrée à hautes doses, la théobromine fut même, à un moment, le remède à peu près unique. La digitale à hautes doses était, en effet, dangereuse. Elle épuisait rapidement la contractilité du myocarde. Avec la théobromine rien de semblable n'était à craindre. Depuis que avec Huchard nous avons introduit en thérapeutique les faibles doses de digitaline, plus rien n'est à redouter. L'association de la digitaline et de la théobromine rend les plus signalés services. Nous les prescrivons concurremment 1 mois au moins, en réservant les mois suivants, et une fois l'amélioration obtenue, en réservant la théobromine aux intervalles digitaliques (2 cachets de 0 gr. 50 de théobromine par jour).

Le troisième médicament susceptible de rendre service, est l'*ouabaïne*. Lorsque le cœur est trop dilaté, il peut arriver que la digitale n'agisse pas dans les premiers jours. L'*ouabaïne* (1/4 de milligramme en injection intra-musculaire) stimule le muscle cardiaque et le fait revenir sur lui-même. En sorte que la digitaline qui ne rétractait pas un cœur trop dilaté, retrouve son efficacité quand cette dilatation est en partie réduite. Elle sera prescrite à la suite de l'ouabaïne et à doses subcontinues, comme nous l'avons dit précédemment.

N'oublions pas encore la caféine à très faibles doses (5 centigr. en injection sous-cutanée) qui réussit également le premier jour.

Ajoutons les *émissions sanguines* ; une *saignée* de 200 à 300 grammes, ou une application de 8 à 10 ventouses scarifiées. Un sujet qui n'est pas trop affaibli en retirera un soulagement immédiat de sa dyspnée.

Quant au régime *diététique*, c'est celui de l'insuffisance cardiaque. Le cœur étant remis, un peu de viande (60 gr.) grillée ou rôtie ou du poisson ou des œufs frais seront permis à midi deux fois par semaine, et même plus souvent. Cela dépend des chiffres d'urée sanguine. Au-dessous de 50 centigrammes, on peut en autoriser tous les jours.

2° Le cœur syphilitique. — La syphilis du myocarde, cliniquement la myocardite chronique syphilitique, était hier encore vaguement désignée par la forme de la lésion, la nature de la cause demeurant méconnue. Myocardique interstitielle, myocardite hypertrophique, myocardite segmentaire, cardio-sclérose, voilà les types nosologiques qui englobaient, en réalité, un certain nombre de syphilis myocar-

diques ignorées. La syphilis du cœur présente une fréquence
faite pour surprendre et qui, avant la connaissance de la
réaction de Wassermann, n'était point soupçonnée. Celle-ci
dans les cas de syphilis du cœur et de l'aorte est d'ordinaire
positive ; nous l'avons toujours trouvée telle ; toutefois des
exceptions peuvent se produire.

Tout homme de 45 ans qui a de la myocardite chronique et
n'est ni rénal ni obèse, a grande chance d'avoir de la syphilis
du cœur. Un homme de 70 ans dont la myocardite chronique
s'accompagne de symptômes d'asystolie grave, incomplètement améliorée par la digitale, court parfois risque d'être
tributaire d'une lésion de même ordre. La myocardite chez les
sujets jeunes et la myocardite grave chez les vieillards est
souvent de la syphilis. La myocardite sénile, au contraire,
se distingue par sa gravité moindre et la longue survie possible.

Laissons de côté les dénominations anatomiques : syphilis gommeuses, scléreuses, scléro-gommeuses. Le praticien ne
s'intéresse qu'à l'expression clinique. Celle-ci se manifeste
sous trois formes : le *pouls lent permanent*, une forme d'arythmie qui, le plus souvent, se confond avec le type particulier
désigné sous le nom d'*arythmie complète* et en dernier lieu
le *pouls alternant*. La plus fréquente de ces formes est
l'*arythmie complète*.

Comme traitement, d'une part la *digitaline* à très faibles
doses : V gouttes 3 à 4 jours, interrompre 3 jours ; reprendre
3 à 4 jours ; continuer ainsi des mois et des mois en ne sus-
pendant jamais la médication.

La théobromine et le régime lacto-hydrique avec repos
au lit seront ordonnés aussitôt qu'il se produira des signes
d'insuffisance cardiaque. Même traitement dans les cas de
pouls alternant.

Seulement tout cela ne suffit pas. Il faut l'association du
traitement *mercuriel* : injections intra-veineuses de cyanure
de Hg à 1 centigramme ou intra-musculaires de biiodure
ou de benzoate :

Biiodure de Hg........................	0 gr. 10
Iodure de sodium	0 gr. 10
Eau bouillie ....,q. s. p.	10 cmc.

Benzoate de Hg......................	1 gramme.
Chlorure de sodium..................	2 gr. 50
Eau stérilisée	100 cc.

En ampoules stérilisées de 2 centimètres cubes : 10 à 12 par mois pendant un an, puis tous les 2 mois pendant 2 ans. Commencer par 1 centigramme et suspendre en cas de diminution urinaire. Si le cœur fléchit, repos au lit, théobromine et régime hydrolacté. Reprendre les piqûres quand le cœur sera remis.

La *médication arsenicale* doit être maniée avec précaution. Elle assure une fausse sécurité. Les Wassermann négatifs qu'elle produit ne durent pas et ils redeviennent positifs. En plus la médication détermine sur le cœur des réactions violentes et parfois graves. A la suite de simples piqûres d'*hectine* nous avons eu à déplorer une crise d'œdème aigu du poumon. C'était chez un jeune homme de Brive que nous avait adressé le Dr Lagorse et qui était atteint d'un anévrisme de l'aorte.

Le *bismuth* est plus maniable. Une piqûre tous les 4 jours avec un des produits spécialisés : 10 à 20 piqûres, suspendre 20 jours et reprendre soit le mercure, soit le bismuth. Dans les éditions précédentes de ce livre, nous avons cité plusieurs guérisons attribuables à la double prescription de la digitaline et du traitement mercuriel.

Les *iodures* agissent d'une façon plus incertaine.

3° **Le cœur des obèses.** — Lorsque le myocarde d'un obèse a fléchi, c'est encore la diététique précédente, le repos au lit, le traitement digitalique et la théobromine qui trouvent leur emploi.

Au bout de 10 à 12 jours, la cure d'amaigrissement sera prescrite. Les petits repas conviennent à merveille. Seulement on remplacera les pommes de terre par des légumes verts (salades cuites, endives, épinards, haricots verts, quelques cuillerées avec peu de beurre et peu de sel).

De même : un œuf remplacera une ou deux tasses de cacao au lait.

Menu de régime par petits repas.

Soit à 8 *heures* : 150 grammes de cacao au lait ; à 10 *heures*,
2 *heures*, 6 *heures* : quelques cuillerées (6 à 10) de légumes
verts. A *midi* : 50 grammes à 80 grammes de viande, 30 grammes de pain ; à 8 *heures* : un ou deux œufs. 30 grammes de
pain. Un verre à bordeaux d'eau après chaque plat solide.

Ce système des petits repas peut être suivi du régime
d'amaigrissement du professeur Albert Robin et dont nous
avons retiré de grands avantages avec Huchard.

Menu de régime pour obèses.

A savoir : à 8 *heures du matin* : 2 œufs à la coque. 10 grammes de pain. Un verre d'eau chaude (150 gr.).

A 10 *heures* et 4 *heures* : un verre d'eau chaude (150 gr.).
A *midi* : 60 à 80 grammes de viandes grillées ou rôties, sans
jus ni sauce et dégraissées. 30 grammes de pain. Légumes
verts à discrétion, avec peu de beurre et peu de sel. Un verre
d'eau chaude.

A 7 *heures* : moitié moins de viande qu'à midi.

Viandes froides et dégraissées (gigot, volaille), 30 grammes
de pain, légumes verts comme à midi. Un verre d'eau chaude

En général après la diète lacto-hydrique, l'alimentation
sera reprise par le régime des petits repas qui, étant donnée
l'absorption moins massive, fatigue moins le cœur. Les repas
aux heures habituelles conviendraient surtout aux myocardes
plus résistants. Ajoutons la nécessité de mouvements musculaires dont nous avons eu l'occasion de reparler au début
de cet ouvrage.

Il va sans dire que dans les cas où l'obésité est associée à
une autre maladie : néphrite interstitielle —myocardite vraie
— les améliorations sont moins durables après l'amaigrisse-

ment du sujet, la maladie fondamentale étant toujours là.

4° Les myocardites atténuées et curables, dont nous avons donné la description en 1908, font suite à une maladie infectieuse et se traduisent par une dilatation du myocarde. Rien de spécial pour le traitement : la diététique précédente et la digitaline à doses à peu près continues. Ne jamais la supprimer, même quand le malade semble guéri. Car la guérison est possible, nous entendons une guérison fonctionnelle qui permet la reprise des occupations coutumières. Nous avons cité l'histoire d'un officier qui a continué sa carrière et a assisté sans fatigue aux grandes manœuvres. C'est le trait caractéristique de cette forme de myocardite de dissimuler sous des formes dramatiques un pronostic rassurant.

5° Les myocardites chroniques par infection ou auto-intoxication. — Nous avons parlé de la syphilis du myocarde. La *tuberculose* du myocarde ne relève d'aucun traitement spécial. Rien à tenter d'autre pour les myocardites des *saturnins*, des *alcooliques*, des *diabétiques*, des *goutteux*. Le traitement diététique causal sera institué à la suite de la diététique d'urgence qui est la même pour tous les myocardes en état d'insuffisance. Une observation curieuse qu'il nous a été donné de faire en pareil cas, est l'effet du régime diététique sur certaines maladies par auto-intoxication, comme la goutte ou l'eczéma.

Ce régime hydro-lacté qui a pour but de réduire la quantité de substances nutritives et de boissons sur un goutteux ou un eczémateux, a pour effet de réveiller une crise de goutte ou une poussée d'eczéma. Sur une dizaine de malades, nous avons observé ce fait. De même que la crise de délirium paraît souvent avec la suppression de l'alcool, de même que les accidents toxiques de la morphine suivent l'interruption médicamenteuse, ici la crise de goutte ou la poussée d'eczéma surgissent avec la restriction alimentaire la plus rigoureuse. Comme si les principes irritants qui déterminent ces

maladies, retenus dans la profondeur des tissus lors d'une
alimentation normale, profitaient de cette diète absolue
pour s'éliminer par les voies familières, articulations avec la
goutte et tégument cutané avec l'eczéma.

Une autre constatation a trait au pronostic du *cœur sénile*.
La digitaline fait merveille et pour de longues années la survie est possible, alors que les accidents asystoliques s'étaient
montrés au début. Le *strophantus* (2 milligr. d'extrait par
jour) semble, dans cette forme d'insuffisance cardiaque, posséder son maximum d'action. De toutes les dégénérescences
du muscle cardiaque, la sénile est certainement la moins
grave. Le praticien s'en souviendra en ne laissant pas prévoir trop tôt la disparition des parents à héritage. Ils peuvent très bien enterrer et leurs héritiers et leur médecin.

VIII. — La tachycardie paroxystique.

La tachycardie paroxystique, avec ses battements qui
atteignent en moyenne un chiffre de 160 à 200 par minute
est liée à l'excitabilité anormale d'une région toute spéciale
du cœur. Celle-ci siège en général à l'entrée du ventricule, le
long du faisceau de His (nœud de Tawara). En pareil cas, le
mécanisme de la contraction cardiaque est fortement trou-
blé. A l'état normal, l'excitation cardiaque part de l'oreillette
et se transmet au bout de 15 centièmes de seconde au ventricule. Ici l'excitation, tout juste parce qu'elle naît dans la
région médiane du cœur, se propage à la fois et en même temps
en haut vers l'oreillette et en bas vers le ventricule. L'intervalle de 15 centièmes de seconde n'existe plus. Les deux
contractions sont simultanées. La contraction auriculaire
chasse le sang dans un ventricule qui est lui-même contracté.
Une fatigue rapide de l'organe s'en suit : tachycardie, distension de l'oreillette qui ne peut plus se vider, asystolie.
L'excitabilité anormale du faisceau de His tient à deux

causes : 1° tantôt *une cause organique*. myocardite, péricardite, symphyse cardiaque, affection valvulaire du cœur ou de l'aorte, début du pouls lent permanent ; ce dernier en effet étant lié à une lésion destructive du faisceau de His, on comprend que l'excitation de ce faisceau qui précède sa destruction puisse aboutir à des crises préalables de tachycardie ; 2° *une cause nerveuse* : excitation toxique, infectieuse, parfois cause indéterminée.

Dans une forme spéciale, la cause est différente. Cette variété de la tachycardie paroxystique a été dénommée *tachysytolie auriculaire*. En pareil cas, les battements cardiaques ne dépassent guère 120 à 150 pulsations. Le sujet se plaint de palpitations, les bruits du cœur sont normaux, l'accès finit brusquement. Des lésions irritatives des parois auriculaires sont cause de ce trouble fréquemment confondu avec les tachycardies nerveuses. Des troubles arythmiques peuvent suivre (fibrillation des oreillettes) et la digitaline est indiquée. Les Anglais recommandent le remède à très haute dose. Nous ne saurions trop nous élever contre les dangers de cette méthode qui risque rapidement de terrasser le myocarde.

Aussi bien les praticiens n'ont point à se préoccuper de ses nuances. Pour eux la tachysystolie auriculaire restera une forme de tachycardie paroxystique à pouls simplement moins rapide.

Dans celle-ci les crises sont passagères, quelques heures, ou permanentes, quelques jours à quelques semaines. Le traitement s'inspirera de ces différentes données. 1° Il faut dépister, si possible, *l'affection causale.* Puisque la tachycardie paroxystique peut précéder le pouls lent permanent, on se rappellera que ce dernier est presque toujours d'origine syphilitique. En cas de syphilis douteuse, tout de suite le traitement mercuriel.

La *maladie organique du cœur* concomitante (en général

il s'agit d'une insuffisance aortique ou d'un rétrécissement
mitral) sera traitée par le *repos au lit*, les *applications de
glace* et la *digitaline*. La durée du repos au lit sera commandée par la longueur des accès. Il n'est point rare de voir des
insuffisances aortiques ou des rétrécissements mitraux compliqués de crises paroxystiques durant de 4 à 12 heures ; 5 à
8 jours de repos au lit suffiront. Seulement si la crise est permanente, il ne faut pas hésiter à faire coucher les sujets 1 mois
à 6 semaines. Cette précaution est d'autant plus indispensable que les malades atteints de tachycardie paroxystique
ne souffrent guère de leur crise. A peine un peu de gêne dans
la région précordiale. Un malade de 65 ans, atteint d'insuffisance aortique, avait 190 pulsations sans qu'il s'en doutât.
Un employé supérieur du Louvre continuait son service avec
un pouls qui marquait 160 à la minute.

L'*effort respiratoire* est un des moyens les plus actifs d'arrêter la crise (1). Des inspirations profondes suivies d'expirations prolongées exercent une action curative des plus cu-
rieuses. Un malade arrêtait sa crise en courant après un
autre ; un autre la voyait s'arrêter au cours d'une crise
d'asthme. Avec le Dr Pescher (de Paris) nous avons instantanément arrêté une crise grave avec son procédé *du siros-
cope* qui met en œuvre des inspirations fortes suivies d'expirations profondes. D'autres succès ont été obtenus depuis
dans les conditions analogues. Seulement comme l'asystolie
guette à la porte et pour les raisons que nous avons dites,
le repos au lit immédiat sera renforcé par le maintien sur la
région précordiale d'une *vessie de glace* qui agit à la manière
d'un tonique cardiaque et aussi par l'administration de la
digitaline suivant la méthode qui nous est habituelle : à savoir
V gouttes de la solution de digitaline cristallisée à 1/1000,
10 jours. Interrompre 2 à 3 jours. Reprendre 10 jours. Ainsi
tant que se prolongera la crise.

1. Ch. Flessinger, *L'effort respiratoire dans la tachycardie paroxystique*
(Acad. Méd., 15 avril 1919 et *Journal des Praticiens*, 19 avril 1919).

Pendant tout ce temps, une diététique sévère réglera l'alimentation ; nous n'autorisons, les premiers jours de la crise, qu'un mélange de *lait et d'eau*, pris par moitié et par verre à bordeaux toutes les heures. Environ 12 à 15 verres à bordeaux dans les 24 heures et cela de 3 à 4 jours de suite. Régime lacté, puis lacto-végétarien par la suite.

2º En l'absence d'affection organique du cœur, suivre le même régime. Si le malade digère mal, il recevra des cachets de *poudres absorbantes* ; s'il ne dort pas, il usera de préparations de *valériane* ; une anxiété trop grande sera arrêtée par *des injections de morphine à très faibles doses* (1 à 2 milligr) ; dans tous les cas, le régime hydro-lacté sera institué. En cas d'antécédents infectieux ou toxiques, il offre en plus l'avantage de favoriser l'élimination des principes nocifs.

La *poudre d'hypophyse* (3 cachets de 0 gr. 10 par jour)sera d'une utilité incertaine mais inoffensive d'action ; plus pénible est la médication *vomitive* que recommandent MM. Devic et Savy : ces derniers ordonnent du *sirop d'ipéca* : une cuillerée à bouche à 10 minutes d'intervalle jusqu'à production de vomissements. Nous l'avons prescrit à deux malades atteints de tachycardie paroxystique d'origine nerveuse. Aucun résultat, sinon une faiblesse plus grande et une accentuation des malaises. Chez une troisième malade âgée de 73 ans, atteinte de crise grave avec pouls à 200 et extrémités froides, nous n'avons osé ordonner le remède, crainte d'une syncope. L'effort respiratoire dont nous venons de parler éprouve moins que l'effort de vomissement. Nous n'avons plus recours qu'à l'effort respiratoire.

Les *mouvements de déglutition profonds* ont paru, à certains auteurs, avoir une action favorable : on peut faire avaler un gros cachet de poudres inertes, une grosse pilule de mie de pain. Ici encore le mécanisme de l'effort semble intervenir. Au surplus, il faut agir fortement sur le psychisme du sujet, lui affirmer la vertu du remède, la guérison certaine. C'est sans doute par un semblable procédé qu'ont réussi nombre de médications dissemblables : la *faradisation* de la glande thyroïde qui, jadis, nous a permis d'arrêter une crise qui se prolongeait depuis six semaines et avait déjà amené un état asystolique du cœur, la *galvanisation des nerfs vagues* (pôle positif à la nuque, pôle négatif entre le sterno-mastoïdien et le cartilage thyroïde : 2 à 4 milliampères), les *injections de sérum artificiel* les *pointes de feu* sur la nuque, les *pulvérisations d'éther sur la nuque*, l'*adrénaline* par voie gastrique XXX gouttes), le *sulfate de quinine*, etc. La compression des globes oculaires ne nous a valu aucun succès non plus que les médications opothérapiques différentes de la poudre d'hypophyse.

L'*hydrothérapie*, recommandée par quelques-uns, nous semble devoir être maniée avec de grandes précautions. Elle ne saurait guère intervenir que pour les accès courts. Dans les crises prolongées, l'asystolie étant toujours à craindre, on comprend le danger d'une excitation cutanée vive, laquelle est toujours suivie d'une excitation du cœur. Nous en dirons autant pour le *traitement hydro-minéral*. Ce dernier, toutefois, dans les crises passagères qui accompagnent les lésions valvulaires, peut rendre des services, *Bourbon-Lancy* est, en pareil cas, la station de choix.

3° Lorsque le malade entre en *période asystolique*, ce qu'il convient d'éviter par la pratique des mesures antérieures, le traitement est celui de toutes les affections cardiaques à cette période : digitale, repos au lit, régime lacto-hydrique, glace dans la région précordiale. Nous avons vu plus haut que sur une forme de tachycardie liée à une lésion irritative des parois auriculaires et appelée tachysystolie auriculaire, la digitaline est également indiquée ; mais dans cette forme, le pouls n'atteint jamais l'accélération de la tachycardie paroxystique et ne dépasse guère 120-150 battements.

IX. — Les angines de poitrine.

M. Gallavardin a fort bien montré que tout n'était pas dit sur l'angine de poitrine. Il est des formes obscures qui ne rentrent dans aucun cadre. D'autre part la douleur angineuse provient par ailleurs de causes dont la brusquerie échappe à toute tentative thérapeutique. C'est l'histoire des infarctus cardiaques à début angineux et brutal dont M. Gallavardin (1) a également fait l'histoire.

On sait qu'on distingue deux sortes d'angines de poitrine : 1° les grandes angines de poitrine ou angines organiques ; 2° les angines de poitrine névrosiques.

I. — Le pronostic de la *grande angine de poitrine* nous semble trop poussé au noir. Un grand nombre de malades guérissent. Les accidents mortels n'apparaissent pas plus souvent que dans telle autre maladie de cœur, tels les cœurs gras anciennement dilatés, les myocardites ou les aortites.

Un angineux grave qui se soigne a toutes chances de vivre et ces chances augmentent singulièrement dans certaines formes morbides. Si la division, en effet, demeure vraie, des angines de poitrine organiques et nerveuses, la cause qui provoque les premières est loin d'être unique. La coronarite, sur laquelle Huchard a tant insisté, n'est qu'un des éléments du chapitre étiologique. Il y en a d'autres, tellement que nous pouvons diviser les angineux en sept classes : 1° les angines par coronarite ; 2° et 3° les angines des aortiques et par myocardite ; 4° les angines de la néphrite interstitielle ; 5° et 6° les angines des aérophages et des obèses ; 7° ajoutons les angineux des aortites aiguës, de la périaortite, de la péricardite, des affections de la plèvre ou du médiastin.

1. Gallavardin, *Les angines de poitrine*, 1925 ; *Les infarctus du myocarde* (*J. de Méd. de Lyon*, août 1921).

La plupart de ces sujets offrent le caractère primordial de la grande angine de poitrine : la provocation de la douleur et le sentiment d'angoisse sous l'influence de la marche ou d'un effort. Dans la grande majorité des cas, cette règle qui suffisait à Huchard pour poser le diagnostic, continue à recevoir sa confirmation clinique. Un angineux dont la douleur et l'angoisse s'éveillent, par la marche ou une contraction musculaire violente annonce un myocarde qui se surmène au niveau du ventricule gauche. Au moment où la fatigue réduit la faculté de vaincre les résistances périphériques, la crise se déclare. Un certain nombre de malades dont le myocarde tend à fléchir, n'éprouvant pas la douleur angineuse, il résulte, pour la production de celle-ci, la nécessité d'un autre facteur que l'élément myocardique lui-même : le concours de l'élément nerveux est indispensable. Qu'il s'agisse d'une névralgie localisée aux filets nerveux périaortiques ou au cœur lui-même, peu importe ! Dans l'espèce, le siège de la névralgie importe peu. Il nous suffit de connaitre qu'elle existe et que des causes toxiques, infectieuses, réflexes ou simplement morales, ont pu la mettre en jeu. Ceci pour montrer tout de suite que si l'élément myocardique réclame sa place dans le traitement, le facteur nerveux lui-même ne doit point être négligé. Seulement on agira sur lui par voie de réconfort, en soustrayant le malade aux causes d'émotion ou de fatigues et on ne l'enverra pas sans une minutieuse investigation préalable, à une station hydro-minérale.

Au gré des diverses formes morbides que nous avons énumérées, le traitement myocardique diffère essentiellement. En sorte que nous aurons à instituer une thérapeutique double : celle qui convient aux angineux, en général, et celle qui est spéciale à chaque forme particulière.

1º TRAITEMENT GÉNÉRAL. — Le traitement *général* opposé à la grande angine de poitrine consiste essentiellement en plusieurs médications efficaces : l'emploi des *nitrites* (inhalations de nitrite d'amyle ou trinitrine) (III à IV gouttes de la solution à 1/100 3 fois par jour, injection sous-cutanée de *nitrite de soude* d'une solution à 2/100, injection de 1/2 à 1 cmc.).La trinitrine nous a semblé supérieure; 2° La *morphine* est précieuse (injections de 2 à 3 milligr. toutes les 3 heures dans les crises subintrantes) ; 3° à côté de ces remèdes anciens deux plus récents : le *benzoate de benzyle* (XXX gouttes 4 fois par jour de la solut. alcool. à 20/100) ; le benzoate de benzyle est loin de valoir les nitrites.

Le *gardenal* est supérieur. Il est applicable aux crises répétées (0 gr. 05 à 0 gr. 10) une heure avant l'apparition probable de la crise.Et en cas d'insomnie il permet une bonne nuit. Il peut être substitué aux petites doses de morphine, mais semble réussir moins bien.

4° Ajoutons maintenant deux conditions hygiéniques de premier ordre: le *repos prolongé au lit* qui sera poursuivi de quinze jours à un mois et le *système des petits repas composés d'un plat* et répétés toutes les 2 ou 3 heures, de manière à parfaire à la fin du jour un ensemble de 6 à 7 repas. Ce système des petits repas peu abondants offre l'avantage d'éviter la distension stomacale, dont le retentissement sur la douleur angineuse est si manifeste. A partir de 8 heures du matin : toutes les 2 ou 3 heures, soit : un légume ou des pâtes, 60 à 80 grammes (4 à 5 cuillerées à soupe)environ et un verre à bordeaux d'eau chaude, soit 60 grammes d'entremets sucrés ou de fruits sucrés, suivis de leur verre à bordeaux d'eau chaude. Une tasse de cacao au lait de 150 grammes peut être ordonnée deux fois par jour ; à midi : 50 grammes de viandes tendres (volaille rôtie, poisson, jambon) seront supportés, lorsqu'une bonne dépuration urinaire s'associera à une résistance suffisante du myocarde. Le verre à bordeaux d'eau chaude sera administré après chaque plat solide; 60 à 80 gr. de pain par jour. Les boissons resteront réduites et ne dépasseront guère 800 centilitres à 1 litre par jour.

En général, l'amélioration est immédiate. Il n'est guère

qu'une catégorie de sujets qui ne tire qu'un bénéfice précaire de la médication : la coronarite syphilitique. En pareil cas, le traitement spécifique est de rigueur. Il n'est pas exact de prétendre que le mieux obtenu par le séjour au lit cède aussitôt avec la reprise de la marche.Sans doute chez de nombreux sujets, il en va ainsi ; mais nous avons obtenu maintes fois, des atténuations durables.

2° TRAITEMENTS PARTICULIERS. — A côté des nitrites et de la morphine qui agissent surtout sur la douleur elle-même, chaque variété d'angine de poitrine reçoit en plus une médication qui lui est spécialement destinée.

1° La *coronarite* est en général d'origine syphilitique. Dans l'athérome, l'obstruction complète des coronaires n'existe guère ; nombre de vieillards présentent un rétrécissement athéromateux très serré des coronaires sans avoir jamais souffert d'un accès angineux. L'angine de poitrine par athérome est aussi exceptionnelle que l'insuffisence aortique d'origine artérielle. L'une et l'autre, quand elles existent, reconnaissent comme cause habituelle la syphilis. Celle-ci détermine la production de plaques fibroïdes et exubérantes qui rongent les valvules aussi bien qu'elles obturent complètement les coronaires.

Chez un homme jeune atteint d'angine de poitrine, cherchons toujours la syphilis. Multiplions les réactions de Wassermann et ne nous arrêtons pas au diagnostic d'aérophagie — l'autre origine habituelle de l'angine de poitrine chez les sujets jeunes, — qu'en désespoir de cause et quand il est péremptoirement prouvé que la syphilis est hors de partie. Celle-ci, dûment établie, un traitement institué à temps amènera la guérison presque à coup sûr. Contre les accès qui pourraient persister, la théobromine et la trinitrine sont les remèdes les plus efficaces.

2° Les *angines des aortiques chroniques* peuvent comme les précédentes reconnaître pour cause une coronarite syphilitique surajoutée. Il existe en général un souffle diastolique concomitant ; d'autres fois on ne trouve pas de souffle et la douleur est vive, exagérée par les mouvements et persistant sourdement dans l'intervalle. Une péri-aortite est sans doute en cause. Le traitement varie suivant les causes. En dehors de la coronarite, la douleur peut résulter de l'excès de tension intra-cardiaque qui suit le reflux de l'ondée sanguine à travers les valvules insuffisantes. Si le sujet est syphilitique, le traitement spécifique améliorera la situation et les douleurs seront moindres. En tout état de cause, l'iodure de potassium, aux doses moyennes de 1 gramme, rendra des services, les hautes doses de 3 à 6 grammes, provoquant maintes fois de l'intolérance. Parfois même il faudra descendre à 30 et 20 centigrammes surtout si le rein est concurremment touché. Le remède est continué 20 jours par mois en général.

Les angines de l'insuffisance aortique sont peut-être les plus tenaces, toutefois un repos suffisant de 6 semaines à 2 mois au lit a pouvoir d'atténuer cette sensibilité myocardique qui se réveille à chaque reflux de liquide propagé avec violence.

3° Les angines des *myocardites* cessent d'ordinaire, comme Huchard l'avait bien vu, à la dilatation de l'organe et à l'insuffisance mitrale fonctionnelle qui se produit. Ce n'est point toutefois là une règle générale. Avec notre regretté maître, nous avons soigné un malade âgé de 65 ans, qui tout en ayant un cœur insuffisant et tous les troubles de l'hyposystolie n'en a pas moins gardé ses accès angineux jusqu'au dernier jour. — Les sujets présentent en général un cœur peu atteint, légèrement arythmique coupé d'extrasystoles ; ou bien il n'existe qu'un certain degré de tachycardie : 88 à 90 pulsations à la minute. — La digitaline à doses très faibles (1/10 de milligr. 3 à 4 jours par semaine) adjointe à la théobromine (2 cachets de 50 centigr. par périodes de 10 jours espacées de quelques jours)est susceptible de produire des améliorations, mais celles-ci sont incertaines. Le repos au lit pendant 1 mois

est encore le meilleur moyen de réduire la douleur de ces
sujets qui, en dépit de leur âge avancé semblent avoir à côté
d'une lésion myocardique peu profonde un système nerveux
singulièrement vulnérable et très excité au niveau du cœur.

4° Dans la *néphrite interstitielle*, les malades possèdent un
moyen de guérison spontanée de leurs crises douloureuses.
C'est de faire une rupture valvulaire à la suite d'un effort.
Deux malades qui avaient une tension artérielle élevée (25 à
28), se sont remis de la sorte : l'un à la suite d'une course,
l'autre en portant d'un pas rapide un sac de voyage à la gare.
Du coup, chez l'un et chez l'autre est apparu brusquement
un souffle d'insuffisance mitrale qui n'existait pas auparavant. Ce souffle en jet de vapeur revêtit un timbre musical
et ne disparut jamais.

La diminution de la pression intra-ventriculaire consécutive à l'insuffisance de la valvule mitrale, voilà sans doute
la cause des améliorations obtenues. Rappelons que Huchard
avait déjà signalé des faits de cet ordre.

Quant aux néphritiques qui ne trouvent pas de soulagement dans la production d'une insuffisance mitrale soit traumatique, soit fonctionnelle. (par dilatation de l'organe, comme
dans les myocardites), le régime lacto-végétarien par le système des petits repas, les laxatifs fréquents, l'emploi de la
théobromine et de la digitaline (cette dernière, 1/10 milligr.
de 2 à 3 jours par semaine), assurent une amélioration à peu
près constante.

5° et 6° Avec les *obèses* et les *aérophages* dont il nous reste
à parler, nous entrons dans un domaine plus lumineux —
où la guérison est la règle. — C'est merveille, en faisant maigrir un obèse, de voir ses accidents angineux disparaître
avec rapidité. Le système des petits repas suffit à amener cet
amaigrissement ou encore le régime d'amaigrissement que
jadis avec Huchard, nous avions emprunté à M. Albert Robin
et auquel nous adjoignons l'emploi de la théobromine pendant

1 mois (0 gr. 50, 2 fois par jour). Tout angineux qui dépasse le poids normal devra subir une cure d'amaigrissement dont la limite sera établie par la disparition des crises. Lorsqu'une néphrite interstitielle se surajoute à l'obésité, l'amélioration se produit également, la guérison définitive est malheureusement plus rare. Aux obèses guéris de leurs accidents angineux, nous recommandons une grande prudence. Alors que depuis 3, 4, 5 ans aucune crise n'est survenue, un effort peut néanmoins amener une syncope mortelle. C'est rare, nous l'avons observé deux fois sur 20 malades ; néanmoins il sera bon de mettre de pareils sujets en garde contre la reprise d'une vie fatigante.

Les *aérophages* sont les plus fréquents des angineux jeunes. Tout homme de moins de 45 ans qui n'est ni syphilitique, ni aortique, et a des crises douloureuses provoquées par la marche, peut presque à coup sûr être considéré comme un aérophage. M. Albert Robin a montré l'influence des états gastriques sur la production des accès angineux.Les dyspeptiques simples ont plutôt des angines de poitrine névrosiques ; les aérophage ont des angines de poitrine à apparence organique dont la douleur s'éveille par la marche, sans doute en raison du relèvement du diaphragme qui se produisant avec la réplétion aérienne de l'estomac gêne de ce fait le travail du cœur.Il faut songer toujours à cette dernière cause et prescrire la série des petits repas que nous avons dite : après chacun d'eux des cachets de poudres absorbantes ; la trinitrine et la théobromine sont dans l'espèce parfaitement inutiles et plutôt nuisibles.

Seulement ne nous y trompons pas. N'oublions pas que l'aérophagie n'est pas toujours cause, qu'elle peut exister à titre d'entité surajoutée et qu'elle apparait aussi comme effet. Nombre de grands angineux ont des répercussions stomacales. L'aérophagie, la gastralgie, comme l'a montré Huchard, peuvent traduire ces influences à distance. Ne posons le diagnostic d'aérophagie primitive qu'après avoir multiplié nos investigations. Un de nos souvenirs les plus pénibles est celui d'un angineux grave considéré comme gastralgique et envoyé, il y a une vingtaine d'années, à une station hydrothérapique allemande par un médecin d'Heidelberg. Il en revint atteint d'une crise atroce qui se prolongea sans répit pendant 8 jours et devant laquelle toutes les médications demeurèrent impuissantes.

Comme traitement curatif des crises on a proposé la section du sympathique cervical.

Nous avouons n'avoir jamais fait opérer nos angineux. Un seul de nos malades, un homme de 52 ans, à qui avait été proposée la section du sympathique, guérit complètement après l'application d'un cautère au bras gauche.

Tout d'abord l'opération n'assure pas que des succès. Des améliorations sont constatées à côté d'échecs fâcheux. Si la douleur angineuse disparaît, d'autres douleurs se montrent et des accidents divers surgissent. Des accès douloureux s'installent dans la région temporo-maxillaire et irradient vers les branches du trijumeau et dans la zone des nerfs occipitaux. De la blépharoptose, du myosis, du larmoiement se fixent dans la région oculaire (Reed et C. Ekstein, Diez, Julio).Ces troubles avaient fait suite à l'ablation de la chaîne sympathique gauche et du premier ganglion thoracique (1).

Jonnesco, promoteur de la méthode, montre le danger chez les sujets dont le cœur a fléchi. Deux de ses malades ont succombé quatre jours après l'opération. Eppinger et Hofer sectionnent le nerf dépresseur de Cyon. Cette intervention a été faite dans cinq cas. Un malade présenta une paralysie bilatérale de la corde vocale qui obligea à une trachéotomie. Le sujet succomba 12 jours plus tard à une broncho-pneumonie. Les autres malades ont été améliorés, mais n'ont été

1. *Arch. Mal. du cœur,* mai 1926.

suivis que pendant peu de temps (quelques semaines à quelques mois). Une mort par broncho-pneumonie grippale quelques semaines après l'opération est également rapportée par King Brown. Un autre décès au bout de trois semaines fut dû à un ramollissement de la région sylvienre (A. Borchardt). Un opéré de Reid et Freedlander meurt brusquement quinze jours après l'opération.

Chez nombre d'auteurs,il y a eu sédation de douleurs (Gaudier, J. Minet, Legrand, Swyngedauw, Brunning, etc.). Seulement les heureux résultats,rien ne dit qu'ils seront durables. Souvent des angineux non traités chirurgicalement échappent au retour des crises pendant de longs mois, et alors qu'auparavant ils présentaient des accès subintrants de toute gravité. Le succès que nous avons obtenu avec un simple cautère à l'épaule chez un malade, nous fait demander si une méthode aussi innocente produisant en fait un abcès de fixation prolongé, n'aurait pas pour effet d'assurer un soulagement similaire et à de moindres risques. Jadis du reste Dieulafoy appliquait un cautère à tous les angineux rebelles et il s'en trouvait bien.

En résumé — nous possédons contre le traitement des angines de poitrine réputées les plus sérieuses, des armes qui, heureusement maniées, permettent de réduire et de dissiper la noirceur du nuage. Ajoutons que les succès sont d'autant plus décisifs que le sujet est plus âgé. Pour l'obtenir, la durée du traitement variera de 15 mois à 3 ans. A noter toutefois la ténacité de la douleur chez certains vieillards atteints de périaortite probable et non pas seulement d'une simple hyperesthésie névralgique.

II. Les angines de poitrine névrosiques.—S'il est vrai, comme l'enseignait Huchard, que dans l'angine de poitrine organique, les douleurs sont provoquées par la marche ou un effort, et que dans l'angine de poitrine névrosique, les accès sont le plus souvent spontanés, et surviennent au repos, cette ligne de démarcation n'est point toujours nettement tracée. Des formes morbides ont un pied dans les deux camps et il est difficile de spécifier le parti auquel elles appartiennent.

De si grosses conséquences sont attachées à la décision que celle-ci ne saurait être prise qu'après une enquête minutieuse. Nous avons entendu le regretté Merklen nous conter l'aventure désagréable qui lui était survenue : un homme, jeune encore, atteint de troubles angineux, était considéré comme atteint d'angine névrosique. M. Merklen se porte fort du diagnostic et rassure la famille. Au bout de quelques mois, le malade mourait subitement. Il s'agissait sans doute d'une coronarite syphilitique méconnue.

Donc, avant de conclure à une simple manifestation nerveuse, sachons écarter le diagnostic de syphilis, à la fois par l'interrogatoire,l'examen du sujet et aussi la réaction de Wassermann. En matière de syphilis cardio- aortique, celle-ci ne trompe pour ainsi dire jamais. Il est exceptionnel que la réaction soit négative.En pareil cas, plusieurs piqûres hydrargyriques amèneront une recrudescence passagère qui se traduira par l'apparition d'une réaction redevenue positive. Il est même remarquable de constater l'habituelle ténacité de la réaction positive. Au bout de 2,3 ans de traitement mercuriel énergique, elle persiste encore. Pour qu'une syphilis cardio-aortique puisse se produire, une imprégnation syphilitique profonde semble nécessaire.

La syphilis écartée, un grand pas est fait ; chez un sujet jeune — exempt de toute maladie aortique ou cardiaque apparente, qui n'est pas obèse,n'a point de néphrite interstitielle — la nature névrosique de l'angine de poitrine, indépendamment des signes cliniques qui la distinguent, cette nature névrosique,par la seule absence de syphilis, a grandes chances de répondre à la vérité.

La réalité sera serrée de plus près avec l'aide des signes capables d'affermir le diagnostic : état nerveux, intoxication tabagique, abus du thé, du café, auto-intoxications, troubles dyspeptiques. L'étiologie est des plus importantes ; seule, elle permet d'aborder le traitement efficace. L'élément douloureux ou cardiaque du symptôme passe au second plan ; il ne réclame guère le secours de la thérapeutique que dans une variété d'angine de poitrine, laquelle appartient aussi bien aux formes organiques qu'aux formes névrosiques : nous voulons dire les crises subintrantes.

Le traitement des accès sera donc ou causal ou cardiaque.

1º TRAITEMENT CAUSAL. — Tout fumeur cessera immédiatement le tabac. Voilà une règle générale qui domine toute la thérapeutique de l'angine de poitrine.

L'angine de poitrine tabagique. — Il y a treize ans, nous mettions un point d'interrogation à la possibilité de la mort par angine de poitrine tabagique (1). Depuis cette époque nous avons observé d'autres morts plus ou moins rapides par angine de poitrine chez les fumeurs. Ces résultats consignés dans la thèse de M. Blanc (2), apprennent qu'il s'agissait de sujets ayant dépassé la soixantaine et atteints de lésions aortiques athéromateuses ou coronariennes d'origine ou non syphilitique.

Il semble que l'action hypertensive et spasmodique du tabac fasse tout le mal.

La tolérance de la lésion existante cède devant le coup de fouet toxique. Syphilis ou athérome, qu'importe ! D'autres lésions peuvent encore être en jeu. Le tabac les met au premier plan si elles étaient dans l'ombre et emporte le malade qui, tel que l'un d'entre eux, un pharmacien, voulait vérifier si vraiment il était dangereux de fumer un cigare.

Les morts en effet, n'ont fait suite qu'à l'usage du cigare. La cigarette pouvait déchaîner une crise, mais ceux qui en avaient fumé n'ont pas succombé entre les sept malades dont nous avons rapporté l'histoire (Th. de M. Blanc).

1. Ch. Flessinger, *L'angine de poitrine tabagique* (Acad. Méd., avril 1913).
2. Blanc, *La mort par le tabac.* Th. Paris, 1924.

A l'âge adulte et en dehors de la syphilis, les lésions aortiques ou coronariennes étant fort rares, on comprend que le
tabac ne produise guère que des accidents douloureux. Les
cas de mort sont tout à fait exceptionnels et pour notre part
nous n'en avons jamais vu.

Nous en dirons autant des sujets qui abusent du *thé* et du
café, cela ne tue pas, mais peut amener des crises chez les
nerveux. On songera en hiver, dans un appartement chauffé
ou dans certaines professions (repasseuses) aux effets nocifs
de *l'oxyde de carbone*. Autant de causes toxiques à supprimer.

Au lieu d'intoxications par voie externe, il peut s'agir
d'auto-intoxications. Le *goitre exophtalmique* réalise une de ces
formes. Le traitement par la faradisation (10 minutes de
temps), chaque jour viendra vite à bout des accidents.

Les *neurasthéniques*, les *neuro-arthritiques*, les *diabétiques*
recevront la médication habituelle. Un état d'obsession et
d'angoisse inquiète les malades (anginophobie de Huchard).
Les paroles rassurantes et affirmatives du médecin ramène-
ront le calme et suffiront souvent à éloigner les accès.

Dans les *états dyspeptiques*, nous avons dit qu'il pouvait
exister des accès à apparence organique et des accès névrosiques, les premiers étant éveillés par la marche surtout après
les repas et les seconds survenant spontanément. Les aérophages simulent des accès organiques ; aux dyspeptiques nerveux, hypersthéniques appartiennent plutôt les formes
névrosiques. Dans ces derniers cas, il suffit parfois de frapper
fortement l'imagination du malade pour obtenir une guérison immédiate. Une dame habitant Passy et âgée de 49 ans,
avait des crises angineuses très douloureuses ; traitée par la
théobromine et la trinitrine, son état ne faisait qu'empirer.
Les risques de mort subite avaient été annoncés à la famille.
Comme les digestions étaient mauvaises, nous nous conten-
tâmes de prescrire de la gastérine. « Qu'est-ce que la gastérine ? » Du suc gastrique de chien. Cette dame nerveuse
avalait du suc gastrique de chien. Le remède étant inconnu

à cette époque lointaine, son action s'opéra magique et immédiate. Les crises angineuses qui duraient depuis 3 ans cédèrent en 48 heures et ne reparurent plus. Quelques années plus tard, sous l'effet de contrariétés vives, une arythmie extrasystolique envahit le cœur de la ressuscitée. Elle se crut à nouveau perdue, et les médications demeurèrent vaines. En sortant un jour de chez nous, à la traversée des Champs-Elysées, sa voiture fut renversée par un auto. L'émotion fut telle que le rythme cardiaque se régularisa et c'en fut fini des extrasystoles angoissantes.

Un traitement hydrothérapique sous forme de *bains* ou de *douches* conviendra à tous les nerveux. A domicile, les *bains frais* à 30 ou 28°, bains quotidiens de 3 minutes de durée, poursuivis 2 à 3 mois de suite, amèneront, en général, une sédation rapide. Au dehors, des *douches tièdes* à 33°, — à jet brisé, — de 2 à 3 minutes de durée rendront le calme aux épuisés (à condition, toutefois, que la faiblesse ne soit pas grande, sinon toute sorte de douche sera interdite).

Les douches *froides*, comme celles qu'on administre à Divonne (4°), réussissent dans le goitre exophtalmique et chez la plupart des dyspeptiques qui n'ont pas d'insomnie. En cas d'insomnie, mieux vaut commencer par les repos et les douches tièdes. Mais que de précautions nécessaires !

Il y a quelques années nous voyions encore un sujet syphilitique, qui avait un Wassermann positif et fut envoyé à Divonne comme un simple nerveux. Naturellement, il alla bien plus mal sous la douche. Bien heureux qu'il n'ait pas succombé.

Nous avons conté l'histoire d'un autre malade, atteint certainement de coronarite syphilitique qui fut envoyé dans un établissement hydrothérapique de la forêt Noire. Il en revint dans un état de mal angineux qui l'enleva au bout de 8 jours.

Une saison hydrominérale sera maintes fois suivie d'un heureux résultat : *Néris, Plombières, Luxeuil, Evaux* recevront les sujets nerveux, les femmes atteintes ou non de troubles utérins concomitants ; *Royat*, avec ses bains carbo-gazeux, réussit particulièrement chez les dyspeptiques ; *Vichy*, *Brides* seront conseillés aux obèses gros mangeurs.

Que, toutefois, le médecin ne s'y trompe pas. Avant d'adresser un angineux à une station hydrominérale, que le diagnostic soit posé avec soin. Sinon, une mort subite pourra se produire à la station et le médecin sera déclaré responsable devant l'opinion.

2° TRAITEMENT CARDIAQUE. — Au contraire des angineux organiques, où la médication cardiaque tient le premier rang, dans l'angine de poitrine névrosique il ne joue qu'un rôle effacé. Les *nitrites*, le *nitrite d'amyle*, le *trinitrine* ne calment guère ; les préparations de *valériane* réussissent mieux, et chez les sujets qui digèrent bien, les *bromures*. Le *cratœgus* (aubépine) exerce une action sédative. Nous prescrivons :

Hydrol, menthe.......................... 90 grammes
Teint. passiflore........................ ⎰ 3   —
Teinture de cratœgus................. ⎱
Ext. valér.............................. 4   —

Une cuillerée à café à 10 heures du soir dans un peu d'eau.

Pendant la crise douloureuse, des applications humides et chaudes sur la région cardiaque rendront service. On ne recourra qu'avec réserve à une injection de morphine, ces malades étant des nerveux prédisposés à la morphinomanie; ou, du moins, si la crise se prolonge, on ne prescrira que la morphine à doses très faibles et fractionnées, comme nous le verrons.

Les extrasystoles qui se produisent sont le plus souvent d'origine gastrique et ne nécessitent pas l'emploi de la digitale, non plus que des autres tonicardiaques. Nous verrons tout à l'heure que, dans les crises subintrantes, les extrasystoles semblent au contraire dues à la fatigue rapide du myocarde.

3º Les angines de poitrine réflexes des sujets agés, dans les maladies du poumon ou de la plèvre. — Si le sujets jeunes font des angines de poitrine nerveuses et les sujets âgés des an... s de poitrine organiques, l'inverse peut se produire. C'est la lésion qui atteint le jeune homme et le trouble réflexe qui retentit sur le vieillard. Cette possibilité de simples accidents nerveux à un âge avancé doit toujours demeurer présente à l'esprit ; elle atténue la sévérité du pronostic angineux et oriente la médication dans une direction souvent efficace.

Dans les cas où le cœur et l'aorte sont sains, les troubles dyspeptiques sont la grande cause des accès angineux à un âge avancé, que ces troubles soient simplement liés à des excitations nerveuses, ou qu'ils traduisent l'empreinte d'une maladie organique (cancer, le plus souvent). Seulement, comme il s'agit de malades ayant atteint ou dépassé la cinquantaine, l'étiquette apposée sur les crises revêt une signification commandée par l'âge ; on parle d'artério-sclérose, de péri-aortite et cela n'est point forcément exact.

L'histoire de quatre angineux nous met en face de l'éventualité la plus fréquente : Un d'entre eux avait un cancer de l'intestin, deux autres un cancer de l'estomac, un quatrième était prostatique et faisait des troubles dyspeptiques à la suite d'accidents urinaires. Nous avons publié l'observation de ces malades dans les précédentes éditions de ce livre.

Dans les maladies aiguës du péricarde, du poumon, de la plèvre, le début peut s'annoncer par un violentee douleur rétrosternale avec irradiations dans le bras gauche. La coexistence d'un état fébrile, l'examen attentif de la poitrine orientent vers la vraie voie. En pareil cas, une piqûre de 2 à 3 milligrammes de morphine amène une sédation immédiate.

Réserve faite pour la maladie causale des sujets âgés, le pronostic des crises angineuses réflexes est souvent favorable.

Celles-ci apparaissaient comme nous venons de le voir dès le
début de nature mixte : en général provoquées par la marche,
surtout après les repas, mais tout de même survenant dans
la période digestive, en dehors de tout mouvement ou encore
réveillant le sujet pendant la nuit. Le traitement stomacal
par les préparations bismuthées poursuivi pendant quelques
semaines de suite (pendant 15 matins 8 à 10 gr. de sous-
nitrate de bismuth (Cod. 1884) à jeun ou kaolin (10 gr. à jeun
dans un verre d'eau chaude ; premier déjeuner 1 heure 1/2
après ; au bout de 15 jours, paquets de bismuth et de
magnésie :

Sous-nitrate de bismuth	0 gr. 50
Magnésie hydratée	0 gr. 50
Sucre pulvérisé	2 grammes.

Pour 1 paquet nº 40.

Dans les maladies aiguës du poumon et de la plèvre, nous
avons vu que la douleur angineuse du début ne persiste pas.

4º TRAITEMENT DES CRISES SUBINTRANTES (1). — C'est
une chose curieuse que ces crises subintrantes (celles qui se
prolongent avec de courts répits de quelques heures à quelques jours) si mal décrites dans les ouvrages classiques, sans
doute en raison de leur rareté, se produisent dans toutes les
formes d'angine de poitrine, aussi bien dans les angines
organiques que les névrosiques.
Dans l'état de mal angineux le facteur de gravité est
essentiellement subordonné à la nature de la cause. Or, les
crises subintrantes, celles qui se succèdent pendant des
jours, torturantes et paroxystiques, avec des répits de courts
intervalles, s'observent dans toutes les formes d'angine de
poitrine, aussi bien les névrosiques sans lésion concomitante,
que dans celles où le cœur et l'aorte sont directement touchés.

1. Ch. Fiessinger, *Les crises subintrantes d'angine de poitrine* (Acad.
Méd., 1ᵉʳ oct. 1913).

Un pareil accident s'observe peu en ville, et exceptionnellement à l'hôpital. En sorte que les idées préconçues, ces herbes folles qui poussent sur les terres médicales non labourées, prennent la place des notations précises et s'épanouissent dans le fouillis d'une déplorable confusion.

De même que l'angine de poitrine reconnaît des causes nerveuses ou organiques, de même les crises subintrantes se réclament d'une origine identique.

Sur les premières, l'accord est fait. Cela guérit toujours ; une suggestion habile suffit à arrêter des crises qui se prolongeaient depuis des semaines. Huchard conte l'histoire d'une hystérique qui avait jusqu'à 50 accès par jour.

En matière de grande angine de poitrine, les variétés diverses que nous avons dégagées, sont, chacune pour son compte, capables de donner l'essor à des accès subintrants. Nous avons observé ceux-ci chez des tabagiques, des rénaux, des aortiques, des aérophages. La syphilis, par la coronarite qu'elle produit, a pouvoir de réaliser des crises de même ordre. Si grave cependant paraît la coronarite syphilitique non diagnostiquée et comme telle, non traitée, que la mort soudaine semble en être l'aboutissant habituel, plutôt que ce calvaire de douleurs atroces réalisé par les accès subintrants.

C'est pourquoi, en règle générale, devant les crises subintrantes, le médecin a le droit de laisser percer des paroles de réconfort. Non point que la gravité soit absente ; mais lorsque le cœur, le rein et l'aorte ne sont pas gravement touchés, il y a chance de rétablissement intégral.

Certains rénaux, très avancés, à l'hypertension artérielle élevée et avec bruit de galop cardiaque, font, après des crises peu graves et espacées, des accès subintrants répétés.

En dépit d'un échec possible toujours, les guérisons sont la règle. Les tabagiques, les aérophages, ceux qui ne sont atteints que de névralgies péri-aortiques, en fournissent le chiffre le plus élevé (11 guérisons sur 14 malades).

Seulement, même pour ces derniers, il importe de régler la

médication en connaissance de cause. Or, la crise douloureuse du cœur, — sauf pour certains nerveux qui la supportent aisément, — cette crise douloureuse par elle-même est
susceptible de déterminer une fatigue du myocarde, fatigue
qui se traduit par une asthénie progressive, précédée ou non
d'extrasystoles.

C'est cette fatigue qu'il convient d'empêcher. Le traitement
visera donc à la fois l'élément douloureux et l'élément cardiaque.

1º Contre l'*élément douloureux*, nous avons insisté à maintes reprises sur les merveilleux avantages de la *morphine*,
mais non prescrite à doses massives, comme l'enseignent les
classiques. Il faut de petites doses répétées : 3 milligrammes,
par exemple, en injection sous-cutanée, toutes les trois heures,
tant que se prolonge la douleur. Les hautes doses sont dangereuses et ne corrigent pas cette aggravation de risques par
une supériorité d'action évidente. A côté de la morphine, on
pourra, et dans son intervalle, prescrire de la *trinitrine* (II à
IV gouttes de la solution alcool.,à 1 p. 100, deux à trois fois
par jour, ou des inhalations de *nitrite d'amyle* (pas plus de 2
ou 3 fois par jour). Devant l'intensité de la douleur, le médecin a toujours tendance à exagérer les doses. C'est une tentation contre laquelle il convient de se prémunir. N'intoxiquons pas un myocarde qui a besoin de toute son énergie
pour se défendre.

L'action de la morphine et de la trinitrine sera renforcée
par l'effet à la fois analgésiant et cardio-tonique d'*une vessie
de glace* qui sera laissée à demeure sur la région précordiale.
Quant au *régime alimentaire*, il sera réduit à sa plus simple
expression : 500 à 600 grammes d'eau et autant de lait mélangés à parties égales. L'immobilité absolue étant rigoureusement requise, au bout d'un laps de temps variant de quelques heures à trois ou quatre jours, l'orage peu à peu tendra
à se dissiper.

Malheureusement pendant qu'il sévissait,des accidents car

diaques se sont maintes fois produits et ce sont ceux-là qu'il convient de réduire.

Ne laissons pas s'installer l'asthénie du myocarde avec la disparition du choc précordial, la diminution et la petitesse du pouls radical. La mort risquerait de s'ensuivre.

Dès le premier jour, l'emploi de la vessie de glace aura pour effet de parer à ce danger.

2º Pour combattre les *troubles cardiaques*, il faut des armes de surcroît. Les injections d'*huile camphrée* (1/10) ou éthérocamphrée (1 cmc.) peuvent dès le premier jour être associées aux injections de morphine. En plus, au moindre faux pas du cœur, la digitaline entrera en ligne. Ces faux pas apparaissent au bout de 12 à 24 heures de douleurs et lorsque celles-ci fréquemment ont tendance à s'apaiser. La *digitaline* sera ordonnée aux doses de 1/10 de milligramme 4 à 5 jours de suite, et interrompue ensuite quelques jours pour être reprise en cas de nécessité, ce qui est rare. Des injections intra-musculaires de *strophantine* crist. (1/10 milligr.) ou d'*ouabaine* (1/4 milligr.) seront pratiquées dans les intervalles digitaliques. En général la douleur étant calmée, le myocarde reprend vite sa tonicité. De la *théobromine* sera prescrite en même temps. Toute cette médication devra être considérée en quelque sorte comme une armée de réserve qui n'entre en campagne qu'au bout de 24 à 48 heures.

X. — Les aortites aiguës et chroniques

1º **Aortites aiguës.** — En 1891 et 1892, nous avons décrit le premier des aortites aiguës de la pneumonie et de la grippe (1). Deux de ces malades peuvent nous servir de type dans la description. Une femme de 60 ans, atteinte de pneu-

1. Ch. Fiessinger, *La pneumonie*, 1891. Doin, édit. et *L'aortite aiguë d'origine grippale* (*Gaz. Méd.* Paris, 1892, nº 4.

monie du sommet droit était entrée en convalescence dès le quatrième jour. Suivent 48 heures d'un état satisfaisant. Puis éclatent des accès d'oppression épouvantable. L'auscultation laisse entendre un souffle rude au premier temps et au foyer aortique et la mort survient rapide au milieu de crises angineuses.

La fin peut être moins tragique et l'inflammation de l'aorte peut se terminer par la production d'une insuffisance aortique. C'est ainsi qu'un jeune homme de 20 ans, dans la convalescence d'une grippe a été pris d'une oppression angoissante, paroxystique, avec sensation de poids énorme sur le sternum et douleur vive au creux épigastrique. A l'auscultation, double souffle aortique couvrant toute la surface du cœur. Le malade guérit, les crises angineuses cèdent, l'insuffisance aortique survit.

Toutes les maladies infectieuses peuvent donner lieu à des accidents de cet ordre (variole, fièvre typhoïde, rhumatisme articulaire aigu, scarlatine, érysipèle, etc.). Les diathèses (diabète, goutte) et les intoxications produisent plutôt de l'aortite chronique (saturnisme, excès alimentaires).

Les symptômes angineux sont le trouble fonctionnel de cette maladie, de même que les souffles aortiques en traduisent la signature physique. Ajoutons la dyspnée en général angoissante, à paroxysmes terribles.

Le traitement s'inspire de ces données primordiales : *ventouses scarifiées* sur la région précordiale en laissant une place pour l'application d'une *vessie de glace* qui fera suite et fixée à demeure. En même temps, injections répétées toutes les 2 ou 3 heures de 2 à 3 *milligrammes de morphine* et d'*huile camphrée* (1 centimètre cube). La *digitaline*, en cas d'arythmie, sera de même prescrite à l'intérieur : V gouttes 6 à 10 jours de suite. Interrompre 3 jours. Et reprendre.

Régime hydrique et hydro-lacté à l'intérieur. Le malade gardera le lit une quinzaine et s'il présente une insuffisance aortique consécutive, celle-ci nécessitera les règles de traitement imposées aux malades valvulaires en général. Notons que l'insuffisance aortique, suite d'aortite aiguë, ne paraît point plus grave que la même complication apparue immédiatement à la suite du rhumatisme articulaire aigu. Notre malade atteint d'aortite grippale vivait encore 15 ans après sa maladie première et vaquait même à des occupations pénibles.

2° Aortites chroniques.— Nous distinguerons l'aortite athéromateuse, la périaortite, l'aortite syphilitique. L'aortite chronique est un des diagnostics journellement posés et cela est vrai, que rien n'égale en fréquence, chez une personne âgée, l'existence d'un souffle systolique de l'aorte. Mais il s'agit dans l'espèce d'un simple épaississement valvulaire, d'une aortite athéromateuse qui ne se traduit par aucun trouble apparent. L'insuffisance aortique, l'anévrisme n'y font point suite et c'est exceptionnellement qu'une angine de poitrine ou une insuffisance aortique peuvent s'installer sur des lésions d'athérome. C'est l'aortite syphilitique dont nous parlerons tout à l'heure qui produit ces dégâts, non l'aortite athéromateuse.

I. *L'aortite chronique athéromateuse* avec son souffle systolique et la dilatation du vaisseau qui l'accompagne est bien plus une lésion qu'une maladie. Elle ne donne guère lieu à l'endoaortite avec symptômes angineux (lorsqu'elle intéresse l'embouchure des artères coronaires) et encore moins à l'insuffisance aortique. Cette dernière, quand elle existe, indique presque à coup sûr la participation de la syphilis. Quant aux accidents rénaux qui peuvent coexister, ils tiennent à une néphrite interstitielle concomitante et ce n'est point l'athérome aortique qui en est responsable non plus que des accidents cardiaques, liés à une dégénérescence éventuelle du myocarde.

L'aortite chronique athéromateuse ne compromet nullement la vie et ce n'est que par hasard qu'elle est découverte à l'auscultation du grand nombre. Quand les douleurs, de la dyspnée sont accusées, il y a autre chose : de la périaortite ou une lésion cardiaque ou rénale.

II. Sur la *périaortite*, ce que l'on peut affirmer, c'est la grande exagération de sa fréquence. Nombre d'angineux, par les médecins les plus compétents, sont qualifiés comme atteints de périaortite, alors qu'en réalité il s'agit d'accidents simplement nerveux. Ne concluons pas du fait de l'âge avancé d'un sujet à la nécessité de lésions organiques. Il peut très bien ne s'agir que de troubles de la sensibilité demeurée jeune en dépit des ans. Le souffle systolique à l'aorte est organique, et la périaortite ne consiste qu'en une névralgie surajoutée.

Seulement la périaortite existe néanmoins et la meilleure preuve de son existence est la persistance des accidents douloureux qu'elle provoque alors que le régime diététique a été rigoureusement suivi. En général, il s'agit de vieillards ayant dépassé 70 à 75 ans ; douleurs rétro-sternales subcontinues, sourdes, s'exagérant au moindre effort. La sédation qui suit la grande crise angineuse, ne se produit pas ; la douleur continue de veiller dans l'ombre, coupée à certains intervalles de crises paroxystiques. Pas de syphilis dans le passé ; à l'auscultation souffle systolique de l'aorte dont la crosse est dilatée. Mais exceptionnellement un souffle diastolique. Quand celui-ci, en France du moins, se produit dans le second âge de la vie, il faut toujours songer à la syphilis.

Le traitement de l'aortite athéromateuse est à peu près nul. Qu'on prescrive le régime lacto-végétarien avec peu de viandes à midi, c'est entendu. L'athérome étant fonction de localisation sur les parois vasculaires de déchets de nutrition, de crasse organique si l'on préfère, il est toujours indiqué de favoriser les fonctions éliminatrices et d'éviter dans l'alimentation l'apport de substances toxiques.

Les iodures sont couramment prescrits. En cas de syphilis aortique et si les reins éliminent normalement, ils rendent service. Sinon, leur action antidyspnéique ne s'exerce guère qu'en cas d'insuffisance aortique concomitante. On ordonnera souvent avec avantage, une petite cuillerée à café d'eupnine (*iodure de caféine*), avant le repas de midi et du soir dans un demi-verre d'eau ou bien une cuillerée à soupe de la potion avant le repas de midi et du soir :

Iodure de potassium .... 10 grammes.
Bicarbonate de soude .... }
Ext. thébaïque .... } 0 gr. 05
Eau distillée........................ 300 grammes.

L'adjonction de bicarbonate de soude a surtout pour effet de réduire l'irritation de l'iode sur les parois stomacales.

Continuer dix ou quinze jours.

Interrompre quelques jours et reprendre. Rappelons-nous toutefois que les reins sont infiniment sensibles à l'action des iodures. A la moindre altération, l'intolérance peut se produire.

Dans l'aortite athéromateuse simple, dans l'aortite syphilitique sans lésion rénale, les iodures trouveront donc un emploi modeste, mais souvent apprécié.

Si une lésion rénale coexiste, le régime hydrique, hydro-lacté (1 litre et demi de liquide par jour) aidé de l'action de la *théobromine* sera naturellement mis en œuvre lors des paroxysmes dyspnéiques.

Même traitement dans la périaortite. *Théobromine. Régime lacté* lacto-végétarien. Système des petits repas. Les *nitrites* en plus combattront les manifestations douloureuses.

Trinitrine (sol. alc. 1/100) .... XL gouttes.
Eau distillée........................ 200 grammes.
2 à 4 cuillerées à dessert par jour ou comprimés de tétranitrol 5 milligrammes, 1 à 2 au coucher (Huchard).

Mais les nitrites le plus souvent seront insuffisants. Des révulsifs locaux : pointes de feu, vésicatoires n'amèneront que peu de soulagement. Un cautère à la pâte de Vienne réussit mieux et nous lui devons quelques guérisons. Plusieurs mois de suppuration sont indispensables. La *morphine* deviendra indispensable (3 à 4 milligr. et au-dessus) en injections pour calmer les douleurs nocturnes.

Comme le zona chez certains vieillards, la périaortite est souvent très douloureuse et tenace.

III. *Aortite syphilitique.* — Il n'en est pas de l'aortite syphilitique comme de l'aortite athéromateuse. Ici la terminaison par insuffisance aortique est la règle ; c'est l'écueil qu'il convient d'éviter. D'autant que la maladie est des plus fréquentes. On peut affirmer au moins que les 4/5 des aortites (64 sur 85 dans notre statistique) non rhumatismales et survenant dans le second âge de la vie sont de nature syphilitique L'artério-sclérose de la valvule aortique avec insuffisance valvulaire,c'est de la syphilis. Pour instituer le traitement spécifique, il ne faut attendre ni les signes d'insuffisance valvulaire, ni le tableau des douleurs angineuses. De pareils symptômes indiquent déjà la propagation avancée du mal. Il faut intervenir plus tôt.

Quand l'insuffisance aortique est constituée, les hautes doses d'oidure sont mal supportées. C'est une observation que nous avons faites maintes fois et d'autres auteurs l'ont confirmée de leur côté. Ou des troubles digestifs s'installent, ou alors même que la tension artérielle est normale, et qu'il n'existe pas d'albumine dans les urines, se montrent et éclatent soit de la dyspnée, soit de la congestion bronchitique, soit de l'œdème aigu du poumon. De l'aortite syphilitique à la néphrite, la distance n'est pas grande.En sorte il faut instituer la médication spéciale dès le début : sinon et tout d'abord la maladie s'aggrave et ensuite on ne peut plus rien contre elle puisque la voie d'élimination rénale ne tolère plus les remèdes.

Les faibles doses d'iodure sont mieux tolérées (0 gr. 20 à 0 gr. 25) par jour ; leur action est bien incertaine ; encore l'estomac se révolte-t-il quelquefois. En pareil cas, on ajoute

du bicarbonate de soude, à parties égales ou bien le remède
est pris en lavements; pendant des semaines de suite, des
malades ont pris 2 à 3 grammes d'iodure en lavements quotidiens ; une préparation spécialisée, l'iodure de caféine
(1 petite cuillerée à café par jour dans un demi-verre d'eau)
combattra également la dyspnée.

Mais on ne se privera pas du traitement mercuriel Celui-ci
nous a paru en général mieux supporté que le traitement
ioduré. Alors même qu'il existe passagèrement des traces
d'albumine et que la tension artérielle atteint 24 ou 26
(max. au Pachon, 11 à 12 mm), il nous est arrivé de l'utiliser
en face d'accidents redoutables

Nous ne parlerons point du traitement arsenical. Nous
l'avons déjà dit précédemment. Il expose le malade à de
gros risques. Des morts se sont produites avec des doses de
15 à 20 centigrammes de novarsenobenzol ; avec certaines
séries médicamenteuses les accidents sont constants (Laca-
père, Brocq, Emery).

Le *bismuth*, comme nous l'avons vu à propos des myocardites syphilitiques convient mieux. En tout état de cause,
le traitement sera constitué pour une période de trois ans :
pendant un an, 10 à 12 piqûres par mois d'un sel mercuriel
soluble ; puis tous les 2 mois, pendant 2 ans. Ou bien une
piqûre bismuthée tous les 4 jours. Séries de 10 à 20 piqûres
séparées par des intervalles de 20 jours.

Si les signes objectifs ne rétrocèdent pas, le traitement
s'oppose à la propagation de la lésion. Dans la coronarite les
douleurs angineuses rétrocèdent et s'il existe un anévrisme,
un arrêt sera constaté dans la marche de la maladie et une
grosse amélioration en cas de médiastinite concomitante.

XI. — Les anévrismes de L'aorte.

L'étranger a parfois la spécialité de traitements spécifiques dans les maladies à curabilité problématique. C'est ainsi

qu'Abrams a découvert une méthode non pas infaillible tout à fait, mais certainement efficace, à son avis du moins, dans les anévrismes aortiques. C'est très simple : il suffit de percuter la septième cervicale : coups rapides et modérés, à l'aide du plessimètre ou du doigt : combien de temps : 15 à 20 minutes matin et soir. Seulement il faut de la percussion et rien que de la percussion. Les secousses et les frictions empêchent le résultat.

Celui-là est merveilleux. Si l'anévrisme ne guérit pas, c'est qu'il n'existait pas et cela, en effet, c'est une raison. Rien d'ardu comme la guérison d'une maladie qui n'existe pas. Ou bien l'anévrisme était irréductible. En pareil cas, il ne guérit pas davantage. Une maladie irréductible n'est, en effet, pas susceptible d'être réduite.

En sorte que ce procédé qui aurait donné à Abrams 40 guérisons rapides vérifiées telles au bout de 4 ans, ne réalise son efficacité que dans les conditions où cette efficacité n'a pas lieu de se produire. On pouvait s'attendre à cette conclusion. L'auteur américain, il est vrai, discute gravement. Il sait pourquoi la percussion de la septième cervicale guérit les anévrismes quand ils existent et quand ils ne sont pas irréductibles; cette percussion amène une contraction réflexe de l'aorte. Rien de plus simple alors que de comprendre. La contraction réflexe diminue le volume de la poche et favorise la production des caillots.

Il semble bien qu'une poche anévrismale ne se contracte pas avec la même facilité qu'une aorte normale , si tant est que cette dernière se contracte réellement sous le tambourinage phalangé de l'écrivain américain. Toutefois, comme la méthode est inoffensive, on peut essayer. Pendant 8 mois, nous avons fait percuter, matin et soir, la septième cervicale à deux sujets de 48 à 55 ans,atteints le premier d'un anévrisme de l'aorte thoracique, et le second d'un anévrisme de la crosse de l'aorte. Aucun résultat. L'anévrisme était irréductible, eût déclaré Abrams. Nous sommes de son avis. L'anévrisme était irréductible.

En fait, et comme procédés efficaces, il n'en est guère que trois : 1° *le repo s au lit* ; 2° *la diététique* ; 3° *le traitement spécifique*. On adjoindra, à titre de médications du second plan les injections de *sérum gélatiné* dont les effets toutefois sont beaucoup plus incertains et les *soustractions sanguines* peu abondantes répétées tous les 15 jours. Ajoutons en dernier lieu le traitement des *maladies et des symptômes associés*.

1°, *Le repos absolu au lit* doit être prolongé longtemps : 1 an, 15 mois, 18 mois. Les malades s'impatientent, il est difficile d'obtenir davantage. Cependant l'amélioration immédiate est si rapide, qu'on se demande si vraiment avec un peu de persévérance, des guérisons complètes ne pourraient pas être obtenues plus fréquemment. Avec le Dr Grandin (de Vendôme), nous avons traité un volumineux anévrisme de la crosse aortique : 15 mois de repos au lit avaient amené une diminution notable de la poche et un amendement de tous les symptômes. Au bout de sept ans, ce malade a repris ses occupations. Il voyage, va à la chasse, se fatigue ; sa poche anévrismale très réduite ne le gêne plus. Dans la dixième année il a fait une pneumonie double dont il a guéri. Mort subite dans la douzième année.

Il est vrai que la diète prescrite avait été rigoureusement suivie et le traitement spécifique a été institué. Ces trois facteurs thérapeutiques étant habituellement associés, il est difficile d'établir la part respective de chacun d'eux dans les modifications favorables qui font suite.

Le repos au lit, néanmoins, réalise un certain nombre d'effets qui lui sont particuliers ; il diminue, comme nous l'avons dit, l'excitabilité du cœur, abaisse la tension artérielle et la régularise (1). De plus il calme rapidement les douleurs et le malade ne souffre plus.

2° *La diététique* sera féroce. Valsalva avait vu clair en diminuant à la fois l'alimentation solide et liquide. La mé-

1. Ch. Flessinger, *Le repos dans les maladies du cœur (J. des Prat.,* 1910 et *Clinique thérap. du prat.,* 3e édit., p. 738).

thode que nous employons est divisée en deux périodes :
1° *Alimentation liquide* n'excédant pas 1.000 et 1.500 grammes
par jour ; 2° *alimentation solide*, par petits repas d'un plat
toutes les 2 heures.

Pendant 15 jours, nous ordonnons, par exemple, un verre
à bordeaux de lait toutes les heures, soit 12 verres dans les
24 heures. Au bout de 15 jours, nous adjoignons un, puis deux
potages au lait (tapioca, pâtes, vermicelle), de manière à ne
pas dépasser 1.500 grammes de liquide dans les 24 heures.
C'est une ration suffisante d'entretien. Une amélioration
remarquable peut couronner cette médication si simple, alors
même qu'aucun médicament n'est concurremment prescrit à
l'intérieur.

Un homme âgé de 45 ans nous consulte pour de violentes
névralgies intercostales durant plusieurs mois. Comme il digérait mal et avait des conjonctives parfois subictériques, il fut
envoyé à Vichy. Aucune amélioration. A son retour, en octobre 1912, à Paris, il nous fait mander. Nous conseillons un
examen radiographique, et M. Desternes découvre un volumineux anévrisme de l'aorte thoracique. Pas de syphilis ni de
maladie infectieuse. Réaction de Wassermann négative. Comme
antécédent, on ne relève qu'un violent traumatisme, le malade
ayant été précipité d'une voiture par un cheval emballé. La
chute eut lieu sur le côté gauche et des douleurs sourdes se
fixèrent pour plusieurs semaines dans la région. Or cette douleur permanente, atroce, qu'aucune médication calmante
n'était parvenue à amender pendant de longs mois, céda tout
de suite au repos au lit aidé du régime lacté de réduction. En
15 jours tout était terminé en fait de manifestations douloureuses et sans qu'aucun médicament eût été prescrit en même
temps. Pendant six ans ce malade est bien allé, mais, se fati-
gant dans son métier d'entrepreneur, les douleurs ont repris
et le malade est mort dans la septième année de son mal.
Dans l'excellent volume du Dr Ch. Laubry (1) on trouve

1. Ch. Laubry, *Les aortites postérieures.* En collaboration avec MM. Mou
geot et Walser, 1925.

maints exemples de confusion auxquels donne lieu le diagnostic des aortites postérieures.

Le *système des petits repas*, si utile, comme nous l'avons établi dans l'angine de poitrine, trouve également son application dans le traitement de l'anévrisme.

Pendant de longs et de longs mois, il sera indispensable de résister aux sollicitations du malade qui réclame davantage d'aliments. Une amélioration durable qui équivaut la guérison est obtenue à ce prix.

3º *Le traitement spécifique.* — Aucun doute ici. L'anévrisme étant le plus fréquemment d'origine spécifique (3 fois sur 4), si une réaction de Wassermann est positive, il faut le traitement *mercuriel.*

Même avec un Wassermann négatif, il convient de se méfier. Avec le Dr Chalmet (de Landerneau) nous avons vu un malade âgé de 62 ans et atteint d'un anévrisme de l'aorte descendante. Deux Wassermann négatifs. Le malade nie la syphilis mais sa femme a fait plusieurs fausses couches. Au surplus, le traitement vient rapidement au bout des douleurs. Ce sont en effet elles qui cèdent en premier lieu.

Le mercure ne modifie pas la paroi anévrismale, mais il empêche la progression des lésions, plaques gélatiniformes ou fibroïdes, en voie d'évolution, et ensuite il modifie heureusement les signes de compression liés à une *médiastinite syphilitique* concomitante. Dans ce dernier cas, le traitement mercuriel ne modifie pas forcément le volume et la forme de l'ectasie, mais les signes de compression et les symptômes fonctionnels diminuent ; de plus, les bords de l'ectasie à l'examen radioscopique se dessinent plus nettement.

Ils ne sont plus perdus dans l'obscurité diffuse que projetait l'adjonction de la médiastinite sujaroutée (Sergent (1).

Le traitement mercuriel sera entrepris comme nous l'avons

1. *La médiastinite syphilitique (J. des Prat.,* 1913, nº 3).

vu précédemment (trois ans de durée) à raison de 10 à 12 injections de benzoate de Hg à deux centigrammes par mois et
pendant un an, puis tous les deux mois pendant deux ans.

Avec les composés arsenicaux nous avons eu un accident
grave dont nous avons parlé précédemment. Un malade
âgé de 29 ans, atteint d'anévrisme de la crosse aortique, a
succombé à des accidents d'œdème aigu du poumon à la
dixième injection d'hectine (0 gr. 10) que nous avions demandé au Dr Lagorse (de Brive), qui nous avait adressé le
malade, de vouloir bien lui pratiquer.

Des accidents tout aussi redoutables ont été constatés à la
suite des injections du 606 (Vaquez et Laubry). Un cas de
mort s'est produit et deux crises graves d'œdème du poumon.
C'est dire qu'il convient de demeurer sur la réserve. Les opinions les plus récentes justifient cette attitude de prudence.

Le rein, même sain, semble recevoir, de l'élimination des
composés arsenicaux, une excitation congestive qui n'est pas
sans inconvénient.

Le mercure est fort mieux toléré. Même en cas de lésions
rénales, il peut être prescrit à condition de commencer par de
faibles doses et espacées, 5 milligrammes à 2 centigrammes
de benzoate de Hg tous les 2 jours et en surveillant le taux
des urines. Les préparations *bismuthées*, moins actives il semble
que le mercure, sont inoffensives et donnent néanmoins des
résultats satisfaisants.

L'*iodure de potassium* n'agit guère qu'à titre de médicament spécifique et c'est ainsi que l'entendait déjà Huchard.

Pour être efficace, le médicament doit être prescrit à assez
hautes doses : de 1 à 6 ou 8 grammes. La médication est souvent mal supportée d'abord en raison de l'action irritante sur
l'estomac et ensuite de par la possibilité des lésions rénales
concomitantes ; aussitôt que le rein fonctionne mal, gare à
l'iodure de potassium. Pour éviter les troubles stomacaux, on
peut associer le bicarbonate de soude, de manière à favoriser
la tolérance.

Iodure de potassium .... ⟩ āā 20 grammes.
Bicarbonate de soude................ ⟩
Eau distillée........................ 300 grammes.

Une cuillerée à soupe avant le repas de midi et du soir. Continuer 20 jours par mois. Chaque cuillerée renferme 1 gramme de principe actif.

On peut encore utiliser la voie rectale : 2, 4, 6, 8 grammes d'iodure dans un 1/2 verre d'eau tous les 2 jours, à donner dans un lavement qui sera gardé. Souvent le rectum s'irrite à pareille médication.

Les injections intra-musculaires d'*huiles iodées* nous semblent jouir de réels avantages ; tous les 4 jours une injection avec 3 centimètres cubes de *lipiodol* par exemple. Nous pratiquons une série de 12 injections, interrompons 1 à 2 mois et reprenons. Si le mercure est prescrit, ces injections pourront être administrées après la période mercurielle.

4° Parmi les médications du second plan, nous avons rangé les injections de sérum gélatiné et les petites saignées répétées. Les *injections de sérum gélatiné*, personnellement ne nous ont jamais donné de résultat appréciable ; Huchard avait jadis, émis sur leur action une parole demeurée vraie : « Il n'est pas démontré, disait-il, que l'on puisse par ce moyen obtenir de guérison définitive. » Une injection de 50 à 100 grammes de la solution bien stérilisée (pour éviter les accidents tétaniques) à 1/100, cette injection pratiquée tous les 5 ou 6 jours, voilà pour la technique. De plus hautes doses risquent de produire des coagulations en masse au niveau de l'origine des gros vaisseaux artériels et aussi d'augmenter, par cette quantité brusque de liquide introduite, le chiffre de la tension artérielle.

Avec Huchard, nous avons vu plusieurs malades qui avaient reçu 150 centimètres cubes de sérum gélatiné de la main même de Lancereaux, promoteur de la méthode. Aucune amélioration n'avait fait suite et de l'aggravation avec reprise des accidents dyspnéiques fut même constatée sur un malade — un colonel péruvien — dont l'anévrisme en sac avait fait saillie sous les téguments amincis qu'il menaçait de rompre.

Toutefois, il ne convient point de rejeter totalement cette méthode. Usons-en simplement avec plus de réserve et ne dépassons pas une dose de 50 centimètres cubes répétée tous les 5 ou 6 jours. La médication pourra être instituée dans l'intervalle des injections de lipiodol. Il ne sied pas de priver le malade des bénéfices aléatoires d'un traitement qu'il peut connaître et dont par ailleurs on lui a vanté les bienfaits.

Les *petites saignées répétées* sont utiles : 100 grammes environ tous les 15 jours. Cela favorise la coagulation du sang dans la poche anévrismale et amende les symptômes dyspnéiques et fonctionnels; les émissions sanguines sont pratiquées sous forme de ventouses scarifiées sur le dos : 4 ventouses scarifiées environ, sauf à augmenter ou à diminuer, suivant les forces du malade. En général, les sujets se soumettent difficilement à cette médication. Ils l'acceptent les deux ou trois premières fois et protestent ensuite. Comment oser leur tirer du sang, alors qu'on prend à cœur de les laisser mourir de faim ?

Rien à dire de bon sur les autres méthodes thérapeutiques. La *compression* dans l'anévrisme de l'aorte est inutile ou dangereuse, l'*application locale de glace* ne réussit que passagèrement en cas d'éréthisme cardiaque ou de palpitations ; l'*acupuncture*, le *filipuncture* sont demeurées enterrées sous l'acte d'accusation dressé par Huchard ; la *galvanopuncture* expose à des embolies et ne donne pas toujours lieu à la formation des caillots fibrineux et stratifiés qu'on espérait. La ligature a été tentée dans un *anévrisme de l'aorte abdominale*. Le chirurgien n'avait, il est vrai, qu'à déplorer la mort du sujet.

Elle s'est produite (40 heures après et 4 heures) dans les deux faits rapportés par Huchard.

5° *Maladies et symptômes associés.* — Des maladies associées, il en est une qui s'améliore d'elle-même par le traitement que nous avons recommandé. La *néphrite interstitielle* veut le régime lacté de réduction que nous avons prescrit : peu d'aliments solides et une quantité de liquide n'excédant pas 1.000 à 1.500 grammes par jour. La *théobromine* : 2 cachets de 50 centigrammes par jour sera la médication instituée ; de plus on se méfiera des iodures qui peuvent provoquer de l'œdème bronchitique. En cas de *galop cardiaque*, à plus forte raison en cas de dilatation cardiaque et signes d'asystolie, aucun doute : il faut revenir à la *digitaline* à faibles doses : V gouttes de la solution de digitaline cristallisée à 10 heures. Continuer 8 à 10 jours, interrompre 2 à 3 jours, reprendre 10 jours. C'est une erreur de croire que la digitale augmente la tension artérielle ; elle ne le fait que dans la mesure où elle rend au myocarde sa tonicité épuisée.

Si la digitale est utile en cas de défaillance myocardique, il est une autre médication qui devient, en pareil cas, de maniement plus délicat : nous voulons dire la médication mercurielle. Nous avons insisté plus haut sur les règles à suivre en pareil cas :

1° Réduire les signes asystoliques par le repos au lit, le régime de réduction hydro-lacté, la digitaline à très faibles doses (V gouttes 10 jours, interrompre 2 à 3 jours, reprendre 10 jours et ainsi de suite) ; 2° la nécessité de commencer par de faibles doses : 5 milligrammes de benzoate de Hg tous les deux jours ; 3° la nécessité de suspendre aussitôt, si la quantité d'urine baisse ; 4° se méfier particulièrement du mercure, quand il existe un bruit de galop concomitant, l'élévation de la tension artérielle ne contre-indiquant pas par elle-même l'administration du remède.

Si une poche *menace de rompre*, une saignée devient utile, de même une compression ouatée *très modérée* pourra trouver son emploi. Les agents hypotenseurs, *trinitrine* ou *nitrites*, bien que leur action demeure surtout efficace contre la douleur angineuse et que l'abaissement de la tension artérielle

qu'ils produisent ne soit que passager, seront également prescrits à ce moment.

> Solut. alcool. trinitrine à 1 /100 .... XL gouttes.
> Eau distillée......................... 200 grammes.

3 cuillerées à dessert par jour. — Continuer 10 jours. Interrompre 10 jours et reprendre si nécessaire (Huchard).

La *douleur* et la *dyspnée* cèdent d'ordinaire avec le repos absolu au lit et la médication employée. Si elles persistent, l'usage de la morphine à faibles doses sera très apprécié des malades : injection de 1 à 2 milligrammes toutes les 3 heures : la dyspnée est-elle liée à un spasme glottique, on pourrait songer au tubage ou à la trachéotomie, si l'agent de compression siégeant plus bas que le larynx ne rendait pas pareille intervention parfaitement inutile.

En cas d'*œdème du poumon*, la saignée redevient la médication d'urgence (300 à 400 grammes de sang soustrait). Contre la *dysphagie*, les faibles injections de morphine (2 à 3 milligrammes) pourront réussir ; on se gardera de pratiquer le cathétérisme de l'œsophage, qui a parfois provoqué la rupture de la poche.

Toutes ces précautions prises, nous ne dirons pas que le médecin guérira à coup sûr ses malades. Il leur permettra de vivre des années, ce qui est quelque chose, et sans souffrance, ce qui vaut bien qu'on s'en occupe. D'ailleurs, la guérison complète n'est peut-être point impossible. Les moyens que nous venons d'énumérer permettront de l'obtenir avec le plus de certitude unie aux moindres risques.

CHAPITRE V

LES COMPLICATIONS ET LES FAUX CARDIAQUES

I. — La dyspepsie des cardiaques.

Il est dans le destin de certains cardiaques de souffrir de
dyspepsie à toutes les étapes de leur maladie.

Les troubles qu'ils présentent reconnaissent des types divers. Ce sont des accès gastralgiques avec sensation de tension douloureuse à l'épigastre après le repas ; plus souvent le
malade va bien à jeun ; sa langue est rouge et dépouillée ;
aussitôt qu'il a pris quelque aliment, il ressent des nausées,
une sensation de malaise très pénible. L'analyse du suc gastrique révèle tantôt de l'hyperchlorhydrie, tantôt une hypo-
chlorhydrie extrême ; de plus, la motricité stomacale est
considérablement diminuée.

Le traitement sera commandé par la suppression des causes
qui provoquent les troubles dyspeptiques. Celles-ci peuvent
être rangées dans les groupes suivants : 1º un retentissement dès le début de la maladie cardiaque sur les branches
du *plexus solaire* ; 2º la *stase sanguine* dans les parois de l'estomac et peut-être aussi dans les branches du plexus solaire ;
3º l'*emploi immodéré des préparations digitaliques*, de caféine ou de strophantus ; 4º la *dépression nerveuse* du sujet,
celle-ci constatable dans la plupart des affections chroniques,
mais plus angoissante encore dans les maladies du cœur ; 5º la
mauvaise dépuration urinaire qui agit de plusieurs manières ;

d'une façon générale en provoquant des rétentions uréiques qui produisent de l'anorexie et l'amaigrissement du sujet ; ou encore en réalisant les rétentions chlorurées qui seraient suivies du même effet. Mais à côté de l'intoxication générale, il convient encore de noter les lésions locales de la muqueuse et la dégénérescence des épithéliums glandulaires constatée dans les vieilles insuffisances rénales. Cette dernière série d'accidents est plus fréquente dans les néphrites interstitielles avec cœur rénal que dans les cardiopathies valvulaires ; 6° la *déchloruration alimentaire*, surtout chez les sujets qui usaient d'une alimentation très salée, risque d'amener une certaine langueur digestive, par manque de sapidité des aliments ; 7° l'existence d'*un cancer* surajouté.

1° *La dyspepsie initiale des cardiaques.* — Ce serait une erreur de croire que les troubles dyspeptiques des cardiaques ne se produisent que dans les désordres avancés, alors que le cœur a fléchi, que la dépuration urinaire est défectueuse, que de nombreuses drogues ont été prises sans modération. Dès le début de l'affection cardiaque, le sujet peut mal digérer.

Deux grandes maladies cardiaques se compliquent de troubles dyspeptiques, avant qu'aucun signe de fléchissement myocardique ne se constate : l'*insuffisance aortique* et le *rétrécissement mitral*. La palpitation et la dyspnée dont se plaignent les malades seront sans doute combattues par la digitaline à très faible dose (V gouttes de la solution à 1/1000 3 à 6 jours de temps), utile surtout dans le rétrécissement mitral. Pour réel qu'il soit, le soulagement maintes fois se montre insuffisant. Le malade demande davantage. C'est le traitement stomacal concurremment avec la médication digitalique qui lui vaudra sa remise complète sur pied.

Pourquoi ces troubles dyspeptiques si fréquents dans ces deux affections valvulaires et dès le début?

Il se produit un retentissement à distance ; est-ce par le reflux de l'ondée sanguine qui provoque un choc de la paroi vasculaire, dans l'insuffisance aortique ; est-ce par la disten•

sion de l'oreillette dans le rétrécissement mitral, ou simplement par l'intermédiaire des plexus periaortiques sur les branches du plexus solaire ?

Nous ne chercherons pas après Eppinger et Hess à démêler si les réactions se passent dans le domaine du vague, du sympathique et à assigner une individualité propre aux types cliniques réalisés par l'une ou l'autre de ces atteintes nerveuses. Ni l'anatomie qui nous apprend l'anastomose du pneumogastrique, avec le ganglion semi-lunaire, ni la physiologie, n'autorisent semblable distinction. Que des types cliniques se présentent sous des modalités différentes, à cela aucun doute. Mais rien ne prouve que cette diversité soit imputable à l'excitation de deux nerfs distincts.

En général les malades ne ressentent point de douleurs, ils ont plutôt des troubles de motilité caractérisés par de l'atonie et du clapotage stomacal, de la constipation et montrent deux signes éloignés : le refroidissement des extrémités et une insomnie toute spéciale, l'insomnie des dyspeptiques nerveux qui amène le réveil entre deux et quatre heures du matin; les malades ne se rendorment que très tard, quand on a sonné l'heure de se lever. Les cardiaques ont naturellement en plus des palpitations, des extrasystoles, de la dyspnée d'effort.

Quand ce cortège d'accidents se rencontre, le praticien peut en général conclure à une excitation du plexus solaire qui détermine des réactions vaso-motrices à distance et nécessite de ce fait et pour calmer son irritabilité, une médication sédative.

Le *bicarbonate de soude* associé à des poudres absorbantes, avec l'avantage de calmer sur le moment, offre l'inconvénient de prolonger les malaises. Il combine dans ses effets deux actions de valeur contraire : une action motrice, immédiate et favorable ; une action lointaine excitante et fâcheuse. Dans les cas d'excitation stomacale, la médication ne doit pas être entreprise.

Une seule médication convient, le bismuth à hautes doses, pendant une quinzaine, continué plus tard par le bismuth combiné à la magnésie seule, voire de petites quantités de belladone.

Le *sous-nitrate de bismuth* semble préférable au *carbonate de bismuth*, en raison de la sécrétion muqueuse plus abondante qu'il favorise sur les parois de la muqueuse stomacale. Cette sécrétion muqueuse est sédative ; pour l'obtenir, sans inconvénient, on aura soin de prescrire le sous-nitrate de bismuth du Codex de 1884, celui de 1908 étant préparé avec de l'acide azotique anhydre et provoquant parfois une sensation de brûlure assez vive au moment de son ingestion : 8 à 10 grammes de sous-nitrate de bismuth à jeun dans un verre d'eau chaude ; premier déjeuner une demi-heure après.

A côté du bismuth, signalons le *kaolin* qui offre l'avantage d'être peu onéreux. Bismuth et kaolin peuvent être combinés. Soit :

```
Kaolin ............................  7 gr.50
Sous-nitrate de bismuth, Codex 1884 ..  2 grammes.
Magn. calc.........................  0 gr. 50
```

Pour 1 paquet.

L'adjonction de magnésie sert à combattre la constipation possible. Si la constipation résiste, elle sera réduite par des laxatifs non irritants, les *graines de psyllium*, par exemple, une cuillerée à soupe dans un verre d'eau, ou encore le bismuth associé à la *magnésie* par parties égales : une cuillerée à dessert au coucher.

Au bout d'une quinzaine, le bismuth à jeun sera remplacé par les paquets suivants de *magnésie* et de *bismuth* à faibles doses (0 gr. 50 de chaque avec 2 gr. de sucre) ; à prendre à jeun et au coucher.

Elever la dose de magnésie à 1 gramme, 1 gr. 50 si la constipation persiste.

Continuer de longs mois.

Nous n'insistons point sur le régime alimentaire approprié. Peu de pain, point de fritures, de pâtisseries, un verre d'eau aux repas, un verre d'eau chaude sucrée après. Manger lentement. Un seul point arrêtera notre attention : l'inconvénient des grosses viandes. Ces malades supporteront en général mal le veau, le bœuf, le mouton, le porc (sauf le maigre de jambon), dont l'excitation est trop vive sur la muqueuse stomacale. Des viandes molles, poisson maigre cuit au court-bouillon ou sauté au beurre, le blanc de volaille rôtie, tête de veau, pieds de veau bouillis et additionnés de beurre frais et de jus de citron — passeront infiniment mieux et sans laisser de pesauteurs après eux.

Parmi les médicaments de second plan, il en est un qui se place immédiatement derrière le bismuth : la *belladone*. Nous l'associons, en cas de légères manifestations douloureuses aux paquets précédents — aux doses de 0 gr. 01 à 0 gr. 02 de poudre, à continuer 3 semaines à un mois. On peut encore prescrire la teinture de belladone : V à X gouttes avant le repas de midi et du soir, dans une cuillerée d'eau ou encore la solution suivante :

> Sulfate d'atropine .... 0 gr. 002
> Eau distillée......................... 100 grammes.

De 1 à 2 cuillerées à café (1/10 à 2/10 de milligr. avant le repas de midi et du soir).

La *valériane* et la *teinture de cratægus* peuvent être ordonnées le soir en cas d'insomnie.

M. Loeper a obtenu avec M. Mougeot de bons effets de l'*ésérine* ; mais il se hâte d'ajouter que c'est « un produit peu stable, d'un maniement délicat et parfois dangereux ». Nous nous garderons donc de le recommander.

Si tous ces moyens ne réussissent pas et que les troubles palpitants persistent du côté du cœur, le système des petits repas amènera une sédation rapide. L'insuffisance aortique s'en trouvera surtout bien.

Des applications chaudes sur la région épigastrique après les repas, des douches tièdes, une saison à Bourbon-Lancy ou à Royat compléteront heureusement la médication. Elle guérira des sujets qui, mettant à tort leurs troubles sur le compte de l'affection cardiaque, tombaient dans la tristesse et se croyaient irrémédiablement perdus.

2° *La dyspepsie par stase sanguine.* — La médication contre les troubles dyspeptiques eux-mêmes sera concurremment instituée. La *stase sanguine* sera combattue par la médication digitalique. En cas d'intolérance digitalique par la voie stomacale, le remède sera prescrit par la voie hypodermique (huile digitalique 1/10 milligr., intrait de digitale, 1 centigr., digifoline, 10 centigr., correspondant à 1/10 de milligr. de digitaline).

Dans l'intervalle des jours de digitaline, peuvent être prescrits les autres toniques cardiaques : *extrait de strophantus* (1 à 2 milligrammes) ; *strophantine* (1/10 de milligramme) ; *ouabaïne* (1/4 de milligr.) ; *sulfate de spartéine* (0,02 à 0,05). La *théobromine* pourra être ordonnée aux doses de 0 gr. 50 deux fois par jour. Si la diurèse constatée lors des périodes digitaliques se tenait au-dessous de la normale (moins de 600 à 700 grammes), on ferait bien de ne pas attendre les périodes intercalaires et d'ordonner la théobromine en même temps que la digitaline.

D'autres moyens — hygiéniques ceux-là — aident à combattre la stase sanguine. C'est d'abord le *repos* (et surtout le repos au lit), qui est le meilleur des toniques cardiaques.

L'*alimentation* sera réglée d'une façon sévère ; régime lacto-végétarien avec peu de légumes, œufs brouillés, poissons maigres à midi. Le pain est souvent mal toléré ; nous le remplaçons volontiers par des pommes de terre bouillies. Tous les aliments sont très peu salés (4 à 6 grammes de sel dans les 24 heures).Si le malade ne souffre pas de l'estomac, on pourra en plus lui permettre un peu de vin non acide (vin de Bordeaux), dans son eau des repas : 100 à 150 grammes par jour ou une cuillerée à bouche de cognac par verre d'eau.

Le malade mangera lentement, laissera un intervalle de cinq minutes entre ses plats, se renversera après les repas sur un fauteuil, où il restera immobile 3/4 d'heure.

3° *La dyspepsie par dépression nerveuse.* — La *dépression nerveuse*, souvent indépendante des rétentions chlorurées ou uréiques, se superpose à toutes les formes de dyspepsie et à toutes les périodes de la maladie cardiaque. Outre les préparations bismuthées ou kaolinées, le traitement psychique garde sa haute importance. Il faut rassurer le malade, le convaincre de sa guérison, d'autant plus que l'espoir d'une amélioration est souvent réalisé. Les états hyposystoliques s'améliorent souvent et guérissent même, si le malade qui était gros perd de l'embonpoint. La diminution du poids du sujet facilite le travail du cœur et lui permet de remplir ses fonctions alors qu'à la période d'embonpoint il ne suffisait pas à sa tâche.

La dépression nerveuse sera combattue par les injections hypodermiques : *glycérophosphate de soude* (0 gr. 10), ou plutôt *sulfate de strychnine* (ampoules stérilisées de 1 milligramme).

4° *La dyspepsie par abus médicamenteux et autres causes.* — Les *médications cardiaques* seront surveillées. Nous avons déjà parlé de la digitaline. L'ingestion prolongé de la caféine donne lieu également à des troubles : insomnie, agitation, trémulation ; la strophantine produit de l'amaigrissement, de la diarrhée, de l'albuminurie, des phénomènes nerveux. Le praticien surveillera l'emploi de ces remèdes ; comme nous l'avons dit, il nous semble préférable de n'y recourir que par intervalles peu prolongés.

5° Quant à la *mauvaise dépuration urinaire*, ses effets seront atténués, outre l'emploi des cardio-toniques, de la théobromine, par l'institution du régime alimentaire. On donnera peu de sel pour éviter les rétentions chlorurées, très peu de viande ou pas du tout, pour éviter des rétentions uréiques. Les rétentions chlorurées et uréiques amènent, en effet, un état de dépression générale du sujet qui exagère l'intensité des troubles digestifs. Le régime hydrique poursuivi 3 à 6 jours sera souvent suivi des meilleurs résultats.

6° Quant à la *déchloruration alimentaire*, il est aisé de remédier à ses inconvénients. Les malades en état d'hyposystolie ou d'asystolie doivent prendre peu de sel ; mais la quantité de 4 grammes à 6 grammes (moitié de la quantité habituelle) suffit à entretenir la bonne nutrition des tissus.

Si les malades sont œdématiés, une déchloruration complète poursuivie pendant 15 jours à 3 semaines précédera la reprise de ces quantités modérées de sel. Le poivre, moutarde et autres condiments, ne valent rien. Ils irritent, déterminent des sensations de brûlures, ne font pas mieux digérer.

7° A côté de ces causes diverses, il convient d'en ranger une autre, pas si exceptionnelle qu'il paraît, et dont le praticien doit tenir compte s'il veut éviter une fâcheuse erreur de pronostic : le *cancer* du tube digestif chez les cardiaques. Dans l'espèce un écueil habituel est à redouter ; voir un cancer où il n'est pas. Certains cardio-rénaux à l'appétit absent, au teint pâle, simulent parfois un cancer stomacal. Que le médecin ne se hâte pas de conclure que tout est perdu. Un régime approprié peut remettre le malade en état et il est plutôt désagréable de s'entendre dire, en voyant passer un gaillard qui paraît se porter à merveille : « Tiens, voilà le condamné à mort de ce bon docteur. »

Certains cardio-rénaux sont atteints de *crises diarrhéiques* qui se prolongent parfois pendant des semaines. Ces diarrhées ne seront point arrêtées brusquement, car elles servent

d'agent d'élimination supplémentaire. Le rein fonctionne
mal, l'intestin le remplace. Néanmoins si les selles sont trop
abondantes (plus de 2 au 3 dans les 24 heures) il convient
d'en réduire le nombre. On supprimera le lait qui sera remplacé par des pâtes et des purées épaisses au bouillon de légumes. Si la suppression du lait ne suffit pas, on prescrira la
médication acide, X à XX gouttes d'acide chlorhydrique
avant les repas dans un demi-verre d'eau ou une cuillerée
à soupe avant les repas dans un demi-verre d'eau de suc
gastrique naturel (dyspeptine, suc gastrique de porc).

Par contre, ne laissons pas passer inaperçue la complication d'un cancer. Vous promettez un mieux que semble autoriser l'amélioration du cœur et cependant les digestions vont
de plus en plus mal. Et cela traine des mois et des mois.

En pratique, et à supposer qu'aucun signe objectif ne révèle la présence d'une tumeur, quelle sera la conduite du
médecin ? Tout d'abord, ordonner la médication causale, relever le cœur, favoriser la diurèse, prescrire le régime lacto-
hydrique et le repos au lit si le cœur fléchit ou que les reins
fonctionnent mal ; supprimer les cardio-toniques si ces derniers ont été prescrits à trop hautes doses et un peuà tort et
à travers, alors qu'aucune indication ne réclamait leur emploi
Supprimer la déchloruration, ajouter du sel si, les œdèmes
ayant disparu, l'inappétence persiste. Remonter le moral
comme dans certaines insuffisances aortiques bien compensées
où le sujet désolé attribue au cœur des accidents imputables
à son affaiblissement nerveux.

En général, troubles cardiaques et dyspeptiques seront traités en même temps ; mais ici une double éventualité se fait
jour, ou le cœur est résistant ou il a fléchi. Dans la première
conjoncture, rien à faire. On soigne les cancers par les moyens
habituels, sans se préoccuper du cœur qui va bien.

Si le cœur présente des signes d'insuffisances traiter ceux-ci
par la diététique et les moyens habituels.

Maintes fois le cœur s'améliore, sous l'effet du repos forcé auquel l'affaiblissement soumet les cancéreux. D'autres fois, l'ulcération néoplasique introduisant des agents infectieux dans la circulation, on peut constater des signes d'une endocardite végétante, cette dernière complication étant plus rare.

La *digitaline,* si le cœur est insuffisant, pourra être ordonnée, alors même que la fibre myocardique a recouvré toute sa vigueur et à titre préventif : soit 1/10 de milligramme 3 à 4 jours de suite. Si la digitaline est mal supportée, ce qui arrive quelquefois, employer les solutions injectables par voie hypodermique (huile digitalique 1/10 de milligramme ou telle autre spécialité).

II. — Complications hépatiques.

Il existe de simples congestions du foie d'origine cardiaque; elles sont connues et ne prêtent guère à difficulté thérapeutique. Comme nous l'avons dit en 1903 (1) le gros foie cardiaque, celui qui déborde de plusieurs travers de doigt le rebord costal, constitue une sorte de défense, une soupape de sûreté qui débarrasse le système veineux et le cœur droit d'un excès de liquide. Le pronostic des cardiaques asystoliques à gros foie est plus favorable que celui des cardiaques dont le fléchissement du myocarde ne réagit que faiblement sur l'organe hépatique.

Citons en passant la *cirrhose cardio-tuberculeuse,* maladie bien dégagée par Hutinel, qui se rencontre chez les enfants et surtout dans la symphyse du péricarde d'origine tuberculeuse. Les sujets sont malingres, ils sont de la cyanose des lèvres, de la tachycardie, un gros foie, une grosse rate. L'ascite et l'œdème des membres inférieurs font suite. Dans cette forme encore, les très gros foies sont plutôt d'un pronostic favorable et reculent à une date plus tardive l'échéance

---

1. Ch. Fiessinger, Soc. Méd. et Chirurg. prat., 22 octobre 1903.

fatale. A la cirrhose cardio-tuberculeuse nous adjoindrons les cirrhoses hypertrophiques, souvent de nature tuberculeuse (Jousset) et qui peuvent parfois coexister chez les cardiaques.

Il nous reste à étudier deux sortes d'altérations hépatiques d'origine cardiaque dont l'une est exceptionnelle : la cirrhose atrophique et l'autre beaucoup plus répandue, la cirrhose hypertrophique. Disons tout de suite que ce terme de cirrhose n'est employé que dans une signification clinique et n'a point la prétention de préjuger d'une altération anatomique nettement spécifiée.

I. *Cirrhose cardiaque atrophique.* — Nous voulons bien croire que la cirrhose cardiaque atrophique existe ; les classiques la décrivent sous forme de foie scléreux, granuleux, atrophié. Nous ne l'avons jamais rencontrée. Une cause différente de l'élément cardiaque nous semble en jeu dans les lésions semblables ; alcoolisme, syphilis, intoxications ou infections diverses. M. Letulle, en montrant la grande fréquence de la syphilis à la racine de la cirrhose atrophique (1) a renfoncé la valeur de cette opinion.

La cirrhose cardiaque hypertrophique, au contraire, répond à la réalité des faits ; elle semble, cliniquement du moins faire suite à la congestion du foie et sans doute est favorisée par l'existence de l'alcoolisme ou de la syphilis, voire de la tuberculose, mais existe fréquemment seule et indépendamment de toute autre toxi-infectieuse.

II. *La cirrhose cardiaque hypertrophique* se révèle sous une double forme ; sans ictère ou avec ictère. L'ascite existe dans les deux cas plus ou moins abondante, le foie déborde de plusieurs travers de doigt les fausses côtes ; il est dur, résistant, ou légèrement mamelonné. Toutes les lésions cardiaques peuvent donner lieu à de la cirrhose hypertrophique : les

1. Letulle, Acad. de Méd., 25 juin 1918.

lésions valvulaires, myocardiques, cardio-rénales, parfois seulement un cœur gras.

La guérison peut être complète, l'ascite disparaît, le foie reste volumineux, dur, lisse ou légèrement bosselé, mais ne gêne point la vie habituelle du sujet qui à condition de suivre une diététique sévère peut se remettre pour de longues années. Le pronostic lointain, si le traitement est bien établi, semble surtout et plus tenir à l'état général et à l'alcoolisme antérieur qu'à l'état cardiaque lui-même.

1° *Cirrhose hypertrophique sans ictère.* — Un malade a de l'ascite et une lésion cardiaque avec insuffisance des cavités droites. La lésion cardiaque peut passer inaperçue comme il est advenu chez un malade sujet jadis à des excès de boissons et atteint d'une lésion mitrale avec souffle systolique à la pointe. Soumis au régime des hépatiques, il avait déjà subi 10 ponctions et 103 litres avait été évacués. En décembre 1917, nous instituâmes la cure de réduction (400 gr. de lait et 400 gr. d'eau) et pendant dix jours puis 600, 800 grammes, 1 litre, 1 litre 1/2 de lait avec traitement digitalique par injections sous-cutanées et théobromine, et repos absolu au lit. En deux mois l'ascite avait totalement disparu et la guérison était complète ; le foie seul débordait encore de trois travers de doigt. Rechute à la suite d'écarts de régime, dix-huit mois plus tard.

Avec le Dr Thuvien, de Neuilly-sur-Seine, nous avons plus récemment eu un succès aussi définitif. Il s'agissait d'une dame avec rétrécissement mitral, gros foie, ascite assez abondante (6 litres de liquide). Avant de procéder à la paracentèse qui semblait indispensable, on institua le régime de réduction des liquides (300 gr. d'eau et de lait pendant une huitaine, puis augmenter progressivement la quantité de lait). La digitaline était ordonnée aux doses de 5 gouttes, 10 à 12 jours, interrompue 3 jours, reprise 10 jours, deux cachets de théobromine. L'ascite s'était complètement dissipée en deux mois, toute dyspnée a disparu et la malade s'en va dans le centre où elle suit un régime lacto-végétarien, avec 1.200 grammes de lait par jour. Chez un cardio-rénal vu avec le Dr Decreton (de Paris), l'amélioration a affecté une marche plus rapide et l'ascite s'est résorbée en une quinzaine de jours.

Quand la réduction des liquides n'est point ordonnée d'une manière féroce et que le sujet manque de persévérance, ou encore lorsqu'il a été atteint de syphilis ou qu'il a trop bu, l'issue fatale se produit parfois à la longue. Un malade d'Abbeville que nous traitions avec le Dr Vasseur, âgé de 43 ans, est un obèse et un mitral. Il est très petit, pèse 103 kilos, a, de plus, eu de la syphilis à 19 ans, et s'est livré à de nombreux excès de boisson. Le 28 mai 1907, la dyspnée existait déjà depuis sept ans et les cavités droites étaient dilatées ; on entend du souffle systolique mitral ; le foie, très gros, mesurait 21 centimètres sur la ligne mamelonnaire. Sous l'influence du traitement, un mieux considérable se produisit; le poids, dans l'intervalle de quelques années, descendit à 65 kilos, le foie se rétrécit à une dimension de 14 centimètres, la dyspnée disparut. De 1908 à 1910 l'état resta satisfaisant ; puis, à la suite d'une saison à Royat, et peut-être de quelques écarts de régime, le cœur fléchit à nouveau, des râles humides envahirent les bases, l'albumine parut et aussi l'ascite. Le malade était loin ; il subit une première ponction, puis des ponctions espacées d'environ deux mois chacune. Après chacune d'elles, le foie était trouvé dur et dépassant les fausses côtes de 4 travers de doigt. Il succomba en 1912, à la suite d'une vingtaine de ponctions

Le régime de la réduction lacto-hydrique et la digitaline n'amenèrent jamais qu'une amélioration passagère. Le Wassermann étant négatif, un traitement mercuriel n'avait point été institué, d'autant que l'alcoolisme joint à l'état cardiaque suffisait à expliquer l'ensemble des accidents.

2° *La cirrhose hypertrophique avec ictère* semble réserver un pronostic plus sombre. Nous avons vu la cirrhose hypertrophique sans ictère se terminer par la guérison. Ici, de grosses améliorations se dessinent, puis à l'occasion d'une légère infection (grippe), d'un écart de régime, des rechutes se montrent. Le teint, qui s'était éclairci, redevient jaune ; l'ascite, qui s'était résorbée, se reproduit.

De pareils sujets peuvent n'être ni syphilitiques, ni alcooliques, ni tuberculeux. Une femme âgée de 45 ans, atteinte d'une lésion valvulaire (rétrécissement mitral) a toujours été très sobre et bien portante ; elle n'a point fait de fausse couche, a deux grands fils, solides gaillards. Ventre météorisé en 1916, le foie déborde de 3 travers de doigt, ictère prononcé des téguments, urines foncées, violentes hémorragies nasales qui firent mander d'urgence un interne de la Maternité Baudelocque, vis-à-vis laquelle la malade demeurait. Des débuts d'ascite s'organisent que, pendant deux ans, la malade fait disparaître, en se soumettant au régime hydro-lacté pendant plusieurs jours. En plus, digitaline = 5 gouttes, six jours ; interrompre quatre jours. Calomel 0,03 dans l'intervalle. En 1917, la guérison semblait en bonne voie et l'ictère s'était effacé quand survint une grippe avec température à 39° durant trois jours. Le foie devint sensible, l'ictère reparut, l'ascite gonfla le ventre et si elle diminuait encore avec le régime, ne se résorbait pas complètement.

En 1920, des ponctions devinrent nécessaires (thoracentèse, paracentèse) et la malade s'éteignit peu à peu.

Le *traitement* des cirrhoses cardiaques est celui de toutes les dilatations du cœur droit, puisque le foie ne devient malade qu'à la suite de la stase veineuse, produite par cette dilatation. C'est donc la médication familière à nos lecteurs, d'après les méthodes de traitement dont nous avons parlé.

Il peut toutefois se faire que la digitaline agisse mal par voie stomacale : quand le foie est malade, cela arrive ; aussi sera-t-on mieux avisé d'employer le remède par voie hypodermique : 1/10 de milligramme d'huile digitalique, dix jours, interrompre trois jours ; ou bien intrait de digitale 0 gr. 01 ou digitoline 0 gr.10, à employer de même. Ces deux dernières doses médicamenteuses correspondant environ à 1/10 de milligramme de digitaline.

Il est toutefois un détail de diététique plus spécialement applicable aux cirrhoses cardiaques. Il faut au malade des régimes de réduction féroces ; 600 à 800 grammes de liquide au maximum dans les vingt-quatre heures, soit 300 à 400 grammes de lait, mêlés de quantités équivalentes d'eau. Pendant dix à douze jours ce chiffre ne sera pas augmenté, puis on montera à 600, 800 grammes de lait, en tâtonnant et en mesurant chaque jour la circonférence du ventre, au niveau ou à une distance marquée au-dessous de l'ombilic. La diminution progressive du périmètre abdominal indique qu'on est dans la bonne voie. Si ce périmètre augmente, supprimer l'alimentation, si elle avait été reprise, et réduire les boissons, si celles-ci avaient été augmentées. Au bout de quinze à vingt jours, 1 litre 1/2 de lait sera d'ordinaire toléré ; au bout de vingt-cinq à quarante jours, on ajoutera un, puis deux potages légers au lait.

Le calomel semble réussir assez bien : on le prescrira dans les intervalles digitaliques aux doses de 0 gr.03 à 0 gr.05 chaque matin.

Les diurétiques habituels n'agissent point ; l'opothérapie hépatique pourrait être utilisée sous forme d'ampoules d'extrait hépatique : une injection hypodermique dix jours sur dix. Les purgatifs fatiguent ; les cardiotoniques autres que la digitaline ou l'ouabaïne agissent très imparfaitement.

Si le malade a été syphilitique, le traitement ne pourra être entrepris qu'avec la plus grande circonspection et après plusieurs semaines du régime que nous venons de formuler.

'', — Les bronchites des cardiaques.

La congestion œdémateuse est le type le plus fréquent : le poumon est avec le foie l'organe qui se laisse envahir le plus aisément par la stase veineuse ; 'e foie se congestionne et des râles humides envahissent les deux bases des poumons.

Après la congestion œdémateuse vient l'œdème aigu du poumon, lié au fléchissement du ventricule gauche, chez les rénaux hypertendus, chez les aortiques, dans certaines myocardites, plus rarement dans les maladies infectieuses (grippe, pneumonie).

Des inflammations aigues ou chroniques surviennent asse souvent et viennent prolonger indéfiniment ou compliquer le tableau morbide.

1° *Congestion œdémateuse.* — Le traitement est celui de l'insuffisance myocardique : repos au lit, *digitaline* à 1/10 de milligramme tous les jours, *théobromine* (2 cachets de 50 centigrammes), *régime hydro-lacté* de réduction. En plus, si la congestion est forte, qu'elle s'accompagne de crachats sanglants, voire d'hémoptysie, *ventouses sèches* ou *ventouses scarifiées.* Il peut se faire qu'une bronchite simple soit prise pour une congestion œdémateuse. Il s'agit, dans l'espèce, de sujets âgés, souvent obèses. Un souffle systolique de l'aorte est entendu ; on attribue au cœur l'état du poumon. Un examen attentif permettra de séparer les deux symptômes qui ne sont unis par aucun lien direct.

2° *Œdème aigu du poumon.* — L'émission sanguine ici sera pratiquée d'urgence ; une inondation séreuse a envahi le poumon dans toute sa hauteur. Les accidents se précipitent. Il faut l'émission sanguine immédiate et abondante : *une saignée* de 300 grammes environ. En même temps, la déplétion veineuse étant opérée, le praticien ramènera la tonicité du ventricule gauche par une injection intra-musculaire *d'ouabaïne* (1/4 milligr.) ou de *strophantine* (1/10 de milligr). La *morphine* (en injection hypodermique, aux doses de un à deux milligrammes est un adjuvant précieux si des douleurs angineuses coexistent). Régime *hydrique ou hydro-lacté* très réduit (400 gr. de lait et 400 gr. d'eau).

Quarante-huit heures après, s'il existe de l'arythmie ou du galop cardiaque, recourir à la *théobromine*: 2 cachets de 50 centigrammes, et à la *digitaline* (1/10 de milligr.) suivant notre méthode habituelle (1/10 de milligr. 10 jours. Interrompre 2 à 3 jours. Reprendre 10 jours. Repos au lit et régime hydro-lacté (6 à 10 jours), suivi d'un régime lacto-végétarien hypochloruré).

3° *Inflammations chroniques.* — Tout cardiaque a tendance à présenter des phénomènes inflammatoires du côté du poumon et des bandes de sclérose interstitielles envahissent peu à peu le parenchyme. HUCHARD (1) a bien décrit ces formes, où il se produit peu à peu des foyers de pneumonie interstitielle et chronique avec une respiration soufflante et une légère submatité accompagnant les bouffées de râles humides. Le praticien, en présence de ces formes, devra toujours songer à la possibilité de la tuberculose ou de la syphilis ; parfois, de simples infections non spécifiques peuvent être en jeu. Si le sujet, cardio-rénial, fait de la tuberculose, sa tension, élevée auparavant, baisse fortement. Un malade, âgé de 60 ans, que nous avons jadis vu en ville avec M. L. RÉNON, avait 25 de tension maxima et des urines albumineuses ; il devient tuberculeux ; sa tension tombe à 16.

Comme traitement, *digitaline cristallisée* à faibles doses : 5 gouttes de la solution alcool à 1/1000, pendant 3 à 10 jours, suivant l'état cardiaque, avec interruption consécutive de 3 à 4 jours, *théobromine* : 2 cachets de 50 centigrammes, 5 jours sur 10.

L'existence d'une syphilis antérieure ou de la tuberculose, réclameront un traitement approprié. Le *mercure* est mieux supporté que l'iodure et les arsenicaux. L'iodure risque d'aggraver l'état bronchique. Quant aux *basalmiques* (goudron, térébenthine), ils possèdent une action irritante sur le rein qui les interdit chez les rénaux. Des *ventouses scarifiées* seront

____

1. Huchard, *Traité des maladies du cœur et de l'aorte*, t. I, p. 420.

appliquées, au nombre de 4 à 6 tous les 10 jours ; à titre de médicament interne, la *poudre de Dower*, renfermant à la fois de l'opium et de l'ipéca, soulagera d'ordinaire (cachets de 15 centig., 2 à 3 par jour).

Dans la tuberculose, les *arsenicaux* (cacodylate, arséniate de soude), seront bien tolérés et empêcheront l'affaiblissement du sujet.

Nous avons insisté à ce sujet sur une confusion fréquemment commise. Le sujet crache le sang ; il est soigné comme tuberculeux. En fait, il est atteint d'un rétrécissement mitral méconnu. Le repos au lit et de petites doses de digitaline auront vite fait de remettre les choses en état. Ajoutons, à la décharge de cette erreur que le rétrécissement mitral et la tuberculose pulmonaire sont associés plus souvent qu'il n'est dit. L'analyse des crachats lèvera les doutes.

4° *Inflammations aiguës.* — Celles-ci sont dépendantes de l'état cardiaque : infarctus du poumon ; ou indépendantes : bronchites ou broncho-pneumonies diverses :

1° L'*infarctus du poumon* fait suite à une embolie chez les cardiaques. Trois symptômes en révèlent l'apparition : le point de côté, la dyspnée violente, l'expectoration sanglante.

Le degré de sa gravité est lié à la nature de la maladie causale. Dans le rétrécissement mitral, la complication est moins grave que chez les cardio-rénaux. Les hautes températures peuvent être bien supportées par le premier et elles s'élèvent très haut dans les broncho-pneumonies consécutives à l'embolie : 40° à 41°. Un cardio-rénal à myocarde défaillant résiste moins bien qu'un rétréci mitral dont la musculature cardiaque est d'ordinaire moins touchée.

Comme pour la forme précédente, le traitement sera à la fois cardiaque et pulmonaire : cardiaque, c'est-à-dire médication par la *digitaline* à faibles doses (1/10 de milligr.) et la *théobromine*. La digitaline à ces doses minimes ne risque point de détacher un nouveau caillot du cœur, d'autant que le repos au lit et le régime lacto-hydrique seront rigoureusement maintenus. Ne point prescrire de digitaline est s'exposer à un danger plus grand ; car l'abstention du remède risquerait de maintenir le cœur dilaté et de permettre la formation de nouveaux caillots.

Le traitement pulmonaire consistera à calmer le point de côté : 6 *ventouses scarifiées* sur le thorax et si nécessaire, une *injection de morphine* : 2 à 3 milligrammes. Mais pas de dose plus élevée, crainte d'augmenter le fléchissement myocardique. Les *inhalations d'oxygène*, les *injections d'oxygène* rendent vraiment bien peu de services et puis l'inhalation, si le malade est condamné à aspirer l'oxygène du ballon, est bien fatigante et l'injection d'oxygène trop compliquée en regard du résultat obtenu. Contre l'hémoptysie, pas d'*ipéca*, pas d'*émétine*, cette dernière déprimante même aux doses de 0 gr.02, chez un sujet qui a besoin de toutes ses forces. La *morphine* (2 milligr.) est encore le même moyen à opposer au crachement de sang, ainsi que les ventouses sèches ou scarifiées. Les *enveloppements chauds* du thorax compriment et sont mal supportés ; seront par contre acceptés aisément les *enveloppements ouatés secs*, recouverts de taffetas gommé; à renouveler matin et soir. Des injections d'*huile camphrée* (1/10),de *saccharose* (0,20 par cmc.),de *caféine* (0 gr. 10) maintiendront la résistance de l'organisme. A l'intérieur : lait (1 litre environ) avec une quantité égale de tisanes (tilleul, mauve, etc.), auxquelles seront ajoutées 3 à 4 cuillerées à soupe de vieille eau-de-vie par jour. L'*adrénaline* sera ordonnée à l'intérieur (X gouttes de la solution à 1/1000, 2 à 3 fois par jour) ; les potions à l'*acétate d'ammoniaque*, à la *liqueur ammoniacale anisée* seront couramment prescrites, le médecin se souvenant toutefois que l'état du cœur règle bien plus la sévérité du pronostic que la complication survenue du poumon.

2º Des *bronchites, pneumonies, broncho-pneumonies* se produisent assez souvent. Respirant avec peine, les sujets ouvrent les fenêtres, se garantissent mal du froid : même traitement que précédemment : 6 *ventouses scarifiées* le premier jour sur le thorax.

Digitaline : V gouttes de la solution à 1/1000 tous les matins, X gouttes d'*adrénaline* 3 fois par jour, injections intra-musculaires de *ferments métalliques* (10 cmc.) 2 à 3 jours de suite, à partir du quatrième jour et si la fièvre persiste.

Ajoutons que la broncho-pneumonie offre assez souvent un caractère hémorragique, ce qui peut rendre le diagnostic délicat d'avec l'infarctus. Comme précédemment, l'énergie du myocarde fixera la variabilité du pronostic. Les valvulaires résisteront mieux que les cardio-rénaux. L'insuffisance mitrale résistera mieux que le rétrécissement mitral. Une insuffisance aortique bien compensée guérira également.

IV. — L'asthme cardiaque.

Que même chez les sujets atteints de maladie du cœur, l'émotivité joue un grand rôle sur la production des accès d'asthme, aucun doute sur cette influence. Lors des bombardements de Paris par les Gothas, nous avons vu deux mitrales qui jusque-là avaient fait des défaillances myocardiques simples, être atteintes subitement d'accès d'asthme que rien ne différenciait de l'asthme nerveux.

D'autre fois, c'est le régime alimentaire qui est en jeu. La *dyspnée toxi-alimentaire* de HUCHARD n'est pas un mythe et M. LAUBRY lui-même admet son existence. Il se produit chez certains malades, une sensibilité progressive à certaines substances protéïques. L'introduction de celles-ci, même à doses minimes, suffit à déclencher la crise.

D'autre fois l'estomac, le foie, les reins sont en jeu. Au médecin de dépister l'élément causal qui sur une affection cardiaque plus ou moins latente, a tout à coup déchaîné cet orage.

Pratiquement on peut distinguer trois sortes d'asthme cardiaque : 1º celui où l'élément cardiaque est prédominant ;

2º celui où l'élément rénal joue le premier rôle ; 3º celui où le rein et le cœur semblent peu touchés.

1º *Asthme avec élément cardiaque prédominant.* — Repos au lit avec régime lacto-hydrique de réduction. *Digitaline* à faibles doses (V gou.!.es de la solution crist. à 1/1000 dix jours). Suspendre deux à trois jours. Reprendre dix jours. Ainsi de suite. En cas de dyspnée intense, donner V gouttes de digitaline matin et soir pendant trois à quatre jours et V gouttes seulement les six matins suivants). En plus et pendant un mois 2 cachets de 0 gr. 50 de *théobromine* par jour.

2º *Asthme avec élément rénal prédominant.* — Emission sanguine de 300 grammes. Régime hydrique (1 litre de liquide), puis lacto-hydrique. *Théobromine* comme avant. *Digitaline* en cas de galop cardiaque comme précédemment. Il est à noter que certaines crises ɥ'œdème aigu du poumon peuvent revêtir l'aspect de l'asthme cardiaque. Des types de passage relient entre eux les deux espèces morbides. Après la première huitaine, régime lacto-végétarien déchloruré ou hypochloruré.

3º *Asthme où le rein et le cœur semblent peu touchés.* — Le praticien interrogera surtout le système nerveux et le tube digestif. Il insistera toujours sur le régime lacto-végétarien pour éviter l'intoxication par des substances protéiques. La *digitaline* sera réduite de durée : V gouttes par exemple trois jours de suite par semaine. Si le tube digestif fonctionne mal : des poudres *magnéso-bismuthées* seront prescrites en cas d'hypersthénie gastrique. Les solutions *bicarbonato-sodiques* conviennent plutôt aux formes atoniques avec inappétence et aux cas où le foie reste congestionné, en dépit du retour de l'intégrité cardiaque. Le soir pourront être prescrites les pillules de *belladone*.

Extrait de belladone	0 gr. 01
— théb.........................	0 gr. 005

Pour une pilule.

Si le système nerveux est en jeu et que le tube digestif fonctionne bien, la *belladone* reste encore le médicament de choix, associé ou non à d'autres sédatif nervins.

Teinture de belladone..................)
    —   de cratœgus; ....) 10 grammes.
XV à XX gouttes avant les repas et au coucher.

Contre la crise elle-même, une piqûre *d'adrénaline* ou *d'évalmine*. Mais toujours surveiller de près le cœur et les reins.

V. — La pleurésie des cardiaques.

La pleurésie avec épanchement se rencontre surtout du côté droit ; l'épanchement collecté entre la base du poumon droit et le diaphragme est plus abondant qu'on ne s'imagine. La matité de la base peut n'occuper qu'une matité de un à deux travers de doigt et cependant chez un malade que nous avons vu en ville avec le Dr Pelisse plusieurs choracentèses ont dû être pratiquées qui ramenaient chaque fois 1 litre 1/2 à 2 litres de liquide. L'insignifiante matité extérieure fait aisément illusion. Le médecin croit avoir affaire à un foie cardiaque : en réalité le foie est abaissé par l'épanchement pleural susjacent. Rien de grave d'habitude dans cette complication qui résulte fréquemment d'une congestion des bases. Lorsqu'un infarctus est en jeu ou une broncho-pneumonie, la gravité devient naturellement plus grande. Une ponction avec évacuation du liquide soulage d'ordinaire ; les systoles cardiaques reprennent leur amplitude, la diurèse reparaît. La gravité de la pleurésie est subordonnée à celle de l'état cardiaque causal.

L'hydrothorax des asystoliques est le plus souvent bilatéral, ce qui le distingue de la pleurésie; plus prononcé à droite parce que les cardiaques s'y couchent plus aisément que du côté gauche. Si le régime de réduction avec digitaline et théobromine ne réussit pas à provoquer la diurèse, mieux vaut, vers le troisième ou quatrième jour, pratiquer une ponction du côté le plus malade. Rien à craindre : les syncopes, avec la précaution préliminaire d'une injection d'huile camphrée, ne se produisent pas et le sujet urine, une fois l'épanchement évacué.

VI. — L'Insomnie.

Si les malades se plaignent de ne pas digérer, un autre symptôme les fatigue encore davantage, c'est l'insomnie. Rien de pénible comme la nuit des cardiaques : assis dans un fauteuil, ils ne peuvent fermer l'œil. Aussitôt qu'ils s'assoupissent, l'oppression les réveille en sursaut.

Pour dormir, il faut calmer l'oppression. Celle-ci reconnaît deux causes principales :

1° L'insuffisance du rein qui produit la rétention des déchets de nutrition ;

2° La dilatation du cœur.

Il faut ouvrir la voie rénale par le régime hydrique, hydro-lacté, puis lacté, aidé de la théobromine et tonifier le cœur avec la digitaline. Repos absolu au lit.

L'association, quand elle est nécessaire, de cette double médication, réalise des prodiges. En 24 heures, souvent, l'oppression a disparu, surtout si les premiers jours le malade ne boit pas trop de liquides et se soumet au régime hydrique suivi du régime lacto-hydrique (un verre à bordeaux toutes les heures d'un mélange d'eau et de lait), 10 à 11 verres à bordeaux dans les 24 heures.

Parfois, l'insomnie n'est pas liée à l'oppression elle-même, mais à la dyspepsie concomitante ou à l'épuisement nerveux du sujet. Ce dernier trouble s'observe assez communément dans une affection valvulaire du cœur, l'insuffisance aortique. C'est en adressant à la cause initiale : dyspepsie ou épuisement nerveux, que le sommeil sera rendu au malheureux.

Les hypnotiques ne seront prescrits qu'en désespoir de cause. Ils doivent en effet assoupir le système nerveux, non le cœur. Cette condition est malheureusement mal remplie : la plupart assoupissent à la fois le système nerveux et le cœur, en sorte que le malade dort ; mais le matin, il s'éveille et son cœur va plus mal.

De légères doses d'*héroïne* (1 milligr.), de morphine (2 milligr.) en injections sous-cutanées, le soir, assurent de meilleures nuits. Le sirop de chloral, toutes les 4 heures une cuillerée à café ou une cuillerée à dessert au coucher, le véronal, le trional, l'hédonal, l'hydrate d'amylène peuvent également être employés, mais aux doses les plus faibles possible. Il faut se méfier des hypnotiques; ils combattent l'effet, dans l'espèce l'insomnie, en aggravant la cause, nous entendons le fléchissement du myocarde.

VII. — Les complications cérébrales.

Il s'agit d'infiltrations œdémateuses, d'embolies, de tromboses, d'hémorragies cérébrales.

L'*infiltration œdémateuse* peut produire de la *respiration de Cheyne-Stokes* chez les sujets âgés, ou des *paralysies transitoires*. La respiration de Cheyne-Stokes chez les cardio-rénaux n'implique pas, comme nous l'avons vu, le pronostic grave que disent les classiques ; le régime de réduction lacto-hybrique aidé de la théobromine et de la digitaline peut les faire disparaître et rétablir la vie pendant de longues années. Les *paralysies transitoires* (oculaire, faciale, aphasie) cèdent tout de suite, comme leur nom l'indique ; elles peuvent se produire par un processus différent, à la suite de la disparition trop rapide des hydropisies (Hirtz et Lemaire); cette dernière éventualité est exceptionnelle.

L'*embolie cérébrale*, telle qu'elle se produit dans le rétrécissement mistral, guérit souvent peu à peu ; des troubles aphasiques et de l'hémiplégie constatée le premier jour, il faut se garder de conclure à l'incurabilité. Nombre de mitraux jeunes se promènent sans apparence de gêne, alors que dans les premières semaines de la complication, la paralysie semblait à peu près complète. Néanmoins il convient de se méfier ; le rétrécissement mitral à forme arythmique — surtout chez les sujets qui n'avaient point pris ou avaient abandonné la médication digitalique — peut fort bien après une alerte sans gravité, produire des embolies qui entraînent rapidement la mort.

Avec la *thrombose* qui accompagne si aisément les myocardites des sujets âgés, le cœur le plus souvent va mieux, sans doute de par le repos absolu qui est imposé au malade, mais le ramollissement peut poursuivre son œuvre et le cardiaque succomber à ses progrès. Les iodures à faible dose, surtout l'application d'un cautère à la nuque ou sur le bras ont amené des améliorations surprenantes.

L'*hémorragie cérébrale* entraîne parfois la mort en quelques heures, chez les sujets dont l'hypertension est très élevée ; le médecin aura soin de prendre avec précaution la tension artérielle des malades à la pression artérielle énergique ; nous avons, il y a quelques années, été appelé auprès d'un cardiorénal de 47 ans atteint, disait sa femme, d'une tension de 28 à 30. Un quart d'heure après être sorti de chez le médecin, qui lui avait appliqué le double brassard du bras et de l'avant-bras, il était pris d'une hémorragie cérébrale foudroyante et succombait deux heures plus tard. Le *traitement* consiste en médications usuelles : *émission sanguine*, *glace* sur la tête, *sinapismes* aux jambes, emploi de la *trinitrine* pour amener la dilatation périphérique et diminuer la tension surélevée qui entretient l'hémorragie (IV à X gouttes de la solution alc. à 1/100).

VIII. — Les douleurs articulaires et musculaires chez les cardio-rénaux.

Nombre de cardio-rénaux sont atteints de douleurs articulaires et musculaires, et celles-ci reconnaissent deux causes. Ou bien elles sont liées à des rhumatismes antérieurs, qui persistent et s'exagèrent même à l'occasion de la maladie cardio-rénale, ou bien cette maladie cardio-rénale est seule en cause. La coexistence des douleurs et d'une maladie cardio-rénale soulève d'importants problèmes thérapeutiques. Trois des malades que nous avions vus antérieurement ont été plus tard envoyés à une station sulfureuse et en sont revenus avec une aggravation immédiate de leur état. C'est là un danger contre lequel nous tenons à prémunir les médecins. Sachant que des douleurs précèdent une maladie cardio-rénale ou sont exagérées et parfois même simplement produites par elle, ils ausculteront avec soin leurs malades, les feront marcher rapidement par la chambre, et si ces derniers laissent entendre un bruit de galop, interdiction complète leur sera formulée d'un séjour aux stations sulfureuses. Ou bien ils seront dirigés vers une autre station et une lettre spéciale au médecin de la station lui signalera l'état du cœur. C'est l'unique manière d'échapper à des désastres comme ceux dont nous avons été témoin : des malades revenant de leur saison thermale sulfureuse avec des atteintes irrémédiables du myocarde. D'autre part, en dehors des stations hydro-minérales, attention aux remèdes. — L'antipyrine, l'aspirine, contre les douleurs de reins sont capables de provoquer une crise d'urémie. — Nous en avons noté deux exemples, un chez un prêtre de 32 ans qui succomba d'une manière foudroyante, après avoir pris 1 gramme d'antipyrine, l'autre chez une dame de 82 ans qui fut prise d'une crise d'urémie dyspnéique pour avoir absorbé 0 gr. 75 d'aspirine. Cette dernière guérit.

Deux éventualités, avons-nous dit, se font jour : 1º le malade avait des douleurs qui avaient précédé l'invasion de sa maladie cardio-rénale. Ces douleurs affectent l'allure de myalgies rhumatismales et d'arthrites chroniques avec poussées subaiguës qui affectent les jointures les plus diverses (pieds, genoux, coudes, poignets). Ce rhumatisme peut être d'origine infectieuse ou diathésique ; quand il est d'origine diathésique, il est commandé souvent par les mêmes causes (arthritisme, excès d'alimentation carnée, etc.), qui déterminent l'affection cardio-rénale. Une fois la maladie cardio-rénale entrée en jeu avec son cortège d'albuminurie et les signes d'hypertension artérielle, il n'est pas rare de voir les douleurs antérieures augmenter d'intensité et de fréquence ; il semble que la lésion rénale, en entravant l'élimination de déchets de nutrition, exagère les douleurs qui résultaient déjà de l'irritation produite sur les jointures par les principes d'une nutrition mal ordonnée ; 2º les douleurs n'apparaissent qu'au début de la maladie cardio-rénale. Ces douleurs sont de deux ordres : ou bien elles traduisent une poussée rhumatismale concomitante, ou bien elles sont la signature d'un état toxique compliqué plus ou moins de dépression nerveuse, qui résulte surtout de la rétention dans l'organisme des principes uréiques ou chlorurés. Dans ce dernier cas, ce sont moins des manifestations articulaires qui sont observées, que des névralgies (sciatique fréquente) ou des douleurs musculaires vagues dans les lombes, le dos, à la base du thorax, les muscles des cuisses et de la jambe. Nous ne parlons pas de la céphalée si fréquente en pareil cas, mais qui appartient peut-être à des formes d'intoxication plus accusée et dont la nature tenace et douloureuse exclut d'ordinaire toute espèce d'hésitation.

Ces divisions indiquent la conduite à suivre. Dans tous les cas, le régime alimentaire sera institué avec sévérité. Il n'est pas rare, du jour où le malade est soumis à une alimentation lacto-végétarienne, de voir ses douleurs se dissiper, alors même qu'elles étaient liées, non à la lésion rénale, mais au rhumatisme lui-même.

Dans le régime lacto-végétarien, entreront surtout le lait, les potages aux légumes, les fruits, tous aliments renfermant beaucoup de sels de potasse ; ils agissent de ce fait très favorablement chez les arthritiques, par les oxydations qu'ils activent, et la diurèse qu'ils augmentent. Quant à l'action toxique possible des sels de potasse contenus dans les légumes et les fruits, c'est là une vue schématique qui n'est point justifiée dans la pratique. Toutefois les aliments riches en acide oxalique (oseille) seront interdits. Le cacao est bien toléré en dépit de sa richesse en acide oxalique et n'augmente pas les douleurs. Le malade ne mangera pas trop de pain ; car le pain, comme la viande, acidifie le sang. En place de pain, les pommes de terre bouillies, qui alcalinisent le sang au lieu de l'acidifier (A. Gautier), seront également conseillées. De plus, l'alimentation sera peu salée, car le sel en excès trouble l'équilibre osmotique des humeurs, met obstacle aux combustions, pousse à boire plus que de raison (Pascault).

Le régime alimentaire, tel que nous venons de l'indiquer, étant applicable dans tous les cas, quelques particularités sont tirées de la nature des douleurs.

1° Quand les douleurs *sont nettement d'origine rhumatismale* et que les reins sont relativement sains, à la grande rigueur de très faibles doses d'*aspirine* (0 gr. 50 avant le repas une fois par jour) seront prescrits quelques jours de suite. Mais que de précautions dans leur emploi ; comme nous venons de le dire, nous avons vu une dame faire une crise d'urémie dyspnéique à la suite d'une dose de 0 gr. 75 d'aspirine. Si le médecin croit devoir intervenir avec cette médication, il sera toujours prudent de la faire précéder d'une application de ventouses scarifiées sur les reins et l'institution du régime lacto-hydrique. On pourra plutôt recourir, si le sujet est faible, aux arsenicaux.

Arséniate de soude .... 0 gr. 05
Eau distillée .... 300 grammes.
Une cuillerée à dessert ou à potage avant le repas de midi et du soir.

Pour le traitement extrême, on pourra recourir aux *bains de sable chauds*, aux badigeonnages de *teinture d'iode*, aux *massages*, si la période aiguë des douleurs est terminée. Une saison aux eaux de *Bourbon-Lancy* ou de *Royat*, avec toutes précautions prises pour éviter la fatigue du cœur, sera concurremment instituée.

Il va de soi que si les signes de faiblesse cardiaque (bruit de galop) coïncident avec des troubles de dépuration urinaire toute médication contre les douleurs sera aussitôt abandonnée. On recourra aux faibles doses de *digitaline cristallisée* (V gouttes de la solution alc. à 1/1000, continuée 10 jours ; interrompre 2 à 3 jours et reprendre), et à la *théobromine* (2 cachets de 50 centigr. par jour) et le malade ne sera pas envoyé à une station hydro-minérale.

2° Quand les douleurs *sont d'origine cardio-rénale* et liées à des altérations de la dépuration urinaire, c'est ce dernier trouble qu'il convient surtout de réduire. On ordonnera la *digitaline*, la *théobromine*, jamais d'antipyrine ni d'aspirine ; un ou deux jours de régime lacté ou hydro-lacté par semaine ; les *massages généraux*, ces derniers faisant grand bien et réduisant très vite les douleurs thoraciques, lombaires, dans les membres, qui sont constatées en pareil cas. Contre la dépression nerveuse, des injections sous-cutanées de *glycéro-phosphate de soude*, etc., fourniront un appoint utile au traitement.

IX. — L'albuminurie cardiaque.

L'albuminurie cardiaque peut passer inaperçue quant à la cause productrice. On voit l'albumine et la dilatation du cœur qui la produit demeure ignorée. Dans le rétrécissement, l'insuffisance mitrale, l'insuffisance aortique, nous avons vu la confusion commise. En pareil cas, la cause de l'erreur réside d'ordinaire dans la régularité conservée des contractions cardiaques. Le cœur bat plus vite, mais il n'est coupé par aucun trouble arythmique. La lésion orificielle est restée dans l'ombre. Seule l'albumine frappe les regards.

Cette forme d'albuminurie cardiaque liée à la stase rénale n'est pas la seule.

Il existe encore les albuminuries de la néphrite interstitielle avec cœur rénal. Dans cette seconde classe,le rein a commencé et le cœur a fait suite, tandis que dans la première c'est le cœur qui était seul touché à l'origine.

Ces deux formes sont les plus répandues. Viennent ensuite les albuminuries par néphrite subaiguë, celle-ci directement liée à la maladie causale (endocardites infectantes, infarctus rénaux) ou en demeurant indépendante, une néphrite fortuite ayant attaqué le rein chez un sujet dont le cœur malade n'avait point encore fléchi.

Une dernière variété comprend les néphrites qui ont précédé la lésion cardiaque, celle-ci, une lésion valvulaire, ayant fait suite, pour l'ordinaire, à une crise ultérieure de rhumatisme articulaire aigu.

De toutes ces variétés, c'est la première, albuminurie par stase, qui réserve les succès les plus rapides.

1º *Albuminurie par stase.* — C'est le traitement causal, à savoir de la dilatation des cavités droites, qui fera disparaître les accidents. On prescrira : 1º le *repos au lit* une dizaine de jours ; 2º le régime *hydro-lacté de réduction:* les premiers jours 400 grammes de lait mêlé d'une quantité égale d'eau puis lait pur 1.000 grammes du 7º au 10º jour, par verres à bordeaux toutes les heures ; 3º l'emploi associé de la *théobromine* (2 cachets de 50 centigr. par jour, environ un mois de temps) et de la *digitaline* (5 gouttes de la solution de digitaline cristallisée à 1/1000 10 jours. Interrompre 2 jours. Reprendre 10 jours). Ainsi de suite. Quand l'albuminurie par stase s'est prolongée longtemps, il est possible qu'elle ne disparaisse point complètement. Il en reste des quantités variables ; celles-ci ne compromettent en général nullement le fonctionnement rénal. Si une néphrite avec imperméabilité plus ou moins complète du rein fait suite, c'est qu'une cause infectieuse ou toxique était venue se superposer à l'albuminurie primitive. La congestion hépatique d'origine cardiaque ne fait point des cirrhoses de par sa seule excitation, il faut autre chose en plus : l'alcoolisme, la tuberculose ou la syphilis ; de même une congestion rénale d'origine cardiaque, si elle aboutit à des albuminuries chroniques, conduit très rarement à la néphrite évolutive.

2° *Albuminurie de la néphrite interstitielle.* — Même régime que précédemment et même médication si le cœur a fléchi et qu'il existe un bruit de galop cardiaque. Le cœur n'a-t-il point fléchi, n'existe-t-il que de l'hypertension artérielle sans galop, se contenter de digitaline, à titre préventif : 5 gouttes de la solution de digitaline cristallisée à 1/1000 3 jours de suite par semaine. En plus, laxatifs fréquents, et si la quantité d'urée sanguine dépasse habituellement un gramme, 6 ventouses scarifiées tous les mois sur les reins. Régime lacto-végétarien hypochloruré.

3° *Albuminuries par néphrite surajoutée.* — Les néphrites qui se superposent à une lésion cardiaque peuvent dépendre de la maladie cardiaque. C'est ainsi que les endocardites infectantes font de l'albuminurie du fait de l'infection générale ; c'est ainsi encore que l'albuminurie peut suivre un infarctus rénal, embolie détachée des végétations valvulaires en activité. Dans ce dernier cas, l'hématurie domine l'albuminurie et la situation est en général fort grave. Dans les endocardites infectantes greffées sur une ancienne lésion valvulaire, cet infarctus rénal peut même ouvrir les yeux sur la véritable nature du diagnostic qui avait erré jusque-là. Rien de délicat comme de dépister l'existence d'une endocardite infectante qui siège sur une valvule atteinte antérieurement d'une insuffisance constituée. Le traitement de ces albuminuries est celui de l'endocardite infectante.

Des néphrites aiguës, d'autre part, peuvent se produire sans que l'état cardiaque soit pour rien dans leur apparition. Celles-ci sont d'origine infectieuse banale, tuberculeuse ou autre. Aucune recommandation d'ordre spécial pour le traitement. Il suffit que le diagnostic soit posé et que devant l'absence de signes de dilatation cardiaque et l'évidence des autres signes de néphrite, la médication se contente de s'adresser au rein sans chercher un cœur qui n'a point défailli. Il arrive toutefois une heure où le diagnostic devient plus malaisé : quand le cœur commence à fléchir. La dyspnée, à ce moment, est-elle d'origine cardiaque ou rénale ? Le sujet a déjà fait des crises d'urémie dyspnéique, mais son foie aujourd'hui est gros. Il existe à la fois de l'œdème des membres inférieurs et de la face. L'urée sanguine, il est vrai, n'est pas forcément augmentée de quantité, mais les chlorures filtrent mal, une grande agitation règne dans la nuit. Il suffit du repos au lit et du régime hydrolacté de réduction pour tout faire rentrer dans l'ordre. Le cœur et les reins, tous deux, avaient uni leur défaillance ; l'albuminurie était à la fois d'origine rénale et cardiaque. Le cœur remis, la congestion rénale d'origine cardiaque disparaît : il ne reste que l'albuminurie d'origine rénale.

4° *Albuminuries antérieures et lésion valvulaire consécutive.* — Le sujet a, par exemple, fait une néphrite infectieuse qui tourne à l'état chronique. Quelques années plus tard, une infection d'un autre ordre (rhumatisme articulaire aigu) touche une valvule du cœur. Nous rentrons dans le cadre précédent, le souci du médecin étant de rattacher à chacun des deux organes en jeu, la part d'influence qui lui revient dans les symptômes observés.

X. — Les accidents cardiaques
de la lithiase biliaire.

Dans la lithiase biliaire les accidents cardiaques reconnaissent plusieurs causes : 1° l'excitation réflexe ; 2° la toxémie ; 3° l'infection ; 4° l'insuffisance du ventricule gauche.

L'*excitation réflexe* parvenant directement aux nerfs du cœur produit des extrasystoles et de l'angoisse précordiale ; la *toxémie biliaire* engendre la bradycardie, la dyspnée et par suite de l'imprégnation toxique du myocarde, assez souvent des insuffisances du cœur gauche avec galop cardiaque ; le cœur droit semble mieux résister. L'*infection*, plutôt que la bradycardie, entraîne la tachycardie avec la possibilité des mêmes accidents myocardiques et des lésions surajoutées d'endocardite ulcéreuse. Liées à la toxémie biliaire, les insuffisances ventriculaires gauches sont assez fréquentes. Il y a quelques années, nous avons à plusieurs reprises attiré l'attention sur leur compte (1). Il se produit des tachycardies, des extrasystoles, des crises angineuses. Bien que la tension artérielle ne soit pas surélevée, une crise d'œdème aigu du poumon peut éclater. L'évolution de ces accidents est fort longue (dix à quinze ans), plus grave quand la tension artérielle s'élève concurremment et qu'un bruit de galop paraît. Si une intervention chirurgicale est nécessaire, ces malades semblent assez bien la supporter. Deux de nos lithiasiques opérées l'une par M. Walter, l'autre par M. Gosset ont résisté et vont bien depuis. Après l'opération, le cœur même va mieux.

Comme *traitement préventif* de ces accidents divers, notons en cas de fièvre, le repos au lit, l'application d'une *vessie de*

1. Ch. Fiessinger, *Les insuffisances ventriculaires gauches* (*Journ. des Prat.*, 7 nov. 1923 et 25 mars 1925).

glace sur le foie, le régime *lacto-hydrique* (1 litre à 1 l. 1/2 de liquide suivant le degré fébrile), l'emploi de *l'uroformine* (2 à 3 cachets de 50 centigr. par jour) (Chauffard),ou en injection hypodermique.

Le *traitement curatif* combattra les *extrasystoles* par des injections d'*huile camphrée* (1/10), *de morphine* (2 à 3 milligr.), l'usage des *préparations bromurées* (formule ci-après). La *bradycardie* sera également combattue par *l'huile camphrée* au cas où ce symptôme mérite considération ; le plus souvent il évolue en effet sans troubles. La *digitaline, la morphine* interviendront dans les cas d'insuffisance myocardique ou de douleurs trop vives, comme nous le verrons tout à l'heure. La myocardite, l'endocardite infectieuse réclament la *glace* sur le cœur, la *digitaline*; les injections intra-veineuses de ferments métalliques (5 cent. cubes), ou de collargol (5 à 10 cent. cubes de la solution à 1/100) n'agissent guère.

Tout cela est classique ; ce qui est moins connu, ce sont les modifications du traitement nécessitées par l'adjonction d'une complication possible : une lésion rénale plus ou moins latente.

L'épuisement de la contractilité cardiaque se produit d'autant plus aisément qu'une hypertension permanente existait préalablement. Il n'est point exceptionnel qu'un sujet atteint de néphrite hypertensive fasse des coliques hépatiques. Le bruit de galop, lors de la crise douloureuse, se produit en pareil cas plus aisément et persiste davantage. Il ne semble pas toutefois que la complication biliaire adjoigne un facteur de gravité bien appréciable à la lésion rénale. Nous avons traité trois malades atteints de lésion rénale avec bruit de galop, albuminurie, insuffisance des cavités droites. Tous trois faisaient des coliques hépatiques. Sur le moment, le cœur s'affole, mais bientôt, grâce à un repos prolongé, au régime lacto-hydrique, à l'emploi de la digitaline à très faibles doses et de la théobromine, le myocarde se remonte et la dyspnée cède. L'orage calmé, à la médication cardio-rénale, on adjoindra un traitement par les *laxatifs* et le *fiel de bœuf* (pilules de 20 centigr. d'extrait 5 à 6 par jour).

Mais on évitera naturellement le salicylate de soude, vu son action irritante sur le rein. D'autre part, une saison à Vichy, en raison de la fatigue qu'elle entraîne, sera plutôt déconseillée, mais des malades y sont allés de leur gré et sans avoir eu à souffrir de leur imprudence.

Lorsque les accidents cardiaques relèvent de la colique hépatique elle-même et n'existaient pas auparavant, un certain nombre de règles dicteront la conduite du médecin, sur lesquelles on nous permettra d'insister.

La douleur, si elle est calmée par la *morphine*, ne le sera jamais que par des doses faibles (pas plus de 3 à 5 milligr. en injections sous-cutanées). On a signalé des morts à la suite d'une injection de un centigramme.

Grâce à la morphine à faible dose, la dyspnée et les faux pas du cœur cèdent également : s'il existe un bruit de galop, ou des signes d'insuffisance myocardique, aucun doute sur la nécessité de la *digitaline*.

Il est exceptionnel que les troubles cardiaques persistant, le malade ait besoin d'une *vessie de glace*, à titre de tonique sur le cœur. Déjà il a une vessie de glace sur sa vésicule biliaire, pour apaiser l'infection. A moins de lésions d'endocardite tout à fait exceptionnelles, il ne sera guère pratique de lui infliger l'application d'une seconde vessie sur le cœur.

Que si maintenant il persiste des palpitations sans galop et sans signes de défaillance myocardique, la potion suivante rendra service :

Bromure de potassium	3 grammes.
Ether sulfurique .... }	
Teinture de cratœgus................. }	1 —
Sirop de fleurs d'oranger	30 —
Eau distillée	150 —

Une cuillerée à soupe toutes les heures.

Le malade gardera le lit et le régime lacto-hydrique (1 litre de lait, 1/2 litre d'eau) sera rigoureusement maintenu pendant quelques jours.

XI. — La Claudication intermittente.

Bien que sortant un peu de notre cadre, la claudication intermittente est si répandue que nous lui consacrons un court chapitre.

Liée à l'oblitération plus ou moins complète d'une artère du membre inférieur, le meilleur de tous les traitements à lui opposer est le traitement mercuriel par injections intra-musculaires. Le sujet affirme n'avoir jamais eu la syphilis. Son Wassermann est négatif. Néanmoins, l'examen par l'oscillomètre montre souvent au bout de trois à quatre séries de piqûres, un retour des battements, et la marche redevient non douloureuse. A l'intérieur en plus potion au citrate de soude :

Acide citrique	30 grammes.
Citrate de soude	60 —
Eau distillée	300 —

(Blondel)

Une cuillerée à soupe avant le repas de midi et du soir dans un 1/2 verre d'eau. Un mois.

MM. LIAN et P. DESCOMPS conseillent la *diathermie*. Elle n'a pas d'effet sur l'oblitération artérielle elle-même. Son action ne se fait sentir que sur les petits vaisseaux et les capillaires. En plus, réchauffement de l'organisme, vaso-dilatation intense qui favorise l'arrivée du flux sanguin dans les voies artérielles de suppléance. Les spasmes concomi-tants cèdent, la nutrition est améliorée. Applications de diathermie d'abord tous les jours, puis tous les deux jours. Durée de trente à quarante minutes. Séries de vingt séances tous les trois mois. Intensité d'un maximum de 1.500 milli-ampères.

En plus, tous les deux jours : injection hypodermique de *nitrite de soude* :

Nitrite de soude	0 gr. 02 à 0 gr. 04
Eau distillée	1 cc..

Pour une ampoule stérilisée (ampoule en verre jaune pour éviter l'alté-ration du produit à la lumière).

Les oscillations au Pachon n'augmentent pas d'amplitude avec cette médication ; néanmoins la circulation collatérale semble augmentée, puisque les malades marchent mieux dès la première piqûre.

Les injections de trinitrine réussissent également :

> Solut. alc. trinitrine 1/100 .... IV gouttes.
> Eau distillée.......................... 1 cc.

Pour une ampoule stérilisée.
Une piqûre tous les jours ou les deux jours.

A l'intérieur, au bout d'un mois, le citrate de soude pourra être remplacé par une solution d'*iodure de potassium* (0 gr.50 par jour pendant un mois).

Le praticien ne se contentera pas d'une rémission pour déclarer le malade guéri. Au bout de quelques mois d'amélioration, les accidents reprennent souvent.

Il faut bien de la patience au médecin pour recommencer la médication et au malade pour ne pas perdre courage. Au bout de deux ou trois ans, le mieux obtenu reste souvent définitif.

XII. — Associations morbides.

I. **Diabétiques.** — Les cardiaques atteints de diabète suivent un traitement subordonné à l'état du cœur ou du rein. Tant que le cœur résiste, c'est le diabète qui est soigné par les moyens diététiques (restriction des hydro-carbones : farineux et sucres) et le traitement habituel (alcalins, arsenicaux, antipyrine). L'insuline sera employée dans les diabètes consomptifs : elle est inutile chez les diabétiques ordinaires.

Quand *le cœur fléchit*, c'est la médication digitalique qui entre en jeu avec les régimes hydrique, hydro-lacté, lacto-végétarien. Maintes fois, la glycosurie cède avec la réduction des substances alimentaires. En place de farineux ou de sucres, les légumes verts seront prescrits de préférence (épinards, salades cuites, haricots verts) ; les viandes tendres, les œufs, seront servis aux repas de midi et du soir.

Si *le rein est touché* et que l'albumine urinaire provient nettement d'une néphrite interstitielle et non pas d'une simple irritation des glomérules par le sucre éliminé, on aura recours également au régime hydrique, hydro-lacté, lacto-végétarien. Devant la gravité du facteur rénal, le symptôme diabète est relégué au second plan. La recherche de l'urée sanguine apprendra la quantité de viande qui sera tolérée et si les œufs sont permis.

En général un remède est prescrit qui assure les meilleurs résultats : l'*arséniate de soude*. A de nombreux malades, nous l'avons conseillé à des doses de 4 à 5 milligrammes par jour ; la quantité de sucre baissait rapidement. Jamais nous n'avons observé d'accidents du fait de la médication. Le *bicarbonate de soude*, l'eau de Vichy peuvent être prescrits concurremment. Quant à l'antipyrine qui diminue si heureusement le sucre (A. Robin), c'est un remède dangereux chez les rénaux. En réduisant comme il fait la sécrétion urinaire, il risque d'entraver la dépuration de l'organisme déjà amoindri du fait de l'altération rénale.

II. Goutteux. — Les *goutteux* cardiaques ont au moins cet avantage que le régime lacto-végétarien qui est prescrit aux cardiaques convient à merveille dans la goutte. Parfois, comme nous l'avons dit, une crise de goutte éclate à l'occasion du régime lacto-hydrique prescrit au début. Mais cet accident est passager et n'entrave nullement les prescriptions diététiques générales. Après plusieurs jours de régime lacté, on soumet ces malades au régime d'amaigrissement. Il suffit de donner la théobromine : 2 cachets de 50 centigrammes, aux deux principaux repas pour faire tolérer le régime plutôt hypo-azoté recommandé dans l'espèce. A la théobromine qui est l'évacuant rénal, nous adjoignons la colchicine ou les préparations de colchique qui sont le véritable spéci-

fique de la goutte. Nous préférons la colchicine : trois granules de 1 milligramme donnés de 6 heures en 6 heures pendant 3 ou 4 jours. Si la diarrhée survient, on réduit les doses.
Si la crise de goutte persiste, on continue quelques jours en
plus aux doses de 2 granules. Le remède peut être ordonné
dès le premier jour.

Le régime hydrique convient pour 24 ou 48 heures. Même
en cas de néphrite concomitante la colchicine est bien tolérée;
c'est seulement devant des signes nets de fléchissement du
myocarde qu'il convient d'être prudent.

III. Tuberculose. — Jadis on admettait un certain anta-
gonisme entre la *tuberculose* pulmonaire et les affections cardiaques. Rien de moins assuré. Maintes fois nous avons traité
des cardiaques qui étaient en même temps des tuberculeux
et toutes les formes de la tuberculose étaient observées, surtout la forme subaiguë ou chronique. Il est bien entendu qu'on
ne confondra pas avec la tuberculose pulmonaire les congestions bronchitiques qui peuvent s'observer dans certaines
maladies du cœur (rétrécissement mitral) alors surtout que
des crachements de sang se sont produits liés à la maladie de
cœur. La marche de la maladie avec disparition complète des
râles lorsque le cœur seul est en jeu, l'absence de bacilles
dans les crachats, tout cela éloigne l'idée d'une tuberculose.

Lorsque celle-ci est en jeu, l'hygiène du cardiaque n'est
guère modifiée du fait de la complication tuberculeuse. Le
cardiaque se montrera toutefois plus circonspect dans l'emploi qu'il fera des bains ou de son séjour à une station hydro-
minérale. De plus, le séjour au bord de la mer sera d'ordinaire contre-indiqué, et le froid, le vent seront évités avec
plus de soin encore. On peut poser en principe cet axiome :
Tant que le cœur ne fléchit pas, le cardiaque tuberculeux
devra être traité bien plus comme tuberculeux que comme
cardiaque. Le régime habituel de la tuberculose sera institué.
Si, par contre, le cœur fléchit, la tuberculose rentre dans l'om-

bre et le malade devra en premier lieu faire traiter son cœur.

Si les cardiaques jeunes sont fréquemment exposés à la tuberculose, il n'en est pas de même des cardiaques anciens. Ces derniers sont en effet souvent des rénaux; or l'arthritisme, cause initiale de ces complications rénales s'accorde assez mal avec la tuberculose. Lorsque les arthritiques deviennent tuberculeux, et cela est rare, ils prennent des phtisies torpides qui ne réclament en général pas de traitement spécial. A côté des cardiaques tuberculeux, il faut maintenant réserver une place aux tuberculeux qui, sans être cardiaques, présentent des palpitations du fait d'une excitation des nerfs du cœur. Au début de la tuberculose, pareil fait se rencontre fréquemment.

Le seul traitement est celui de la maladie initiale. Le repos et quelques cuillerées de sirop d'éther viendront d'ordinaire à bout de pareils troubles.

IV. Maladies nerveuses. —Les maladies nerveuses sont fréquemment associées aux affections cardiaques. Tel sujet tombe dans des états d'excitation qui expliquent les syncopes fréquentes (en dehors de l'angine de poitrine et du pouls lent permanent, les syncopes sont exceptionnelles (Huchard), certaines accélérations subites des mouvements respiratoires, les palpitations désordonnées. Tel autre est un déprimé, la dépression pouvant reconnaître d'autres causes, mais étant également l'aboutissant de nombre d'insuffisances rénales. Le découragement provoqué par la longueur du mal se double de la dépression liée à l'intoxication d'origine rénale. A noter deux maladies valvulaires où les accidents d'épuisement sont fréquents sans que des troubles de dépuration urinaire soient en jeu : l'*insuffisance aortique* et le *rétrécissement mitral.* En remontant le moral du malade, en traitant la dyspepsie concomitante, on rend d'ordinaire force et courage au malheureux qui se croyait perdu. Tel autre prend des *accidents mentaux*; les idées mélancoliques avec sentiment d'indignité, de honte, d'auto-accusation, de fautes imaginaires pouvant se montrer chez des malades, principalement des jeunes filles atteintes de maladies valvulaires, de rétrécissement mitral surtout, avec troubles de circulation cérébrale. Chaque fois qu'un phénomène mental se produit chez un cardiaque, il faut toujours rechercher l'influence médicamenteuse possible. La digitaline trop longtemps administrée à hautes doses risque de produire des phénomènes délirants. On suspendra naturellement le médicament si pareille faute d'administration est constatée. Contre la mélancolie elle-même les *opiacés*, à faible dose (2 gouttes de laudanum avant les repas), les laxatifs quotidiens, l'alimentation lacto-végétarienne avec œufs et très peu de viande à midi, suffiront en général. En quelques semaines sera guéri le ou plutôt la malade, car il s'agit surtout de jeunes filles ou jeunes femmes atteintes d'un rétrécissement mitral.

Certains auteurs ont décrit *l'épilepsie cardiaque*. Huchard n'a jamais constaté qu'une association morbide et non une relation de cause à effet entre l'épilepsie et la maladie de cœur. L'épilepsie sera traitée par les bromures si le cœur est résistant, sinon on se contentera de s'occuper du cœur, si ce dernier défaille.

Nous avons vu cependant des crises épileptiformes chez plusieurs femmes atteintes de rétrécissement mitral très atténuées non par les bromures, mais par la digitaline. Les crises s'étaient déclarées à un âge avancé (28 à 40 ans). Il semble donc que dans des cas exceptionnels une lésion cardiaque par elle-même puisse prédisposer aux crises épileptiques ; le pronostic de ces dernières semblent meilleur en pareil cas et le traitement digitalique semble avoir pouvoir d'espacer les crises.

V. Dyspepsie. — Les dyspeptiques, quand ils sont atteints d'une maladie de cœur, aggravent souvent les troubles liés à cette dernière maladie. Ce n'est pas seulement l'affection du cœur qui crée à l'occasion la dyspepsie, c'est aussi la dyspepsie qui peut retentir d'une manière fâcheuse sur le muscle

cardiaque. Huchard a maintes fois insisté sur une forme d'arythmie avec palpitations (arythmie palpitante qu'on observe
surtout dans le rétrécissement mitral). En pareil cas, la
cause de l'arythmie palpitante n'est pas toujours au cœur ; elle
peut se trouver dans l'estomac

Le malade sera soumis à un régime sévère. Il prendra des
poudres bismuthées (si le sujet maigrit) ; s'il ne maigrit pas,
des alcalins, fréquemment et à faibles doses (cachets de 30 centigrammes de bicarbonate de soude et de magnésie hydratée,
6 à 8 par jour), boira peu aux repas, prendra après les repas
une infusion aromatique chaude (tilleul, camomille, feuilles
d'oranger). Le système des petits repas offre des avantages
manifestes. C'est surtout à de pareils sujets que les promenades après les repas sont fâcheuses. La digitaline sera administrée par voie hypodermique (ampoules d'huile digitalique
à 1/10 de milligramme) tant que l'estomac se montrera rétif.

VI. Affections aiguës. — Un cardiaque, comme tel sujet
bien portant, peut être atteint d'une affection aiguë. C'est ou
bien une crise de rhumatisme articulaire, ou une atteinte de
pneumonie, de bronchite grave, de fièvre typhoïde.

La nature de la maladie aiguë indique le traitement à suivre :
du salicylate de soude sera ordonné contre le *rhumatisme*
jour et nuit et, si le cœur faiblit, on aura recours à la digitaline, aux injections d'huile camphrée. Dans les *pneumonies* et
maladies graves de l'appareil respiratoire, le malade dès les
premiers jours devra ingérer de faibles doses de digitaline pour
éviter que le cœur faiblisse, par suite de l'atteinte infectieuse.
La digitaline sera ordonnée aux doses de V gouttes (solution
à 1/1000) 10 jours de suite et l'on veillera au régime des
boissons. Un fébricitant doit boire plus qu'un homme bien
portant ; mais il ne boira pas trop à la fois, de manière à ne
pas encombrer son système circulatoire d'un liquide qui augmente le travail du cœur. Il boira peu à la fois et souvent.
A la convalescence, il multipliera les précautions, ne sortira
pas avant d'avoir repris ses forces ; car le cœur est toujours fa-

tigué après une maladie infectieuse grave et s'il était malade auparavant, cette fatigue est naturellement plus forte. C'est en pareil cas que les injections sous-cutanées stimulantes (strychnine, glycéro-phosphate de soude) sont particulièrement utiles. Une saison aux eaux de *Bourbon-Lancy* agira favorablement par la suite.

Si une *fièvre typhoïde* entre en jeu, le traitement habituel de la maladie pourra être entrepris. Des réserves sont toutefois à faire sur le degré trop froid des bains qui seront ordonnés. Des degrés de 30°, 28°, sont des chiffres au-dessous desquels il vaudra mieux ne pas descendre, à moins d'indications majeures. Comme nous l'avons dit plus haut, un cœur malade ne se trouve pas bien de l'eau froide : une fièvre typhoïde survenant, le médecin se souviendra de cette vérité.

XIII. — Les faux cardiaques et les cardiaques par intoxications glandulaires.

On peut ranger les faux cardiaques en plusieurs catégories :
1º Les obsédés ;
2º Les excités et les déprimés ;
3º Les anémiques ;
4º Les dyspeptiques ;
5º Les faux cardiaques physiologiques (croissance,grossesse, femmes au retour d'âge).

§ 1. — Obsédés cardiaques.

Il est deux sortes d'obsédés cardiaques : ceux qui se tourmentent pour une maladie de cœur qu'ils ont réellement et ceux qui se terrorisent à l'idée d'une maladie de cœur qu'ils n'ont pas.

Les premiers, du fait de leur nervosité, exagèrent les signes cardiaques qu'ils doivent à leur maladie ; les seconds les créent de toutes pièces.

Le traitement des premiers sera celui des cardiaques habituels, la médication par les sédatif nervins étant surajoutée.

Les seconds sont plus curieux et de traitement plus malaisé. Ils ont de l'*arythmie extrasystolique* et des *palpitations*.

Tout le long des jours, ils sont à l'affût d'une discordance qu'ils attendent dans le rythme des battements. Une inter-mittence les affole; ils savent qu'elle va venir. Tout à l'heure, elle a manqué, mais ils ne perdront rien pour attendre. S'il y a eu quelques heures de répit, l'amélioration n'est que passagère. Bientôt les faux pas du cœur vont reparaître, se multiplier, créer, pour des heures, un état d'angoisse torturante. C'est là, en effet, un caractère de l'obsédé cardiaque. Il a conscience et souffre cruellement du moindre accroc dans la régularité des mouvements du cœur. Un véritable cardiaque, le cardiaque vrai, a des intermittences aussi ; mais il ne les perçoit guère, et pourvu que l'oppression ne les accompagne pas, il y demeure parfaitement indifférent.

Au lieu d'intermittences, l'obsédé cardiaque peut avoir des palpitations. Ces palpitations ne fatigueront-elles pas le cœur ? Cette crainte est harcelante. Ou bien un médecin a dit que son cœur battait faiblement et voilà le malheureux occupé toutes les heures du jour à épier si le cœur est aussi faible. Il prend son pouls, le fait prendre, se fait ausculter non pas seulement par le médecin, mais par les personnes de l'entourage, n'obtient un instant de calme que devant l'assurance qu'on lui exprime que la faiblesse du cœur a diminué. Il faut faire très attention devant de pareils malades ; un mot maladroit qui échappe au médecin vient renforcer l'idée fixe et, pour des semaines, le mieux qui avait été acquis peut être perdu à nouveau.

L'hygiène de pareils sujets a pour but avant tout d'amener l'épuisement de l'idée fixe. L'image mentale obsédante, on en dissipe l'empreinte dans des exercices physiques qui nécessitent une forte dépense d'attention. Aux malades fortunés, on peut conseiller l'automobilisme ; ils conduiront eux-mêmes leur voiture. Pendant qu'ils seront occupés à éviter les obstacles, ils ne songeront pas à leur mal. Il m'est arrivé d'obtenir un soulagement pour d'autres en leur commandant de traverser en zigzag l'avenue des Champs-Elysées dans toute sa longueur et à l'heure du passage des voitures. Pour ne pas être écrasés, ils sont tenus de multiplier les précautions. Pendant ce temps, ils ne songent par à leur mal. Un autre me disait un jour qu'il craignait bientôt de ne plus pouvoir marcher. Je l'ai fait monter sur les tours Notre-Dame, il a constaté, une fois au sommet, qu'il n'était point oppressé.

Toutes ces petites pratiques perdent leur bizarrerie d'aspect si l'on songe qu'il s'agit avant tout d'une maladie psychique et qu'un traitement psychothérapique peut seul en venir à bout.

Parfois une forte émotion guérit brusquement. Une malade était obsédée par une arythmie extrasystolique qui l'affolait. Sa voiture en traversant les Champs-Elysées est heurtée par une auto. La secousse fut telle que la guérison s'ensuivit immédiatement.

Le médecin a une double manière de guérir de tels malades ; à côté des exercices physiques, de l'hydrothérapie qui fera aussi quelque bien — de multiplier les examens qui rassurent, de montrer, par une série de signes objectifs, l'inanité des craintes. L'examen à l'oscillomètre apprendra que la tension artérielle est normale, les urines sont normales : il n'y a pas d'œdème des téguments et ainsi de suite. Ou bien, le médecin défendra que le malade prenne son pouls et parle de son cœur à tout venant. Il n'y a pas de maladies, c'est constaté. Mais la raison ne calme guère les angoisses de l'obsédé. C'est en parlant de son mal qu'il se soulage. Il en parlera donc avec abondance et n'aura jamais fini de tout dire.

Surtout qu'on n'ait jamais l'air de se moquer de ces pauvres malades ou de les traiter de malades imaginaires, ou encore qu'on n'aille pas leur déclarer qu'il suffit d'un peu de bonne volonté de leur part pour se remettre. Du coup, les voilà plus au désespoir que jamais ; ils savent bien qu'ils souffrent et ils ont beau se raisonner. L'angoisse et l'affolement reviennent en dépit qu'ils en aient, au premier accroc dans la suite des battements.

La maladie dure plus ou moins longtemps. Maintes fois, au début, l'assurance que le cœur est sain. suffit, en une visite, pour guérir le sujet. Plus tard et surtout, si le malade a dépassé 50 ans, il faut bien de la patience. Des mois sont nécessaires. Au bout d'un très grand nombre d'années, des accidents d'insuffisance cardiaque peuvent se montrer. Une obsédée cardiaque toute sa vie, a été prise à 78 ans de distension des cavités droites et y a succombé. Quelle est la part de l'âge ou des troubles arythmiques ou tachycardiques dans la production de l'insuffisance cardiaque ultime ?

Comme médicaments, le *bromure*, la *valériane* réussissent. Les troubles dyspeptiques seront soignés. Et si malgré tout, un jour le cœur fléchit, le traitement cardio-tonique habituel sera institué.

§ 2. — Excités et déprimés.

Excités et déprimés souffrent de douleurs, des palpitations, d'intermittences.

Les premiers, en fait d'énergie nerveuse, semblent surtout des riches ; les seconds sont des pauvres. Le riche dépense à tort et à travers ; l'excité fait des crises convulsives, des contractures ; il est bavard, incohérent. Tant de dépenses peuvent vider des réserves. Le riche devient pauvre. L'excité peut avoir des périodes de fatigue ; ce sont là troubles consécutifs. L'excité n'est devenu un épuisé que parce qu'il a mal géré sa fortune.

L'épuisé au contraire est un pauvre dès l'origine ; c'est un intoxiqué, l'énergie nerveuse fait défaut. La maladie qui l'accable est de naissance ou bien elle a fait suite à la mauvaise nutrition du sujet.

Certains états d'épuisement sont symptomatiques d'états cérébraux (paralysie générale, ramollissement cérébral) qui débutent. Mais ce ne sont pas ces derniers qui déterminent d'ordinaire des troubles cardiaques. Le neurasthénique cardiaque s'accompagne communément de troubles digestifs ; ce n'est pas seulement l'épuisement du sujet qu'il convient de combattre, c'est encore ses digestions difficiles qu'il faut rétablir dans leur fonction normale.

Excités. — Les *excités* ont des névralgies précordiales fréquentes, des palpitations, des syncopes ; tout cela n'est point grave. Plus impressionnante est l'*angine de poitrine hystérique* qui se traduit par une douleur très vive qui part de la région du cœur pour irradier vers le bras ; d'autres fois, les extrémités se refroidissent, la face pâlit, la respiration se précipite ou devient irrégulière.

Une crise de rire ou de sanglots, parfois une attaque de nerfs, terminent ces accès douloureux qui d'ordinaire sont très courts. Les sensations douloureuses réveillées par la pression au niveau du cœur, les crises qui mettent fin à l'accès, en permettent de dépister la nature et empêchent de le ranger parmi les angines de poitrine organique dont nous avons parlé plus haut.

Le grand remède de cet état est d'une part l'action psychique exercée par le médecin, d'autre part l'action physique obtenue par l'emploi de l'hydrothérapie.

Les paroles rassurantes et fermes du médecin, l'éloignement du milieu où le malade a ses crises habituelles sont déjà de puissants agents modificateurs.

L'hydrothérapie froide interviendra de son côté pour assurer la guérison. L'excité, en effet, supporte bien l'eau froide, au contraire de l'épuisé qui la tolère fort mal.

On prescrira des douches froides (12°, 8°, 5°) de quelques

secondes de durée et à jet brisé ; le malade marchera une
1/2 heure avant sa douche de manière à avoir chaud (préac-
tion) ; on l'essuiera et il marchera 1/4 d'heure après la douche.
Les douches froides épuisent fortement les premiers jours.
Les températures basses sont d'autant mieux supportées que
l'épuisement est moindre. Si elles devaient provoquer de l'insomnie, mieux vaudrait recourir à des douches tièdes pour
quelques jours. Les douches devront être continuées 5 à
6 semaines ; ce laps de temps est nécessaire pour obtenir une
amélioration durable.

Une condition essentielle de durée dans le succès est l'organisation d'une vie réglée et dont chaque heure ait son emploi d'activité. Il convient de ne pas laisser errer à l'aventure
les imaginations excitables. En s'adaptant à la nécessité
d'occupations prévues à l'avance, le système nerveux se
calme, s'équilibre, se plie à la contrainte des besognes suivies.
Avant l'établissement des règles monastiques, l'hystérie était
très fréquente dans les couvents ; la névrose a reparu au
xviiie siècle avec les fléchissements de discipline. Aujour-
d'hui, elle est exceptionnelle. La sévérité des observances
religieuses avec la multiplicité des pratiques commandées,
maintient l'équilibre dans les cerveaux qui eussent eu tendance à verser dans les crises nerveuses.

Épuisés. — *L'angine de poitrine* qui atteint les excités
peut aussi bien frapper les *équisés*.

Les signes en sont les mêmes, sauf la crise nerveuse qui fait
défaut à la fin de l'accès. Il n'est point toujours commode de
distinguer cette angine de poitrine neurasthénique de l'angine de poitrine organique. Sans doute, comme l'a établi
Huchard, les douleurs de l'angine vraie apparaissent surtout
à l'occasion de la marche et des mouvements, mais il est des
exceptions où les premières crises d'angine névrosique se sont
montrées dans des conditions similaires et cependant la
maladie guérit fort bien et rapidement. Chez les jeunes sujets

et dont le système nerveux est impressionnable, il ne faut pas se hâter de conclure à la gravité des troubles angineux qu'ils peuvent présenter.

Lorsque la syphilis est dûment absente (réaction de Wassermann négative), il y a chance pour une guérison rapide.

D'autres fois, les épuisés sont atteints de *palpitations* survenant par crises. La coexistence des troubles digestifs est habituelle. Une *accélération* permanente des battements cardiaques peut se produire ; le pouls bat 120, 130 fois par minute ; d'autres fois, il se ralentit, baisse à 50, 40 pulsations et l'on croit à tort à une maladie cérébrale que le mal de tête et les vertiges du sujet pourraient faire craindre. Dans la nuit, le sujet éprouve des angoisses subites ; il craint que son cœur cesse de battre, soutient qu'il ne bat plus quand le sommeil arrive.

L'arythmie ne se produit guère en dehors des troubles digestifs concomitants (arythmie extrasystolique). Ce n'est point grave et se dissipe aisément avec l'institution du régime stomacal.

Les petits vaisseaux sont le siège d'alternatives de resserrements et de pâleur qui expliquent soit les sensations de froid, soit les sensations de chaleur accusées par le malade. Ajoutons toutefois que les sensations de froid sont prédominantes ; les malades sont frileux et parviennent difficilement à se réchauffer. Il arrive que les alternatives de froid et de chaud se succédant rapidement peuvent faire croire à des accès de fièvre intermittente (fièvre nerveuse des anciens).

L'absence de fièvre réelle constatée au thermomètre oriente le diagnostic dans la vraie voie.

Notons enfin l'abaissement de la tension artérielle : chez de tels malades cette tension tombe à 10 mx-8 mn et au-dessous.

Les accidents cardiaques de l'excité semblent dus à l'irritation des nerfs du cœur par un excès d'énergie nerveuse ; les accidents cardiaques des épuisés semblent liés à l'irritation des nerfs du cœur par un défaut d'énergie nerveuse. Excès d'énergie ou défaut d'énergie nerveuse produisent des symptômes approchants de même que congestion et anémie rérébrale se traduisent par des accidents analogues. Pour qu'un organe fonctionne normalement, il faut non seulement qu'il reçoive une irrigation sanguine convenable, ne péchant ni par excès, ni par défaut, mais que les mêmes qualités de mesure règlent la distribution de l'influx nerveux.

L'hygiène des accidents cardiaques neurasthéniques consiste avant tout dans le repos ; le malade restera couché 12, 14 heures la nuit et se reposera encore l'après-midi. S'il est très fatigué, le séjour au lit sera indispensable pour une huitaine de jours. Cela dit pour les neurasthéniques non obsédés. Dès qu'une obsession se met de la partie, le retour modéré aux occupations habituelles devient au contraire une nécessité.

Les bains tièdes avec des infusions de tilleul (500 gr. de fleurs par bains), à 35° et de 1/4 d'heure de durée calmeront l'excitabilité nerveuse.

L'épuisé supporte mal l'eau froide ; toutefois, quand ses forces seront remontées, on pourra abaisser ce degré thermique des bains à 33°, 30°, 28° et en diminuer la durée. Plus le bain est frais, plus il doit être court. A 30°, on restera 3 minutes dans le bain, 2 minutes lorsque le degré sera inférieur. Des douches tièdes (33° à 35°) de 2 à 3 minutes à jet brisé pourront être ordonnées quand les forces seront un peu revenues. On continuera 2 mois de temps. Si l'excitation augmente avec les douches, même tièdes, mieux vaut interrompre et soumettre le malade à une nouvelle période de repos. Localement, des applications humides et chaudes sur la région du cœur agiront favorablement : mouchoir imbibé d'une infusion de tilleul chaude et exprimée ; en couvrir la région du cœur, maintenir du taffetas gommé et une bande ; à laisser en place 2, 3 fois par jour pendant 1 heure ou 2.

Le séjour dans une *station d'altitude* (au-dessus de 500 ou 600 m.), s'il est contre-indiqué pour les maladies du cœur, est utile pour les épuisés atteints de troubles cardiaques. On n'aura que l'embarras du choix ; l'Auvergne (Mont-Dore, 1.000 m.), la Savoie (Brides, 650 m., Saint-Gervais, 700 m.) Saint-Nectaine, 700 m), fourniront des sites où l'on recherchera l'altitude plus que la station hydro-minérale elle-même ; des douches tièdes simples peuvent être prises dans toutes ces localités.

Le *bord de la mer* agite certains épuisés, en calme d'autres. L'excité, l'anxieux, comme nous l'avons dit, en parlant plus haut des bains de mer, s'en trouvent généralement mal. L'épuisé, s'il peut marcher un peu sans fatigue, s'il n'est pas sujet aux congestions locales, pourra tâter du climat marin. Seulement si les premiers jours, de l'insomnie se produit, mieux vaut renoncer à la cure marine et rentrer chez soi. Dans l'alimentation, le neurasthénique rejettera tous les excitants. Le thé, le café, par eux-mêmes peuvent produire des troubles cardiaques, ils seront bannis de la table, de même que le vin pur et les liqueurs.

Les médicaments internes seront maniés avec prudence. L'épuisé supporte mal les drogues et son estomac est vite détraqué. Les injections sous-cutanées (glycéro-phosphate de soude, eau de mer, etc.) assurent des résultats meilleurs.

L'influence psychique est énorme pour le rétablissement des fonctions troublées.

§ 3. — PALPITATIONS DES ANÉMIQUES.

Les palpitations des anémiques seront très aisément calmées par les préparations ferrugineuses. Seulement, on aura soin de ne prescrire le fer qu'aux malades dont l'estomac fonctionne bien. Un anémique qui digère mal devra régulariser ses digestions avant de prendre du fer.

Tous ces malades présentent des bruits de souffle à la base
du cœur. Ce sont des bruits indépendants de toute lésion valvulaire et d'origine extra-cardiaque. Toutefois, il ne faudrait
pas trop conclure qu'une maladie de cœur n'existe pas. Le
rétrécissement mitral prend souvent la marque d'une chlo-
rose. Il faut ausculter avec soin de pareils malades. Maintes
fois, il arrive de réduire l'oppression d'une jeune fille jusque-
là traitée par des ferrugineux et sans succès. Il suffit de lui
donner de la digitaline à faibles doses pour la remettre. Elle
était atteinte d'un rétrécissement mitral méconnu.

§ 4. — Dyspeptiques.

Tout à l'heure, nous avons déjà parlé des dyspeptiques,
comme ils composent la majorité des faux cardiaques, il n'est
point déplacé d'apporter quelques touches nouvelles au tableau qui en a été tracé. — Dans le jeune âge, on ne s'y
trompe guère ; la dyspepsie occupe certainement le premier
plan et c'est elle qu'il faut traiter. A partir de la cinquantaine,
les difficultés commencent. Un malade qui a des arythmies
est tout de suite classé parmi les artério-scléreux ; on bourre
son estomac d'iodure, ce pauvre estomac qui déjà ne fonc-
tionnait qu'avec peine. Naturellement, les troubles cardiaques augmentent et l'estomac devient plus rebelle. Il suffit de
prescrire un régime approprié pour voir disparaître les accidents. Une saison à Plombières consolide la cure.

Les troubles cardiaques sont surtout fréquents dans les
dyspepsies nerveuses. Les palpitations survenant après les
repas sont un des accidents les plus fréquents ; à la suite d'un
écart de régime, le pouls peut atteindre 120 à 160 pulsations ;
de l'oppression, des sueurs froides se montrent en même
temps.

L'arythmie est de nature extrasystolique (faux pas du
cœur). Elle survient par crises, dure quelques heures, quel-

ques jours, quelques semaines, puis disparaît brusquement. Elle se rapproche sous ce rapport de l'arythmie des obsédés qui dure des jours et cesse ensuite pour des périodes plus ou moins longues. Dans les maladies de cœur vraies, on ne trouve pas toujours des retours aussi complets au rythme normal, une fois que l'arythmie s'est installée. Cette arythmie organique est en plus accompagnée d'autres signes (hypertension, albuminurie) et les extrasystoles s'accompagnent fréquemment de troubles dans le rythme (accélération ou ralentissement).

Le dyspeptique peut accuser des douleurs dans la région du cœur, névralgies intercostales, il peut offrir le tableau de l'angine de poitrine, telle que nous l'avons déjà vue chez les excités et les épuisés. Ajoutons les congestions de la face qui surviennent au moment et après les repas et qui désolent tant de femmes. Tous ces accidents guérissent fort bien, à condition qu'on ait soin de traiter l'estomac, non les troubles cardiaques.

Le traitement est celui des dyspepsies ; seulement, s'il convient de ne donner que des aliments de digestion aisée, il est tout aussi important de nourrir suffisamment les malades. Trop souvent, on réduit inutilement la ration alimentaire au détriment des forces ; il est fort aisé de résoudre cette double difficulté : nourrir le malade avec les aliments requis et le nourrir assez.

Le *traitement médicamenteux* sera très simple : poudres bismuthées aux hyperchlorhydriques, bicarbonate de soude aux sujets à sensibilité peu vulnérable. Combattre la constipation.

Des douches tièdes favoriseront la contractilité de l'estomac.

Les séjours à certaines eaux, comme les eaux de *Plombières*, sont particulièrement indiqués.

L'application d'un petit vésicatoire volant, voilà encore un bon moyen de combattre les douleurs locales.

Surtout que de pareils malades se soustraient à la fatigue

de leurs occupations habituelles ou qu'ils les réduisent dans
la mesure du possible. Qu'ils n'oublient pas que le travail
après le repas est de la plus mauvaise hygiène. Déjeunant
à midi s'ils peuvent ne reprendre le travail que vers 2 h. 30
ou 3 heures, leur estomac ne s'en portera que mieux. Cette
précaution s'applique surtout aux hommes qui mènent une
vie de bureau. Rien qui fatigue un estomac plein d'aliments
comme la position assise et penchée en avant qui est celle des
personnes qui écrivent. L'estomac se vide plus malaisément
dans cette attitude et les digestions deviennent immédiatement plus lourdes.

§ 5. — LES FAUX CARDIAQUES PHYSIQUES ET LES FEMMES AU RETOUR D'AGE.

Certaines conditions physiologiques entraînent des troubles
cardiaques. Ce sont d'une part les périodes de croissance
(puberté) et, chez les femmes, la grossesse et le retour d'âge.

I. — Palpitations des enfants. — G. Sée avait décrit à
la puberté une *hypertrophie cardiaque de croissance* ; Huchard
a montré que la chose était fausse. Nous-même, il y a bien
longtemps, dans notre mémoire sur la *Croissance au point
de vue morbide* (Prix d'hygiène de l'Enfance, Acad. de Médecine, 1889), avions établi, d'après l'examen attentif de plusieurs centaines d'enfants, que pareille conception ne répon-
dait nullement à la réalité. Les enfants ont des battements de
cœur énergiques, des palpitations : ils n'ont pas d'hypertrophie. « Chez eux, ce n'est pas le cœur qui se développe trop,
c'est le thorax qui ne se développe pas assez. » (Huchard). Il
existe en effet parfois vers l'âge de la puberté, une déforma-
tion du thorax constituée par un allongement de celui-ci
avec diminution des diamètres bilatéral et antéro-postérieur:
Il en résulte que le cœur semble trop gros pour un thorax
trop petit. Les accidents cardiaques de la croissance ne sont

justiciables que de l'hygiène des nerveux et des dyspeptiques que nous avons décrite tout à l'heure.

II. — **Grossesse.** — *L'hypertrophie de la grossesse* n'existe pas davantage, elle est plus apparente que réelle et dans les derniers mois de la gestation, cette apparence est provoquée par le soulèvement de la voûte diaphragmatique et la pression consécutive du cœur contre la paroi thoracique. Si une femme est oppressée en période de grossesse, on la traitera par le repos ; on usera du régime lacté si les urines sont albumineuses et de la digitaline si le cœur préalablement malade est surmené du fait de la grossesse. Le repos au lit, le régime hydro-lacté, la saignée, la digitaline unie à la théobromine n'amendant pas les accidents, on pourra être acculé à la nécessité d'une intervention (avortement, accouchement prématuré). Depuis le traitement par la digitaline à doses faibles et subcontinues coupées d'intervalles ne dépassant pas 48 heures, les accidents gravido-cardiaques sont devenus extrêmement rares.

III. — **Les cardiopathies de la ménopause.** — Il y a plus de vingt ans, nous avions publié un premier mémoire sur ce sujet et depuis le silence s'est à nouveau appesanti.

En fait le praticien se trouve en face de types cliniques très différents.

Les uns appartiennent à des maladies aggravées du fait de la ménopause, mais n'ayant pas un rapport direct avec elle, d'autres se développent pendant la ménopause, à titre de coïncidence fortuite, les autres enfin semblent dépendre entièrement du retour d'âge. C'est ainsi que nous verrons la dyspnée du rétrécissement mitral s'accroître, les fléchissements du cœur dans les myocardites devenir plus fréquents. Nous assisterons à la production d'une néphrite interstitielle, le bruit de galop apparaîtra rapidement, les accidents de surcharge graisseuse du cœur compliqueront le tableau, et les troubles cardiaques, si l'embonpoint n'est pas trop accentué, recevront de cette production d'embonpoint un allègement parfois curieux. C'est ainsi encore que nous nous trouverons en présence des troubles asystoliques de nature fonctionnelle, qui n'existaient pas auparavant et qui se réduiront peu à peu avec la suppression des règles.

Une règle générale permet d'apprécier la valeur de ces accidents : le danger qu'ils signalent est souvent plus apparent que réel. Il y a plus de discordance qu'à tout autre âge entre le tableau morbide et la gravité. La tachycardie, la tachyarythmie, voire le galop cardiaque, sont susceptibles de disparaître tout à fait. Des paroles trop décourageantes de la part du médecin ne viendront donc pas trop tôt éteindre l'espoir.

Pourquoi ce tumulte morbide ? Plusieurs causes tendent à le justifier : 1° l'émotivité de la malade est accrue ; 2° une certaine pléthore sanguine existe du fait de l'irrégularité, de la suppression des règles, cette pléthore sanguine agissant à la fois par la quantité du sang trop abondant et aussi sa qualité viciée par l'accumulation de déchets toxiques ; 3° enfin l'insuffisance ovarienne qui réalise à son tour une certaine surproduction de ces déchets toxiques et prive le sang des substances hypotensives que la sécrétion interne de l'ovaire était chargée de fournir à l'organisme ? M. Dalché a insisté sur l'instabilité endo-crinienne qui se produit au retour d'âge. Ce n'est pas seulement l'ovaire qui fonctionne mal. Les troubles de la sécrétion hypophysaire peuvent de leur côté provoquer de l'accélération du pouls avec abaissement de la tension artérielle. L'insuffisance surrénale produit également de l'hypotension artérielle et de la tachycardie alors que l'excès de fonction de la surrénale produirait de l'hypertension avec tachycardie. Ce qui nous fait pencher vers l'idée d'une intoxication d'origine endocrinienne, c'est la disparition des accidents après production de l'embonpoint. Les troubles cardiaques, liés au début à une imprégnation toxique des fibres musculaires par mauvais fonctionnement ovarien et des glandes endocrines, ces troubles peuvent disparaître du fait de la production du tissu adipeux qui semble emprisonner les substances toxiques (1).

Plus tard, la graisse augmentant par trop, d'autres troubles se montrent parfois du fait de sa surabondance ; il faudrait faire maigrir les malades. La nature a de ces excès ; elle dépasse aisément le cercle des prévoyances requises. Ses essais, respectés dans leur principe, ont souvent besoin de redressement et de correction.

1° Traitement général. — L'étiologie explique la thérapeutique. Il n'est point d'âge où les paroles de réconfort du médecin trouvent une oreille aussi attentive. Il faut *persuader* la guérison prochaine, revenir à la charge, extirper dans la mesure du possible les épines morales qui entretiennent l'émotivité, conseiller un changement de milieu pour échapper aux influences dépressives. Un peu d'embonpoint viendrait-il, s'en réjouir, avec lui peut-être disparaitront les accidents. En attendant, si la malade est forte, de petites *soustractions sanguines* (100 gr. tous les 10 jours), lui feront grand bien. Quant à la médication interne, elle sera inspirée par la nature spéciale de chaque trouble.

Mais une conduite générale trouvera également jour. A côté de la suggestion qui pénètre et des petites saignées qui réduisent la pléthore et la toxémie, il convient de placer la nécessité d'une *diététique sévère*, l'emploi des *laxatifs*, des préparations de *valériane* et de l'*ovarine*. Il s'agit dans cet ensemble d'une série de moyens particuliers aux cardiopathies de la ménopause et qui ne sont utilisés dans une semblable association pour aucune maladie cardiaque.

La *diététique* consistera dans la suppression des excitants (thé, café, vin pur) ; l'usage des petits repas (un plat toutes les 3 heures, de 7 heures du matin à 8 heures du soir, une quantité de boisson qui ne dépasse guère le litre dans les 24 heures), diminueront les poussées congestives et les sen-

1. Ch. Fiessinger, *L'obésité de la ménopause* (*J. des Pratic.*, 6 juin 1913).

sations de chaleur. Les *laxatifs* (une cuillerée de sulfate de soude, de sel de Seignette à jeun dans un verre d'eau, au moins 1 mois de suite sur 2), favoriseront les fonctions hépa-tiques et la destruction des toxines alimentaires en même temps qu'ils exerceront une action antiseptique sur le con-tenu intestinal.

Les préparations de *valériane* prises au coucher réduiront l'excitabilité du sujet, les préparations d'*ovarine* (0 gr. 20 ma-tin et soir de poudre fraîche d'ovaire desséchée), ces dernières prises par série d'une quinzaine, séparése par intervalles cor-respondants, suppléeront au manque de fonctionnement de l'ovaire ? Si la malade est obèse, a des extrémités cyanoti-ques, on pourra adjoindre à la poudre d'ovaire, la poudre de glande thyroïde (0 gr. 02 matin et soir), soit :

> Poudre d'ovaire desséchée .... 0 gr. 20
> Poudre de glande thyroïde .... 0 gr. 02

Pour 1 cachet. 2 par jour.

On sait que M. Siderey a insisté sur l'insuffisance thyro-ovarienne — traits épaissis, mais cyanosées, torpeur intellec-tuelle — et les bons résultats de la médication en pareil cas. On peut encore ajouter à la formule précédente, de la poudre d'*hypophyse* (0 gr. 10). Mais il faut des produits frais pour qu'ils aient quelque efficacité.

L'*adrénaline* (V à X gouttes par jour de la solution à 11000) réussit également dans les cas de tachycardie avec hypotension.

2° Traitement spécial. — **1°** *Maladies aggravées par la ménopause.* — C'est l'histoire du *rétrécissement mitral* dont la dyspnée augmente, de l'*insuffisance aortique*, des différents types de *myocardites*. Le traitement digitalique sera employé dans le rétrécissement mitral et dans les cas de fléchissement myocardique. Seulement, à l'époque de la ménopause, on se souviendra que des extrasystoles d'origine nerveuse viennent souvent troubler le rythme du cœur, que les faux pas du cœur ne veulent pas forcément dire fléchissement de l'organe. Si le foie n'est pas gros, qu'il n'existe ni râles dans les bases du poumon, ni œdème des membres inférieurs, il y a chance pour que les troubles nerveux jouent le rôle prédominant. Le traitement par l'ovarine, la valériane et les laxatifs sera institué comme nous l'avons dit.

2º *Maladies qui coïncident avec la ménopause.* — La *néphrite interstitielle*, la *syphilis du cœur et de l'aorte*, la *surcharge graisseuse* du cœur se montrent fréquemment vers la cinquantaine. Le traitement sera celui de ces maladies ; on veillera à la bonne dépuration urinaire. Le traitement spécifique sera prescrit si nécessaire. Le système d'alimentation par petits repas diminue le travail du cœur et fait maigrir : double avantage qui le fait rechercher dans ces maladies.

3º *Maladies directement imputables à la ménopause.* — Jadis, nous contions l'histoire d'une femme très nerveuse, atteinte d'abord d'arythmie et de fléchissements du myocarde en 1889. Les jambes étaient enflées, les urines albumineuses, la dyspnée extrême. Cette malade est morte en 1916, d'un cancer de l'utérus, avec péritonite aiguë. Agée de 76 ans, elle avait présenté un bruit de galop cardiaque avec une hypertension légère et des crises angineuses. Dans l'intervalle de de quelques années ces troubles s'étaient amendés sous l'effet du traitement et une tumeur maligne s'était développée vingt-quatre ans plus tard.

Or en 1889, le pronostic de Potain avait été fatal à un délai assez rapproché.

Cette malade nous représente le type le plus accusé des accidents cardiaques de la ménopause. Il est rare. Plus souvent on se trouve en présence d'une *arythmie extrasystolique*, d'alternatives d'*accélération et de ralentissements cardiaques,*

____

1. Ch. Fiessinger, *Les cardiopathies de la ménopause* (*J. des Pratic.*, 1902).

de *dyspnée* et de légers signes passagers d'insuffisance cardiaque.

La tension artérielle n'est pas forcément élevée, les urines ne renferment d'ordinaire pas d'albumine.

Le traitement digitalique transformera les extrasystoles en systoles complètes; la valériane, l'ovarine seront ordonnées simultanément. Dans l'espèce il semble ne s'agir que de troubles fonctionnels d'asystolie d'origine nerveuse. Seulement le diagnostic d'avec la myocardite étant à peu près impossible, on se comportera médicalement comme devant une myocardite, en se gardant de prononcer ce nom d'une manière absolue. Peut-être ne s'agit-il que de troubles qui cèderont peu à peu avec l'adaptation de l'organisme aux conditions nouvelles que lui crée la ménopause.

XIV. — Cardiaques par intoxications glandulaires. Maladie de Basedow.

Deux maladies rentrent dans ce cadre, dont la première seule appartient nettement à une intoxication glandulaire : c'est le goitre exophtalmique ou maladie de Basedow liée à une intoxication par la glande thyroïde. La seconde, tachycardie paroxystique est provoquée par des causes diverses ; une lésion cardiaque peut la provoquer ; mais souvent, en l'absence de toute cause appréciable, on a songé également à la rattacher à une intoxicaton glandulaire. Nous en avons parlé précédemment.

Maladie de Basedow.— La *maladie de Basedow* se caractérise avant tout par la fixité du regard. Les yeux font saillie ; une expression de colère les anime. En même temps, le cou gonfle, le malade a des palpitations, le cœur bat 120 à 140 fois par minute, les mains tremblent. Des crises d'amaigrissement surviennent, des troubles digestifs avec diarrhée et vomissements. Une malade que nous avons traitée il y a une vingtaine d'années n'avait d'autre signe de son affection qu'un léger gonflement du cou et une diarrhée qui résistait à toutes les médications. Le traitement électrique qui est, comme nous le verrons, la médication par excellence de cette maladie, suffit en une quinzaine à guérir la diarrhée. Des accès de fièvre traversent souvent cette singulière maladie et condamnent des malades au lit. Du reste, une fatigue rapide les abat, même en dehors de tout mouvement fébrile, et la lassitude habituelle est si prononcée que, maintes fois, le diagnostic neurasthénie est prononcée.

La maladie fait souvent suite à un choc moral violent, une émotion, un accès de colère. Comment cet ébranlement nerveux est-il capable de troubler le fonctionnement de la glande thyroïde, de manière à provoquer une intoxication générale ?

Quoi qu'il en soit de la cause de la maladie, ce que l'on peut affirmer, c'est sa curabilité à peu près constante. Une médication réussit : l'électricité et bien après elle; l'organothérapie. Cette dernière comprend à la fois l'emploi du sérum sanguin des animaux auxquels on a pratiqué des ablations de la thyroïde, sérum conservé dans de la glycérine *hématoéthyroïdine*) et les préparations d'*hypophyse* (0 gr. 10 de poudre d'hypophyse de bœuf avant les trois repas). (Rénon.)

L'électricité consiste avant tout dans l'emploi des courants faradiques. La technique est si simple que tous les malades la peuvent employer chez eux : une électrode placée à la nuque, l'autre promenée sur la glande. Les électrodes garnies de peau de chamois seront trempées dans de l'eau salée tiède de manière à favoriser le passage du courant. Durée de l'application : 10 minutes matin et soir dans les premières semaines. On continue 1 an, sans interruption. Les années suivantes, on espace les applications, au hasard de l'intensité du mal. En général, dès les premiers jours, les malades se sentent plus forts, la fixité du regard cède ; le tremblement, l'accélération des battements de cœur disparaissent en quelques semaines, au plus tard en quelques mois.

Si le malade ne ressent pas une amélioration rapide, nous faisons suivre l'application du courant faradique, par l'application d'un courant galvanique : 5 à 10 milliampères, une électrode à la nuque, l'autre sur le corps thyroïde : 5 à 10 minutes de temps. Le sens du courant importe peu à l'efficacité du traitement. Près de cent malades traités par cette méthode (nous ne parlons que des malades soignés il y a plus de deux ans) ont presque tous complètement guéri, grâce à l'électricité, et leur guérison se maintient. Toutefois, même remis, nous leur recommandons de ne pas interrompre brusquement l'électricité et d'y revenir quelques jours chaque mois.

Nous attachons moins d'importance au traitement médicamenteux.

A l'intérieur, on ordonnera l'*hémato-éthyroïdine* : une, deux, trois cuillerées à café par jour dans un peu d'eau au moment des repas. Continuer 10 jours, interrompre 10 jours et reprendre. Les cachets de *poudre d'hypophyse* sont prescrits (3 par jour) dans l'intervalle de l'hémato-éthyroïdine. Seulement l'hémato-éthyroldine n'est pas toujours bien supportée ; des troubles digestifs peuvent apparaître. En pareil cas, mieux vaut suspendre l'emploi du médicament.

La médication opothérapique ne compte guère que comme un remède de surcroît. Dans les trois quarts des cas, la faradisation seule suffit. Et puis, quelle est au juste l'action suggestive exercée par les médicaments pris à l'intérieur ? Toute médication neuve prescrite avec assurance a chance de produire un effet favorable sur le basedowien.

Sans doute d'autres remèdes ont encore été utilisés. Les uns ont retiré de bons effets de la *quinine* (Lancereaux). La quinine peut être prescrite à faible dose (0 gr. 10 avant les repas) et le *salicylate de soude* aux doses de 1 gramme avant les repas (Babinski). Contre les palpitations, on peut parfois employer la *digitaline* : V gouttes de la solution alcoolique de digitaline cristallisée à 1/1000, 10 jours de suite, — cette dernière médication est surtout utile quand, sous l'effet des battements exagérés, le cœur tend à fléchir; ce qui se produit rarement.

Quant au *régime alimentaire*, il sera surtout lacto-végétarien. Puisque la maladie de Basedow est déjà une intoxication, on aura soin de ne pas introduire dans le régime alimentaire des substances qui sont toxiques par elles-mêmes ; c'est pourquoi toutes les viandes de haut goût, le gibier, les fromages trop faits seront bannis de la table. Le malade ne consommera que des viandes fraîches de boucherie et bien cuites. Il n'en usera qu'à midi et se contentera pour le soir d'un potage maigre aux légumes ou aux farines alimentaires, d'œufs, de légumes. Un peu de vin mêlé d'eau comme boisson.

Aucune fatigue. Le repos sur une chaise longue la majorité des jours. L'*hydrothérapie* pourra être adjointe au régime général. Les douches tièdes — froides même comme à Divonne — ont maintes fois amélioré des basedowiens. Seulement, la guérison, en général, ne se maintient pas. Une des deux malades qui nous ayons vu succomber est même une malade qui était allée à Divonne de longues années de suite. Elle n'avait jamais usé d'électricité, nous fit appeler à Paris 2 heures avant sa mort. Une autre dame mourut subitement après six mois de traitement loin de Paris. Les détails nous manquent sur les symptômes qui ont précédé sa fin.

INDEX ALPHABÉTIQUE

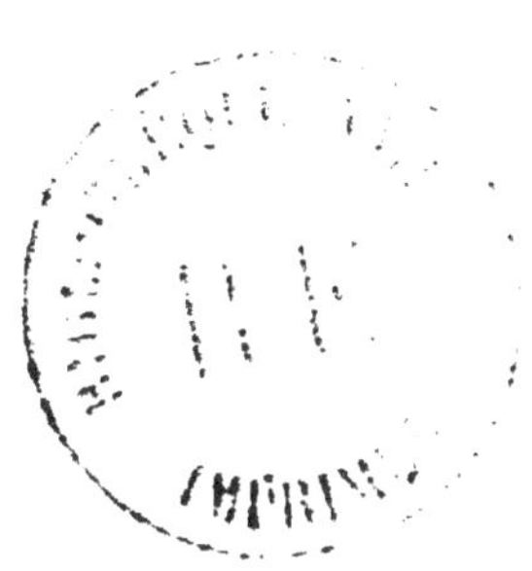

TABLE DES MATIÈRES

CHAPITRE PREMIER

CHAPITRE II

Thérapeutique générale.

CHAPITRE III
Les symptômes.

CHAPITRE IV
Les formes morbides.

CHAPITRE V

Complications, associations morbides et faux cardiaques.

1167. — Imp. de la Libr. N. Maloine, 27, rue de l'École-de-Médecine. Paris. — 10-26.

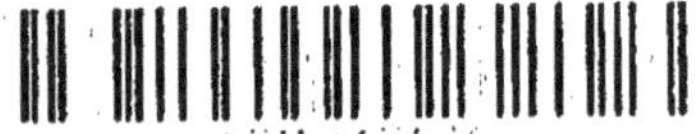